谨以此书献给我最敬爱的裴正学老师

跟名师
悟经典
做临床

——经典方剂临证得失录

薛文翰 主编

全国百佳图书出版单位
中国中医药出版社
·北 京·

图书在版编目（CIP）数据

跟名师　悟经典　做临床：经典方剂临证得失录 /
薛文翰主编 . -- 北京：中国中医药出版社，2025. 8.
ISBN 978-7-5132-9027-2

Ⅰ . R249. 7

中国国家版本馆 CIP 数据核字第 2024GC0576 号

中国中医药出版社出版

北京经济技术开发区科创十三街 31 号院二区 8 号楼
邮政编码　100176
传真　010-64405721
河北品睿印刷有限公司印刷
各地新华书店经销

开本 787×1092　1/16　印张 18　字数 317 千字
2025 年 8 月第 1 版　2025 年 8 月第 1 次印刷
书号　ISBN 978 - 7 - 5132 - 9027 -2

定价　79.00 元
网址　www.cptcm.com

服 务 热 线　010-64405510
购 书 热 线　010-89535836
维 权 打 假　010-64405753

微信服务号　zgzyycbs
微商城网址　https://kdt.im/LIdUGr
官 方 微 博　http://e.weibo.com/cptcm
天猫旗舰店网址　https://zgzyycbs.tmall.com

如有印装质量问题请与本社出版部联系（010-64405510）

裴 序

　　薛文翰主任现为甘肃省名中医，甘肃省肿瘤医院中西医结合科主任，医院首席专家。20多年前他拜我为师，是国家中医药管理局确认的我的第一个学术继承人。20多年来，他勤勤恳恳跟我学习，在所有的裴氏弟子中，他是一个佼佼者，出类拔萃者，他的门诊量每个半天可达60余人，为陇上著名中西医结合专家。多年来，他在临床上应用我所提出的"西医诊断，中医辨证，中药为主，西药为辅"的中西医结合"十六字方针"，开展临床和科研工作，取得了显著的成果。他用20多年的时间总结了他在临床中的数万个病例，写成了《跟名师　悟经典　做临床》的临床专著，我以非常高兴和激动的心情浏览了书稿。该书共23章，涉及临床病证300余种，有"西医诊断，中医辨证，中药为主，西药为辅"的翔实资料，每个篇章都反映出他对裴氏学说的刻苦钻研和发奋求真精神，是一部能够指导临床工作者进行实践的好书。谨以此篇简短的序言献给本书，以资对薛文翰教授刻苦治学精神的肯定。

87周岁老翁
裴正学
2025年2月

郭　序

　　医之为道，神而圣也！黄帝咨访岐伯、伯高诸贤，临观八极，考建五常，参天验人，取类比象，探幽乎腑脏，穷赜于血脉，灵素以生，医道立焉！医之为法，方以智也！仲景感往昔之沦丧，伤横夭之莫救，乃勤求古训，博采众方，论广汤液，为《伤寒杂病论》合十六卷，医法立焉！医之为术，精以微也！在心易了，指下难明。晋王叔和集岐伯以降，逮于华佗，合经论脉诀共十卷，脉法立焉！《诸病源候论》者，隋大业中太医巢元方奉诏所作也，荟萃群说，深研病因，明居处、爱欲、风湿之所感，示针镵、跻引、汤熨之所宜，诚病因病机之津涉也。唐孙氏大医精诚，倡"人命至重，有贵千金，一方济之，德逾于此"，拯衰救危，降龙伏虎，巍巍堂堂，百代之师！金元宋之名医凡四家，曰守真（刘完素）、曰子和（张从正）、曰明之（李杲）、曰震亨（丹溪），寒凉攻邪，补土滋阴，百家争鸣，始分医之门户焉！明张景岳，深研《内经》，编撰《类经》，发隐就明，转难为易，从类分门，附意阐发，庶晰其韫。医之为器，利而先也！杨继洲撰《针灸大成》，参合指归，汇同考异，分图类析，为天地人卷，论道手法，钩沉启玄，颇多发挥。九针之宜，各有所为，针法盛焉！清有叶天士、吴鞠通诸大家，补伤寒之不足，开温病之先河。医之道、法、术、器，历代先贤，无不日新圣道，厚其渊海也！

　　《诗经》曰："周虽旧邦，其命维新。"新中国诞生，国医逢春，拨云见日，华叶递荣，泽惠黎民。吾友薛氏文翰，同八二年就读于甘肃中医学院（现甘肃中医药大学）中医系，同窗五载，同学同进，相切相磋。文翰毕业后就职于甘肃省肿瘤医院，师从陇上大医裴氏正学先生，裴先生学高为人师，行正做世范，乃陇上之大先生也！文翰跟师学习数十载，尽得其传。文翰天资聪慧，善思乐学，潜心临证，探微索隐，孜孜汲汲，如切如磋，如琢如磨，积多年跟师之所得、习经典之所悟、做临床之经验，识契真要，撰《跟名师 悟经典 做临床》一书。昔学者有言：中医要成才，经典是基础、师传是关键、实践是根本！证之文翰，诚相副也，亦乃洞玄之言也。

是书以病为纲，具崇岐黄，言必《内经》，方效仲景，究其微赜，博而不繁，详而有要，稽其言有征，验之事不忒。是书其理奥！其法正！其术精！其意博！概正学先生教之著也，亦文翰之洞真心悟也！

《易经·系辞》曰："形而上者谓之道，形而下者谓之器；化而裁之谓之变，推而行之谓之通；举而措之天下之民，谓之事业。"文翰潜探医道，器物践行，变通为民，职业乎？事业乎？若能细研是书，思过半也！是为序。

天津中医药大学副校长

中国针灸学会副会长

世界中医药学会联合会中医适宜技术评价与推广委员会会长

乙巳仲夏于天津团泊

前　言

我在 1997 年被当时国家卫生部认定为著名中西医结合专家裴正学教授的第一位学术继承人，在近三十年的时间中勤奋学习、努力实践，对裴老的临床经验特别是他提出的"西医诊断，中医辨证，中药为主，西药为辅"，这"十六字方针"有较为深刻的体会，我认为这"十六字方针"是指导现在中医传承发展的主要方针。贯彻好这"十六字方针"要注意防止和克服目前中医界两种不良的倾向。一是故步自封，对于西医学的诊断共识置若罔闻。这可能耽误患者特别是有严重器质性病变患者的病情。这种倾向在民间中医中比较多见。二是中医西化、废医存药。这几年这种倾向在三甲医院中青年中医生中比较多，他们硬要用西医那个"鞋"套中医这个"脚"，减弱甚至丢掉了中医的辨证观和整体观，忽视了中医的传承，淡化了中医经典著作对中医的临床指导作用。这对广大民众特别是广大亚健康人群的健康维护发挥不了中医优势。那么具体到某一种疾病，具体到一个患者的特定阶段，我们是坚持中医原创思维还是要中西医结合思维，或者二者如何相互补充？在坚守中医原创思维、发挥中医优势的基础上如何将西医学为我们所用？这是我们这一代中医人必须要正视的问题，也是提高中医疗效之关键。

从 2020 年起，我们对此问题进行了较为系统的总结，并写了 20 多万字的书面材料。甘肃省肿瘤医院郝明院长这一届领导班子对中医工作非常重视和支持。2023 年 5 月成立了薛文翰名中医传承工作室，我深受鼓舞，决定出一本非常实用、非常贴近中医临床的学术专著以报答裴老的培养、感谢领导的支持。我在以前材料基础上又钻研了胡希恕、郝万山、施今墨、仝小林、颜德馨、张炳厚等大家的临床经验，并再次系统研读了《黄帝内经》《伤寒论》《金匮要略》《神农本草经》等中医经典著作，特别对《伤寒论》《金匮要略》两本著作能做到烂熟于心。结合自己三十多年的临床经验，特别是临床使用名家方药、经典方剂的临床体会，将效果好的方剂总结出来，对效果不肯定的方剂也指出来，以供大家以后补充。回顾 30 年来我走过的路，就是跟名医、悟经典、做临床。所以我也将书名定为此，我认为这是中医生存、发展的基础，也是中医界目前的薄弱之处。该书初稿的部分章节寄到中国中医药出版社后，编辑认为我写的这本书紧贴临床实际、中医特色突出、实用性强，决定出版。全书共三十余万字，分为二十三章，其中涉及的方剂近 2000 个。

这本书能出版发行首先要感谢我的恩师裴正学教授，感谢他给我传授了宝贵的学术思想和临床方药。感谢甘肃省肿瘤医院郝明院长这一届领导班子，感谢他们对我的支持。感谢郭义校长对本书价值的肯定。感谢我的学生，他们是董艳琴、冯永笑、王芳、张桂琼、陈浩方、崔阳阳、郝天丽、张承强、靳三省、梁武阳、刘玉莲、后建芳、寻越、寻晓宇。感谢我的学生郝天丽、梁武阳对全书进行了校对。其中，冯永笑整理完成前八章，董艳琴整理完成第九章至第二十三章。我们希望这本书的出版对广大中医及中西医结合工作者的中医服务能力的提高有所帮助，以造福患者。

薛文翰

2025 年 2 月

跟名师 悟经典 做临床
——经典方剂临证得失录

目 录

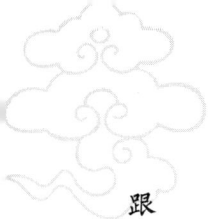

目录

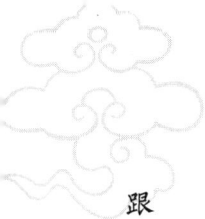

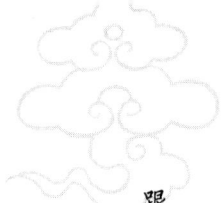

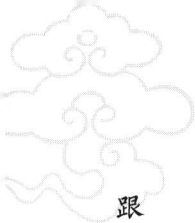

第一章
中医如何辨证立方

以前的中医大多是师承传授，而现在的中医有了中医学院，学习的课程多了，不仅需要系统学中医，还需要学西医，治疗方法也比较多，包括中医的方法和西医的方法，那么这些方法在临证中如何准确辨证应用，如何保证提高疗效，是摆在当代中医人面前的必须回答的重要问题。早在20世纪80年代，我的老师，著名中西医结合专家裴正学教授，针对这个问题提出了"西医诊断，中医辨证，中药为主，西药为辅"这"十六字方针"。下面我结合"十六字方针"就现阶段临床如何辨证立方谈谈个人的见解。

一、传统的中医辨证

立方首先要辨证准确。传统中医的辨证方式，第一是八纲辨证，即阴阳、表里、寒热、虚实。其中阴阳辨证是一个大的方向，是辨证总纲。《素问·生气通天论》中说，"阳气者，若天与日，失其所，则折寿而不彰"，这就强调了阳气对人体的重要性，我在临证也体会到十病八寒、十病七寒，辨证立方必须重视人体阳气。表里辨证主要辨外感还是内伤，总体来说阴阳、表里在辨证立方时是一个大的框架。所以裴老说八纲辨证应该是寒、热、虚、实、气、血、痰、火。寒热看起来容易，其实不然。我以前诊治了一个患者，西医诊断为慢性胃炎，症见胃脘部胀满、不思饮食、轻度口苦，触诊其胃脘部觉发热，舌苔黄腻、脉滑。我辨证为脾胃湿热证，开始使用了半夏泻心汤加减，患者复诊自诉服药后效果不佳。我进一步询问病史得知该患者在饮食上特别喜欢吃热的食物，一吃冷的食物胃胀等症加重，我想起了《伤寒论》（11条）中说，"病人身大热，反欲得衣者，热在皮肤，寒在骨髓也；身大寒，反不欲近衣者，寒在皮肤，热在骨髓也"，因此后来我给该患者使用了大建中汤。《金匮要略·腹满寒疝宿食病脉证》中说，"心胸中大寒痛，呕不能饮食，腹中寒，上冲皮起，出见有头足，上下痛而不可触近，大建中汤主之"。该患者服大建中汤后胃胀、口苦减轻。因此临床上辨别寒热不是想象的那么容易，有一定的复杂性，如上热下寒、表热里寒、真寒假热、真热假寒，这是寒热辨证应该注意的方面。类似的还有虚实辨证。古人说"有病不治常得中医"，这个中医不是中医西医的医，是指中等水平的中医，意思是说有病不用治，其治疗效果与水平一般中医的效果是一样的。有个40岁女性患者，头痛多年，辗转多处求医，效果不佳，遂就诊于我，症见面色苍白，神疲乏力，头晕疲劳后加重，饮食尚可，脉沉细，舌淡苔薄白。我看了前面医生的处方，用的都是血府逐瘀汤之类，还加了虫类破血药，但这个患者是虚证，准确地说是肾气虚，在这种情况下，越活血化瘀肾气越亏，这时我给她开了大补元煎，效果很好，这个方子以补肾为主，"肾主骨生髓，通与脑"。前面医生犯了虚虚之弊，我也犯过实实之弊。以前有一个女患者，入睡困难，乏力，面色苍白。我给予归脾汤治疗。患者服药一周后失眠症状加重，我再仔细体味其脉象呈弦大脉，结合其工作性质——她是单位领导，工作压力大，经常劳神，容易心情郁闷，我立刻改用血府逐瘀汤，治疗后失眠症状明显改善。所以寒热虚实要认真辨别清楚，要四诊合参，要动态观察，特别要注意舌脉这些客观指标，此外判断病在气分、血分也很重要。如失眠，我以前用逍遥散，但是现在我觉得用活血化瘀法效果更好，所以对于失眠患者我用血府逐瘀汤较多，不但我用得多，而且国医大师颜德馨也说血府逐瘀汤加黄连、石菖蒲治疗失眠效果很好。中医认为"心主神明，心主血"，失眠从血分治疗的机会多。还有气机的升降，正常人的生理是心火在上，肾水在下，肝主升发，肺主肃降，脾胃属于中焦，具有交通心肾、斡旋气机的功能。辨证时要注意气机升降，才能体现中医整体观、动态观。我个人觉得八纲辨证应当拓展为阴阳、表里、寒热、虚实、气血、升降。

第二是脏腑辨证。脏腑辨证是其余各种辨证的基础，由于各脏腑的功能是多方面的，而脏与脏之间、脏与腑之间，五脏与经络、气血、五官、身躯、体表之间，在生理和病理上都存在密切复杂联系。因此，在疾病演变过程中反映出来的证候往往不是单一的，如果使用不当就容易西化。现在有一种现象就是数学、物理学得好的学生学中医反而困难，因为数学、物理，包括西医用的是逻辑思维，而中医用的是象形思维，它们的思维方式不同。比如西医的基础是解剖学，它是用一分为二的方法来研究人体。而中医认为人是一个整体，它讲究阴阳互根、五行相生相克、气机升降循环。它是用整体观、动态观和"黑箱"理论研究人体。搞不清这些区别，中医就会西化，失去自身价值。中医西化主要是中医思维方式的西化，但在一些情况下也可以利用西医对疾病的认识，对中医辨证立方提供一些帮助，需注意的是要分清主次。我的老师裴老，他的西医功底很好，但他不提倡用动物实验的数据来指导临床使用中药，他主张熟读经典，跟师学习，多上门诊。所以他的门诊量和学术成果二十年来在甘肃省一直保持领先。

第三个是《伤寒杂病论》中的六经辨证。我们目前看到的《伤寒杂病论》包括东汉末年张仲景撰写，经魏晋时期王叔和、明代赵开美整理编辑的《伤寒论》，以及宋代医家所整理的《金匮要略》两本书，它既是外感病的辨证纲领，也是内伤病的辨证法宝。还有一些其他版本，其内容不完全一样。裴老也说《伤寒论》一书中三阳病这部分编排得好，而厥阴病就稍微乱一些。《伤寒论》中说到太阳病有经证和腑证，其中经证包括中风表虚证和伤寒表实证，也就是桂枝汤方证和麻黄汤方证。腑证包括太阳蓄水证和太阳蓄血证以及变证。少阳病是经脏同病。阳明病也有经证和腑证。外邪也可以直入阳明导致阳明经证，治疗上主要以葛根芩连汤为主。腑证就是承气汤系列方证。太阴病的关键是脾胃虚寒，它既有经证，也有腑证。《伤寒论》（279 条）载："本太阳病，医反下之，因尔腹满时痛者，属太阴也，桂枝加芍药汤主之；大实痛者，桂枝加大黄汤主之。"临床上常见有些患者腹痛，但是食欲极佳，使用桂枝汤或桂枝加大黄汤治疗效果很好。少阴病的关键是心、肾两亏，也有经证和腑证。《伤寒论》（304 条）载："少阴病，得之一二日，口中和，其背恶寒者，当灸之，附子汤主之。"这就是经证，而腑证又包括少阴虚寒证、少阴虚热证和少阴水肿证。关于厥阴病，大多数专家认为它是最难学的。王叔和将所有条文归纳完之后，将不易归纳的经文归在厥阴病中，如将"厥、利、呕、哕"都归为厥阴病，因此厥阴病看起来比较杂乱。这几年我还在不断研究《伤寒论》。总体来说，相对于脏腑辨证，"六经辨证"更难理解，但是它更能体现中医的整体观、动态观。它具有定位、定性、定量、定向四大优点。《伤寒论》和《金匮要略》中的方剂也称为经方，临床用之恰当，效如桴鼓。我本人也最喜欢用经方，占我临床用方的一半以上。

第四个是卫、气、营、血辨证。明清时期瘟疫流行后又出现了温病学派，创立了卫气营血辨证。《温病条辨》载："大凡看法，卫之后方言气，营之后方言血。在卫汗之可也，到气才可清气，入营犹可透热转气……于血就恐耗血动血，

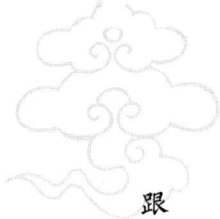

直须凉血散血。"温病学派有很多代表方剂，如桑菊饮、银翘散，对治疗温病提供了很好的武器。北京中医医院刘清泉院长说，治疗风热感染的中药都可以治疗新型冠状病毒感染（简称新冠）。胡希恕老前辈也说"流感应属外感病，伤寒温病常变通"，当病毒感染的患者出现白肺时，这就是入血了。从西医学看，当感染新型冠状病毒时，如果病情严重，那么患者的血黏稠度就增高了，D-二聚体就会升高，这时机体就会出现微小的血栓。西医用低分子肝素钙治疗，中医用活血化瘀法治疗，两者殊途同归。

接下来是三焦辨证。有一男性老年患者，自诉胃脘部疼痛，我给予半夏泻心汤加减，服药后效果不佳，该患者又就诊于其他医院的另外一位大夫，大夫给予三仁汤加减治疗，服药后症状明显缓解。分析其原因，半夏泻心汤治疗"呕而闭，雷鸣下利"，湿热在中焦，而三仁汤方证湿热在三焦，主要在下焦。该患者虽然舌苔腻，但主要是舌根部腻，使用三仁汤使湿邪从小便走，给邪以出路，因此患者使用后效果明显。大家注意不要将三焦理解为解剖位置，三焦是一个气化的通道。

临床上还有一个抓主症、用方药的辨证立方方法，这是一种非常实用，但相对简单的立方方法，也是中医师承传授的主要内容。抓主症，根据患者主要症状立方，郝万山在《郝万山伤寒论讲稿》中讲过，《金匮要略·肺痿肺痈咳嗽上气病脉证治》中有两个典型的方子：一个就是"咳而上气，喉中水鸡声，射干麻黄汤主之"；另一个是"咳而上气，此为肺胀，其人喘，目如脱状，脉浮大者，越婢加半夏汤主之"。前一个外寒内饮之咳喘，只要有"喉中水鸡声"就可以用射干麻黄汤治疗，后一个水饮内热之咳喘，只要有"目如脱状"就可以用越婢加半夏汤。我临床体会，抓主症分为两种情况。一种是单个症状，指典型症状、少见症状。另一种就是两个及以上症状组成的一个症状群。如出现咽痒即咳，可使用止嗽散等；咽痒不咳，就使用裴老的增液渐合剂；如苔腻、腹胀、不欲饮食者就用裴老的大三合剂；苔腻、腹胀、饮食尚可者就用平胃散。

再一个就是根据病因立方，如干眼病，我曾向裴老请教干眼病的治法，裴老告诉我治疗干眼病使用最多的就是半夏泻心汤与香砂六君子汤，若患者肝气郁结，可用胆胰合症方，这实际上就属于病因立方。裴老认为患者出现眼干的原因有二：一是气血化生乏源，二是肝气郁结。所以裴老用半夏泻心汤合香砂六君子汤解决气血乏源的问题，用胆胰合症方解决肝气郁结、肝木乘土。

最后就是根据病机立方，病机辨证立方是中医最高层次的立方之法。如小柴胡汤，它是表里同治、寒热同调、升降同调、攻补兼施，其作用是上焦得通，津液得下，胃气因和。因此只要符合气机不畅、三焦不通、内有郁热之病机者都可以使用。所以小柴胡汤是非常好的中医经典方剂，《伤寒论》（96条）载："伤寒五六日，中风，往来寒热，胸胁苦满，嘿嘿不欲饮食，心烦喜呕，或胸中烦而不呕，或渴，或腹中痛，或胁下痞硬，或心下悸、小便不利，或不渴、身有微热，或咳者，小柴胡汤主之。"它可以加减进退、左右逢源，若临床遇到辨证立方困难的患者，我体会大都可以考虑使用小柴胡汤，大多数患者都会有效果。有一位女性患者，呕吐5年，西医检查除慢性胃炎外无其他情况，吃了许多中药无效，遂就诊于我。一诊症见恶心，但患者平常不恶心，只有在站立或排大便时恶心，大便一天五六次，有轻度的口干，上腹胀满，舌淡苔薄黄，脉弦。我一诊、二诊都以半夏泻心汤为主，半夏泻心汤是治疗"呕而痞、雷鸣下利"的，但是患者服用后无效。三诊时我就想起了小柴胡汤，《伤寒论》（230条）载："阳明病，胁下硬满，不大便而呕，舌上白苔者，可与小柴胡汤，上焦得通，津液得下，胃气因和，身濈然汗出而解。"小柴胡汤证中的七大症状中没有便秘，但它有和气机、畅三焦、解郁热之作用，所以它能治疗便秘，也能治疗这种气机不和的恶心。这就抓住了小柴胡汤方证中关键病机。

二、裴老如何辨证立方

新时期就要按裴老的"西医诊断，中医辨证，中药为主，西药为辅"十六字方针进行辨证立方。比如一个上腹部疼痛患者，首先要判断它是否为消化系统疾病，包括胃炎及胃溃疡、肝胆胰疾病，或是心绞痛，或者有消化道恶性肿瘤。这样的意义在于：一是这些西医诊断可以为我们中医辨证组方提供一个思路甚至大的治疗框架；二是有了这些西医诊断就不会延误病情，如胃癌早期发现可以手术，术后再中西医结合治疗；三是在以中药为主的前提下，有时候可以根据西医诊断适当使用一些西药以增加疗效，比如呼吸道细菌感染在服用中药的同时，按西医细菌培养结果规范地使用抗菌药物。西方医学传入中国并随着现代科学的不断发展而日益进步。但是中、西医两种医学产生的历史土壤、文化背景不同，这就决定了它们看待疾病的角度不同，在临床上有各自的优势。裴老把它归纳总结为中医重整体，西医重局部，中医重扶正，西医重祛邪，中医长于调节机体的反应性，而西医长于解决疾病的致病性。西医的到来对中医来说既是挑战，也是机遇。2019 年我接诊了一位来自基层的患者，上腹痛 2 个月，在当地市级医院做胃镜提示慢性萎缩性胃炎，B 超提示肝内胆管轻度扩张，生化、粪常规和消化道肿瘤标志物检查均正常，我就完全按慢性胃炎进行中医辨证治疗，患者服用 12 剂中药后上腹痛未见好转反而加重，我又让他做核磁等检查，最后确诊为肝内胆管癌。这个病例给予我们两点启示，一是西医诊断非常重要，特别是对于中医治疗效果不好，病程又不长的患者一定要有西医诊断。对于基层医疗机构的检查结果不能过分依赖，必要时让患者去三甲医院或专科医院做进一步检查。二是中医不是万能的，中医和西医各有各的优势，像恶性肿瘤还是要重视西医手术，放、化疗，以及免疫、靶向治疗等方法。这类大病必须坚持"西医诊断，中医辨证，中药为主，西药为辅"十六字方针。我们应当承认，在某些疾病的特定阶段中医只能做好配角。有些西医对疾病的认识也可以帮助中医遣方用药，比如说慢性胃炎患者一吃甜食胃就不舒服，西医认为甜食可以刺激胃酸分泌，这时就用中药的瓦楞子，适当地用西医的思维指导中医用药，这类应用相对比较容易。但是牢固掌握中医的基本功是最重要的，最基础的，目前最容易被人忽视的，也是最需要花精力去掌握的。结合"中药为主、西药为辅"，用中药解决中医优势症状和疾病，将一些次要的、西药疗效好的病证交给西药解决，我认为这是当代中医应当做的事情。

我的恩师裴老在 60 年的行医生涯中取得了很高的学术成果，他根据西医的诊断拟定了许多行之有效的中医方药，对于一些疾病一定可以以病定方，我体会他的胆胰合症方对 80% 的慢性胆囊炎、慢性胰腺炎患者有效，但也要病证结合，重视西医诊断但不要拘泥于西医诊断。有一个天水患者，姓赵，上腹痛 1 年，西医胃镜检查提示胃溃疡，胆囊、胰腺的 B 超结果未见异常。我以半夏泻心汤加味治疗两次无效，后经询问得知，她上腹痛吃肉加重，我用了胆胰合症方立即见效。我临床用参芪合剂对 90% 的甲状腺功能减退及桥本甲状腺炎患者都有效，但临床实际使用时并不简单。有一个男性患者，背痛多年，在外院诊断为早期肝硬化，在我院行腹部 CT 等检查后诊断为胆囊炎，否定了肝硬化的诊断，我给予胆胰合症方加羌活效果不佳，这时我考虑其是否有其他疾病，因为他姐姐患有强直性脊柱炎，虽然患者目前 CT 提示胆囊炎，但是患者背痛不是由胆囊炎引起的，我考虑是由强直性脊柱炎引起的，虽然这时西医的相关检查还不支持强直性脊柱炎的诊断，但我结合他的背痛表现为遇凉加重，给予强直性脊柱炎常用的温阳化瘀法，治疗后效果很好。从这个病例我们看出：一是有时患者明确的西医诊断并不代表他目前的主要问题；二是疾病的发生、发展是一个渐进的过程，中医提倡早期干预，即"治未病"，西医学对于这一块重视不够，它的诊断目标过于死板，而对大量不典型的、先期的疾病患者或者亚健康的人群关注治疗不够。随着全民大健康理念的提出，现代中医人发挥中医优势，用中医原创思维可以在这一领域大展宏图、造福人类，这就需要跟名师、悟经典、做临床，提高中医药诊疗效果，从而取得广大患者和西医同行的认可。

中医治疗理法除方药外还要个量，所以目前称为理法方药量，中药的量在以前是秘不外传的，它存在很大的争议，如《伤寒论》中的药物，大多数人认为一两等于 3 克，但有些人认为一两等于 16.5 克，因此对于剂量如何换算，我谈谈我在临床上使用的体会。

第一，新外感病、危重病、急症剂量要大，慢性病剂量要小。在大青龙汤的原文中提到麻黄是六两，仝小林院士牵头的、张炳厚等多名国医大师参与的一项课题认为，《伤寒论》中的一两等于 15.6 克，那么六两就换算为 93.6 克，临床上这么大的剂量很少用。郝万山的书中将大青龙汤的麻黄量推荐为 30 克，量也比较大，它的意义就是寒邪从表发汗而解。第二，药食同源的药物剂量要大，如薏苡仁、酸枣仁；有明显不良反应，尤其是消化道毒性的药物剂量要小，如山豆根。第三，消化系统疾病，特别是不能吃饭的、厌食的患者剂量要小。第四，富家千金小姐剂量要小，身体壮实的体力劳动者剂量要大。第五，首次服用中药的患者剂量要小。

中药有配伍，一种中药不同配伍有不同的疗效。如麻黄与桂枝配伍，麻黄的功效就是散寒解表；麻黄与石膏相配伍，麻黄的发汗力就会减弱，而重在平喘。中药剂量也能决定方剂的作用。如止嗽散，其中的甘草剂量必须是 20 克，桔梗必须是 30 克，否则效果不佳。

对于"十八反""十九畏"，《金匮要略·腹满寒疝宿食病脉证》中说，"腹中寒气，雷鸣切痛，胸胁逆满，呕吐，附子粳米汤主之"，将附子与半夏同用，很多国医大师，包括我的恩师裴老也常将半夏、附子同用，我在这几年的临证过程中也使用过。因此我认为对于"十八反""十九畏"应该继续进行相关研究，进一步明确其科学性。

第二章
感冒

感冒是因风邪侵袭人体引起的，以头痛、鼻塞、流涕、喷嚏、恶寒、发热、脉浮为主要表现的疾病。时疫感冒包括新型冠状病毒引起的传染性上呼吸道感染，新冠是传染性很强、症状相对较重、除侵犯上呼吸道以外还可以侵犯人体其他脏器的一种疾病，中医将其归于"时疫感冒"范围。新型冠状病毒具有传播速度快、病机演变快的特点。病因以风邪为主，风为百病之长，善行数变，故治疗上应坚持三因制宜的原则。做到"一人一方、一时一方、一地一方"。感冒总的治疗原则是伤寒温病常变通，纲领是伤寒的六经辨证和温病的卫气营血辨证，且常将两种辨证方式结合。对于病原体明确者，需尽早配合西医抗病毒治疗，合并上呼吸道细菌感染者可使用抗菌药物。

一、伤寒六经辨证方

（一）太阳病

《伤寒论》（1条）载："太阳之为病，脉浮，头项强痛而恶寒。"《伤寒论》（2条）载："太阳病，发热，汗出，恶风，脉缓者，名为中风。"《伤寒论》（3条）载："太阳病，或已发热，或未发热，必恶寒，体痛，呕逆，脉阴阳俱紧者，名为伤寒。"太阳病分为中风和伤寒。其鉴别要点在于恶寒程度、发热与否、脉浮缓或紧。分别选用桂枝汤或麻黄汤。

1. 桂枝汤系

《伤寒论》（12条）载："太阳中风，阳浮而阴弱，阳浮者，热自发，阴弱者，汗自出，啬啬恶寒，淅淅恶风，翕翕发热，鼻鸣干呕者，桂枝汤主之。"桂枝汤的组成：桂枝、芍药、甘草、生姜、大枣。桂枝汤用于治疗太阳中风感冒，具有外调营卫、内安脏腑之功能。治疗虚人感冒或习惯性感冒，还可与荆芥败毒散联用。我用的荆防败毒散，歌诀：荆防败毒参茯草，二胡二活桔枳薄。药物组成：荆芥、防风、党参、茯苓、甘草、柴胡、前胡、羌活、独活、枳壳、桔梗、薄荷。这与明代《奇效良方》中的人参败毒散相比多了荆芥、防风。恩师裴正学教授在用人参败毒散时，也经常加荆芥、防风。二药都为辛温解表药，但药性平和，适合于虚人感冒。此时虚人感冒荆防败毒散证要与"少阴病，始得之，反发热，脉沉者，麻黄细辛附子汤主之"相鉴别，一个是气虚，一个是阳虚。阴虚感冒临床少见，可用加减葳蕤汤，该方来源于《重订通俗伤寒论》，药物组成：生葳蕤（玉竹）、白薇、淡豆豉、葱白、桔梗、甘草、大枣、薄荷。

后世医家在桂枝汤治疗感冒方面进行了进一步发挥，裴正学老师在《伤寒论》的桂枝汤、麻黄汤、麻杏石甘汤基础上研制了麻桂合剂，药物组成：麻黄、桂枝、杏仁、炙甘草、白芍、生石膏、川芎、白芷、细辛、羌活、独活、防风，此方为裴老感冒之总方。一般情况下，如果没有阴血亏虚，没有咽干口燥，则麻黄量宜大。全小林院士用20克以上，一天喝5次，趁热喝，喝后在床上休息，盖好被子，频频服用使人发汗，发汗则止。其实在《伤寒论》中麻黄汤中的麻黄要用到30克，我也经常用到20克，有时到过30克。但是麻黄对虚性喘满、多汗及阴虚阳亢者慎用。国医大师张炳厚则认为治太阳病表实的麻黄汤中麻黄15克就可以，而治疗喘的时候，麻黄用量要在20克以上，此时可用炙麻黄，还可配伍生石膏。甘肃于己百老中医有一治疗感冒方，方歌：白羌荆板黄杏前，石膏豆豉二相关。药物组成如下：白芷、羌活、荆芥、板蓝根。若咳嗽，加黄芩、杏仁、前胡。若发热，加生石膏、淡豆豉，豆豉有辛凉解表的作用，生石膏则有治疗外感发热的作用。

值得指出的是，新冠属风邪致病，风善行而数变，可转风寒，可转风热，或入里化热，或转风燥，故麻黄一定要蜜制，要注意配伍。如裴老之麻桂合剂，《金匮要略》中的"咳而脉浮，厚朴麻黄汤主之"，以及麻杏石甘汤，这些方剂中都是麻黄与生石膏相配伍，以防麻黄过于辛燥。

还可以用葛根汤，在仲景方中，葛根汤有两处，一是《伤寒论》（31条）载"太阳病，项背强几几，无汗恶风，葛根汤主之"，二是在《金匮要略·痉湿暍病脉证》载"太阳病，无汗而小便反少，气上冲胸，口噤不得语，欲作刚痉，葛根汤主之"。葛根之辛助麻黄之散，葛根之凉防麻黄之燥，胡希恕老前辈治疗感冒推崇葛根汤。我临证也体会到葛根汤效果很好，它也能治喘，能治"气上冲胸"。葛根汤兼证治疗如下。

（1）兼项背强几几，要分虚实　虚证见于《伤寒论》（14条）"太阳病，项背强几几，反汗出恶风者，桂枝加葛根汤主之"，药物组成：桂枝、白芍、甘草、大枣、生姜、葛根。桂枝加葛根汤中葛根用4两，一般用到30克以上。实证见于《伤寒论》（31条）"太阳病，项背强几几，无汗恶风，葛根汤主之"。组成为麻黄、桂枝、白芍、炙甘草、葛根。

（2）兼喘 《伤寒论》（18条）载："喘家作桂枝汤，加厚朴杏子佳。"慢性气管炎的患者出现外感，用桂枝汤加厚朴、杏仁，但要符合太阳表虚兼肺气壅滞之病机。

（3）兼营血不足之身痛证 《伤寒论》（35条）载："太阳病，头痛发热，身疼腰痛，骨节疼痛，恶风，无汗而喘者，麻黄汤主之。"麻黄汤本身治疗疼痛，这个痛是风寒表实的痛，这个痛是风寒之邪引起肺失宣降，毛孔收缩，寒凝作痛。还有一种营血不足的身痛，这就是《伤寒论》（62条）"发汗后，身疼痛，脉沉迟者，桂枝加芍药生姜各一两人参三两新加汤主之"。我在临床上常加鸡血藤。它的脉象是脉沉迟，这既是临床用方的依据，又是方证病机的反映。

（4）兼胸满证 《伤寒论》（21条）载："太阳病，下之后，脉促胸满者，桂枝去芍药汤主之……若微寒者，桂枝去芍药加附子汤主之。"此为外感风邪，胸阳受损，出现胸满，故去掉白芍，避其寒凉、滋腻之性。胡老说白芍治腹满、腹痛是肯定的，但是治疗胸满不行。

（5）兼阳虚漏汗证 《伤寒论》（20条）载："太阳病，发汗，遂漏不止，其人恶风，小便难，四肢微急，难以屈伸者，桂枝加附子汤主之。"这种情况临床多见，实际上是阳虚自汗，临床中我有以下体会。一是可以用鹿角胶代替附子，附子太辛；二是临床多与玉屏风散合用；三是临床上常加浮小麦、煅牡蛎，这种情况生牡蛎不行，这个方法我治疗多例感冒后阳虚自汗的患者，效果很好。

2. 麻黄汤系

《伤寒论》（35条）说，"太阳病，头痛发热，身疼腰痛，骨节疼痛，恶风，无汗而喘者，麻黄汤主之"，《伤寒论》（3条）又说，"太阳病，或已发热，或未发热，必恶寒，体痛，呕逆，脉阴阳俱紧者，名为伤寒"。可以看出麻黄汤的病机就是风寒束表。原方麻黄三两，桂枝二两，甘草一两，杏仁一两。根据仝小林的中药剂量换算关系，麻黄剂量应当是46.8克。风寒束表，喘咳实证，各种水肿兼有表证，特别是风寒束表无汗用生麻黄，喘咳实证用炙麻黄，阴虚阳亢者慎用麻黄。对外感病来说，咽干咽痛多有阴虚的情况，《伤寒论》（83条）指出"咽喉干燥者，不可发汗"，类似条文有《伤寒论》（6 条）"太阳病，发热而渴，不恶寒者，为温病"。裴老说不恶寒而咽痛者为温病，可见咽痛、咽干是伤寒、温病的重要鉴别点。对于有咽干、咽痛的这类患者，麻黄这类药物过于辛温，不太适合。

但我们临床上可见感冒患者既有恶寒重发热轻，鼻塞流鼻涕，又有咽干咽痛，这就要权衡。这种情况下我的体会是把麻黄汤、桂枝汤、麻杏石甘汤甚至五味消毒饮合用，这也是裴老治疗新冠的经验，这时要少开点，开 2 剂，随证再换方。

风邪入里有两个转归，一是从阳入里化热，《伤寒论》（38 条）载："太阳中风，脉浮紧，发热恶寒，身疼痛，不汗出而烦躁者，大青龙汤主之。"大青龙汤组成为麻黄、桂枝、杏仁、生石膏、甘草、生姜、大枣，此时麻黄量为六两，如果按全小林的换算方式要 90 克以上，临床上一般不用这么大剂量，我最大用到炙麻黄 30 克。大青龙汤中的麻黄剂量是《伤寒论》中麻黄用量最大的。以方测证，意在使邪通过汗法从表而出，方中去掉桂枝，麻黄无桂枝发散风寒表邪的力量就弱，演变成了麻杏石甘汤，该方见于《伤寒论》（63 条），"发汗后，不可更行桂枝汤，汗出而喘，无大热者，可与麻黄杏子甘草石膏汤"。另一个转归是从阴化湿，《伤寒论》（40 条）载："伤寒表不解，心下有水气，干呕，发热而咳，或渴，或利，或噎，或小便不利、少腹满，或喘者，小青龙汤主之。"小青龙汤治疗外有风寒、内有水饮导致的喘哮、干呕。小青龙汤中的干姜、细辛、五味子、半夏治疗寒喘效果很好。从西医学理解，这四味药能抑制副交感神经，所以能治喘，也能治少腹满。

（二）少阳病

少阳病主要用柴胡系，特别是小柴胡汤是治疗外感发热很好的经典方剂。《伤寒论》（263 条）中说："少阳之为病，口苦，咽干，目眩也。"经文第一个症状是口苦，晨起口苦是少阳证的标志性症状。《伤寒论》（96 条）中又说："伤寒五六日，中风，往来寒热，胸胁苦满，嘿嘿不欲饮食，心烦喜呕，或胸中烦而不呕，或渴，或腹中痛，或胁下痞硬，或心下悸、小便不利，或不渴、身有微热，或咳者，小柴胡汤主之。"小柴胡汤治疗主证除了口苦、咽干、目眩外，还有往来寒热，胸胁苦满。而嘿嘿不欲饮食实际上是两个症状，一个是乏力，一个是不想吃饭。然后是心烦喜呕。那么小柴胡汤证七大症状有口苦、咽干、目眩三个，往来寒热、胸胁苦满五个，乏力纳差六个，心烦喜呕七个。

小柴胡汤治疗外感时，一是柴胡量要大，要 20 克以上，一天之内频频口服，中病即止。二要煎后取滓再煎。这两点我很有体会，用对了对外感发热效果很好。小柴胡汤治疗少阳外感效果是非常好的，外感风邪直入少阳，导致了少阳经腑同病，我体会临床上对于一些风寒风热不太容易辨别，而虚象明显的用小柴胡汤很好。兼里热时胡老用小柴胡加石膏汤。若咳者，加杏仁、桂枝。烦者，加竹叶、麦冬。柴胡系里还有柴胡桂枝汤，治疗外感身痛效果也很好。这个身痛不是麻黄汤的身痛，也不是新加汤的身痛，而是邪入少阳的身痛。《伤寒论》（146 条）载"伤寒六七日，发热，微恶寒，支节烦疼，微呕，心下支结，外证未去者，柴胡桂枝汤主之"，这时柴胡量要大。这个柴胡桂枝汤我体会可治疗老年人、体弱有基础病，包括肿瘤患者的感冒、时疫感冒。这些感冒既有发热恶寒，又有咽干咽痛，用麻黄汤、桂枝汤加味，或者用银翘散加减，都不如柴胡桂枝汤好。柴胡桂枝汤我用得多，一般一剂药热退身凉，三剂药症状消除。但一旦感冒要立即口服中药，否则时间一长治疗就困难了。我认为这一点非常重要，感冒不及时治疗会引起其他疾病。再有，许多患者一感冒就单纯用西医抗菌药物，这不好，会损伤人体阳气，而抗病毒药物应及时服用，但一定要配合中药，中药治疗感冒效果很好，中医优势病种第一个就是感冒。

（三）太阴病

有些流感病毒如奥密克戎病毒，可以直接感染胃肠道，出现恶寒发热、上吐下泻、下腹部不适，常用方剂有藿香正气散，出自《太平惠民和剂局方》，药物组成为大腹皮、白芷、紫苏叶、茯苓、半夏曲、白术、陈皮、厚朴、苦桔梗、藿香、甘草、生姜、大枣；以及香薷饮，出自《圣济总录》（卷三十八），药物组成为草乌头、藿香、黄连、香薷。除以上两个方剂外，还有吴茱萸汤，《伤寒论》（309 条）中说："少阴病，吐利，手足逆冷，烦躁欲死者，吴茱萸汤主之。"2023 年 11 月我遇见了一个 9 岁小女孩，她的家长说女孩感冒一周了，现在主要是腹痛，夜间腹痛明显伴有恶心，我就用吴茱萸汤治疗，女孩服了半剂，当天晚上腹痛就消失了。中医对某些急症用之得当，效如桴鼓。

（四）少阴病

见于《伤寒论》（301 条）"少阴病，始得之，反发热，脉沉者，麻黄细辛附子汤主之"。多见于阳虚感冒，用麻黄附子细辛汤加味治疗。

二、温病卫、气、营、血辨证

"温邪上受，首先犯肺"。温病外感为风热之邪外感引起，多有咽干、口渴等风热表证之表现，一般发热重，恶寒多不严重。胡老说温病外感的治疗有三个方剂。

一是辛凉轻剂桑菊饮，该方来源于《温病条辨》。方歌：桑菊杏仁是特点，翘薄甘桔芦根添。其中桑叶是一味辛凉解表药，它能治外燥。比如桑菊饮、桑杏汤，还能治内燥，既能清热，又能疏风，这是非常好的方子。菊花是一味辛凉解表药，杏仁是止咳平喘药。连翘是清热药，它的特点是既能清里热又能清外热，还能清心养血。薄荷是辛凉解表药里面发汗之力比较强的药物。至于甘草、桔梗，《伤寒论》（311条）里说："少阴病二三日，咽痛者，可与甘草汤，不瘥，与桔梗汤。"芦根是清热泻火药。桑杏汤以微热、微咳和声哑为辨证使用要点。

二是辛凉中剂银翘散，来源于《温病条辨》，方歌：银翘竹叶荆牛薄，甘桔芦根淡豆豉。方中淡竹叶是辛凉解表药，有发散风邪的作用，荆芥主要取其辛散之功。发散风邪的作用不光麻黄、桂枝有，荆芥、薄荷也有。银翘散以发热、头痛、口渴、咽痛、咳嗽为辨证要点。

三是辛凉重剂清燥救肺汤，该方以桑叶为主药，原方中桑叶剂量大于生石膏。该方证邪气在卫分，大量生石膏的作用是清气分热，故用量小于桑叶。桑叶用量大于麦冬，麦冬量太大有闭门留寇之嫌。桑叶、生石膏、麦冬是清燥救肺汤的核心。该方证以身热、干咳无痰、气逆而喘、舌红少苔、脉虚大而数为辨证要点。

这三个方剂中，桑菊饮、银翘散我用了许多，风热感冒的患者效果明显，清燥救肺汤我用了三例，但新冠发热、咽痛咽干的患者效果不理想。

三、上呼吸道感染常见对症处理

外在的症状都是内部病机变化的表现，治疗外在的表现既是对机体阴阳气血的调节，又是对感冒本身的治疗。这句话裴老经常教导我，治感冒如此，治其他病也是如此。

1. 发热

治疗风寒感冒发热最常用的裴氏麻桂合剂，是在麻黄汤、桂枝汤和麻杏石甘汤基础上加川芎、白芷、细辛、羌活、独活、防风。临床以恶寒、无汗、身痛、气喘为主要特征，则重用麻黄汤的成分；若恶风、汗出、脉浮缓为主要特征，则重用桂枝汤的成分；而大热、大汗、脉洪大、大渴则用麻杏石甘汤。由风热感冒引起的发热则用辛凉三剂，辛凉轻剂有桑菊饮，针对咳嗽伴有小热小渴；辛凉平剂银翘散，针对咽痛；辛凉重剂清燥救肺汤，针对口渴重，有白喉。

这是针对辛温解表药轻、平、重的不同看法，但我认为把辛温解表药分为轻、平、重有些片面，我认为它侧重的症状或病机点不一样，如桑菊饮主要针对咳嗽，银翘散主要针对咽痛，风热感冒是否咽痛是桑菊饮和银翘散使用的鉴别点。

邪入少阳也可以出现发热，此时就用柴胡剂，包括小柴胡汤、柴胡桂枝汤。柴胡桂枝汤可能用的机会更多一些，这时柴胡必须用大剂量，20克以上，煎后取汁再煎。此外还有少阴外感，"少阴之为病，脉微细，但欲寐"，"少阴病，始得之，反发热，脉沉者，麻黄细辛附子汤主之"，这种情况是在肾阳虚的基础上感染风邪，风邪直入少阴所致。有阴盛于内，格阳于外，出现了发热，这时就要热因热用。

2. 身痛

《伤寒论》（35条）载："太阳病，头痛发热，身疼腰痛，骨节疼痛，恶风，无汗而喘者，麻黄汤主之。"麻黄汤方证中有四个痛，它是治疗风寒束表身疼痛的主方，在麻黄汤原方中麻黄用了三两。而风寒入里化热，《伤寒论》（38条）载："太阳中风，脉浮紧，发热恶寒，身疼痛，不汗出而烦躁者，大青龙汤主之。"大青龙汤的组成为麻黄、桂枝、杏仁、甘草、生石膏、生姜、大枣。该方中麻黄用了六两，是《伤寒论》中麻黄用量最大的方子。用麻黄汤或大青龙汤治疗感冒要发汗，麻黄量要大，要加葱白、生姜，多饮水，一日可分次喝，使汗出。注意体质虚导致的感冒咳喘不可用麻黄，阴虚阳亢者不可用麻黄。

在临床中有咽干的症状用麻黄汤不好，因为咽干这一症状至少热性多一些，所以《伤寒论》（6条）中言"太阳病，发热而渴，不恶寒者，为温病"。裴老进一步说"不恶寒反发热必咽痛为温病"，所以明清以后的温病学家说"运气不齐，古今异轨，古方今病不相能也"。温病就不能完全用《伤寒论》中的方子了。外感的邪气不同了，古方不能治今病。《伤寒论》中的方子不能治温病了，所以出现了温病学派，用辛凉解表的办法，用银翘散、桑菊饮、清燥救肺汤。

值得一提的是，咽干咽痛不一定就完全是风热引起的，也不一定完全用辛凉解表的办法。比如说杏苏散，它是《温病条辨》中的方子，它所主症状也有咽干，但是咽干的原因不是风邪犯咽部，而是肺失宣降，津液不布，聚而成痰，所以咳嗽、咳痰、咽干，这一点要注意。咽痛咽干合并全身疼痛，多是合并风寒表实证，这时注意：第一麻黄量要小，要用炙麻黄；第二中病则止，刚开始用一两剂；第三要配用生石膏、二花（指金银花）、连翘等。治疗新冠特别是身痛者一定要麻桂合剂和五味消毒饮合用，必要时还要用炙枇杷叶、木蝴蝶，有时还要用喉科六味，该方出自《喉科指掌》，药物组成为荆芥、防风、薄荷、桔梗、甘草、炒僵蚕。否则风寒表实证好转了，咽干咽痛会加重。这个我有深刻临床体会。

3. 流鼻涕

（1）风热鼻涕　用苍耳子散，该方来源于《济生方》，药物组成为辛夷、苍耳子、白芷、薄荷，方中苍耳子、辛夷属于辛温之品，这时主要取其辛，火郁发之，辛能发，在临床上酌加黄芩、生石膏、菊花，头疼加蔓荆子。风寒流涕用麻桂合剂和葱豉汤（葱白、淡豆豉），合并鼻塞合用复方苍耳子散。复方苍耳子散是我治疗鼻病的经验方，药物组成：苍耳子、辛夷、白芷、薄荷、紫苏梗、蝉蜕、麻黄、鹅不食草。它是在《济生方》苍耳子散的基础上加减而成的。鼻流清涕加防风、白术，鼻倒流加干姜、细辛、五味子、半夏，再加丁香、柿蒂；黄涕加桑叶、菊花；脓涕加黄芩、鱼腥草。

（2）寒湿流涕　临床上常见到感冒基本好了，就是清鼻涕多，在《秘传证治要诀及类方》中说，"清涕者，脑冷肺寒所致"，对于这种情况，小青龙汤、厚朴麻黄汤效果好。人参败毒散、玉屏风散，还有麻黄附子细辛汤也有使用机会，这里的关键药物是姜、辛、味、半，这些药物我使用多例，效果很好。

（3）湿热鼻涕　湿大于热用加味四苓散，出自《证治汇补》（卷八），药物组成为茯苓、猪苓、泽泻、白术、栀子、木通、麦冬、黄芩。热大于湿加黄芩滑石汤，来源于《温病条辨》，药物组成为黄芩、滑石、茯苓皮、大腹皮、白豆蔻、通草、猪苓。气虚鼻流清涕用补中益气汤加玉屏风散。

四、感冒后的康复

我总结常用方剂有四个。一是玉屏风散，该方来源于《究原方》，药物组成为防风、黄芪、白术，用于虚人感冒后的多汗、恶风的情况或者恶风多汗的感冒。二是人参败毒散，该方多用于外感后恶风、微身痛、微咳嗽的情况。三是参苏饮，该方来源于《太平惠民和剂局方》，药物组成为党参、紫苏叶、茯苓、葛根、枳壳、半夏、前胡、陈皮、桔梗、木香、甘草，主要用于外感后气虚仍有痰者。四是麻黄附子细辛汤，用于外感后阳虚怕冷。

五、新冠的中医治疗

新冠的中医治疗大体原则：一是"一毒一法"，也就是根据不同的病毒株系用不同的治疗大法，但这些治疗大法的基础就是《伤寒论》的六经，特别是三阳经辨证和温病中的卫气营血辨证。二是坚持"一人一方""一地一方""一时一方"。三是要及时治疗，第一时间服用中药汤剂并配合西医抗病毒药。

1. 中医大师治疗新冠的思路

（1）国医大师熊继柏　有两个处方，处方一是桑叶、金银花、连翘、芦根、桔梗、薄荷、荆芥、防风、板蓝根、浙贝母、杏仁、甘草，是在桑菊饮、银翘散的基础上加防风、板蓝根、浙贝母，它用于新冠初期，发热，微恶风，咽痛，咳嗽，口干。处方二是炙麻黄、生石膏、杏仁、桑白皮、浙贝母、葶苈子、大枣、黄芩、甘草，用于新冠病情有所加重，出现发热，气喘，咳嗽，痰多，胸闷，口渴。方中麻黄用 5 克，是麻杏石甘汤加桑白皮、浙贝母、葶苈子、黄芩、大枣。

体会：新冠不一定按照伤寒六经传变，温病居一半，麻黄汤系列只在身痛无汗的情况下使用，而麻杏石甘汤用的机会比较多，这里用小剂量炙麻黄 3 克，浙贝母用量大，熊老用 30 克。

（2）北京中医医院院长刘清泉　其治疗新冠的思路，一是同一时间内不可多种用药，多头用药。二是所有治疗风热感冒的药都可以缓解新型冠状病毒引起的症状，包括疏风清热，化湿解毒，宣肺解表。三是 2022 年 11 月、12 月在北京，不论是感冒、流感还是新冠，在中医角度上都是风热夹湿的疾病。四是出现咳嗽说明进入康复期，可以润肺、清肺止咳。

（3）国医大师晁恩祥　晁恩祥认为武汉地域属土，又在湿冬，故本病属土疫，早期以祛邪为要，邪去正安。晁老用连翘、紫苏叶、蝉蜕、葛根清上焦之热毒，枇杷叶清肺止咳平喘。蒲公英解毒利湿，佩兰、藿香芳香辟秽，中期疫毒闭肺治以宣肺平喘，用黄芩、栀子清利湿热，生石膏、知母清热生津。生大黄泻下攻积、导热外出。鱼腥草、金荞麦清化痰热，青蒿清宣透热，麦冬、太子参养阴润肺，赤芍凉血散瘀，炙麻黄开宣肺闭，与降气平喘之杏仁、紫苏子相配伍，使肺气宣降得复。恢复期脾肺气虚者用黄芪六君子汤，肺胃阴亏用沙参麦冬汤，气阴两亏用竹叶石膏汤。

2. 中医药治疗新冠后常见症专家共识摘要

病机：气阴两亏，脾虚失运，余邪未尽。

症状：乏力，气短，干咳，咽痒，胃痞，便溏，舌淡或红、少津。

方药：生脉散合平胃散加味。

组成：人参、麦冬、五味子、苍术、厚朴、陈皮、炙甘草、柴胡、升麻、薏苡仁、黄芩。

对症治疗选择以下方药：

（1）咳嗽有两个方证　一是余邪未清，止嗽散合桑杏汤。咳痰黏稠加橘红、冬瓜子。咽痒甚加牛蒡子、射干、蝉蜕。二是肺阴亏耗，沙参麦冬汤加紫菀、款冬花、枇杷叶、甘草。这个止嗽散近年来我临床使用多次，效果肯定。

（2）心悸有两个方证　一是气阴两亏，生脉散加酸枣仁、龙齿。二是心气不足用炙甘草汤。新冠或感冒后心悸，我体会对于心悸专家共识提供的以上两个方药是不够的，至少还有三个方药。一是真武汤，该方来源于《伤寒论》（316条），原文："少阴病，二三日不已，至四五日，腹痛，小便不利，四肢沉重疼痛，自下利者，此为有水气。其人或咳，或小便利，或下利，或呕者，真武汤主之。"药物组成为茯苓、白芍、白术、附子、生姜。在西北地区外感寒邪较多，寒邪伤阳，这时心悸非用附子不可。二是归脾汤，该方来源于《济生方》，药物组成为白术、当归、茯神、黄芪、远志、龙眼肉、酸枣仁、人参、木香、甘草。还有养心汤，该方来源于《仁斋直指方论》，药物组成为黄芪、白茯苓、茯神、半夏、当归、川芎、远志、肉桂、柏子仁、酸枣仁、五味子、人参、炙甘草。

（3）失眠　①虚热扰神，用酸枣仁汤加磁石、牡丹皮，酌加合欢花、栀子。这个方法我用于多例患者，比较有体会，加牡丹皮、磁石从中医理论上看可治疗"阳复太过"，也就是机体遇外邪时体内阳气趋于表、趋于外，这样阳不入阴则失眠。我把这一理论用于各种慢性病导致的失眠、各种焦虑症导致的失眠效果很好。潮热盗汗加煅牡蛎、浮小麦，彻夜不眠加朱砂1克冲服、龙齿。②心脾两

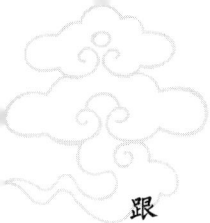

虚，用归脾汤。

（4）嗅觉消失　多为余邪闭窍，可选辛夷散，该方出自《严氏济生方》，药物组成：辛夷、川芎、防风、木通、羌活、细辛、藁本、升麻、白芷、甘草。

（5）脑雾　一是湿浊上蒙，益气聪明汤合半夏白术天麻汤。益气聪明汤来源于《东垣试效方》，方歌是益气聪明汤蔓荆，升葛参芪黄柏并，再加白芍和甘草，耳聋目暗用之灵，药物组成为黄芪、甘草、人参、升麻、葛根、蔓荆子、芍药、黄柏。二是脑络失养，孔圣枕中丹合开心散，开心散来源于《千金要方》，药物组成为菖蒲、茯苓、人参、远志。

此外，新冠后味觉消失或者减退也是常见并发症，其治疗我经常选用以下方药。一是小柴胡汤，用于感冒后余邪未清，兼有味觉消失。二是平胃散，该方来源于《简要济众方》，药物组成为苍术、厚朴、陈橘皮、甘草，用于感冒后湿邪困脾之味觉消失，有时也可以与五苓散合用，即胃苓汤。三是清胃散，该方来源于《医宗金鉴》，药物组成为升麻、黄连、当归、牡丹皮、生地黄，用于感冒后味觉消失兼有胃火。以上各种情况均可酌加鸡内金、炒麦芽、藿香、佩兰、神曲。

附　癌性发热的治疗

癌性发热是指恶性肿瘤患者出现的非感染性与癌症相关的发热，其病因与癌症引起组织坏死、毒素释放有关。西医尚无理想的治疗措施，仅给予对症治疗，中医药在这一方面有一定优势。

中医治疗癌性发热首选小柴胡汤，小柴胡汤既治外感发热，又治内伤发热。既治全身亚急性炎症反应症候群，又治癌性发热。我个人体会它是经方、时方之冠，在使用小柴胡汤治疗癌性发热时注意三点：一是柴胡量要大，成人在20克以上；二是煎后取汁再煎；三是要常加生石膏30克以上先煎。

此外还有通脉四逆汤、柴胡桂枝汤、补中益气汤、青蒿鳖甲汤、生脉散合五味消毒饮、白虎汤，以及近年来针对癌性发热的专用方（药物组成是生地黄、白薇）。中医肿瘤专家贾英杰认为癌性发热从中医病机上看是正气亏虚、内有毒素，在治疗上要善用攻补，补者用麦冬、北沙参、玉竹、天花粉，攻者用黄芩、黄连、栀子。贾主任的癌热宁方，药物组成为银柴胡、地骨皮、虎杖、青蒿、白花蛇舌草、浙贝母。

第三章
咽炎及甲状腺疾病

咽炎与某些甲状腺疾病在临床上症状相似，中医治疗也有相似之处，故放在一起。

第一节　咽炎

一、中医治疗咽炎的总体思路

中医认为急性咽炎多属中医外感病，而慢性咽炎从西医角度讲有相当一部分为消化道疾病如反流性食管炎引起，此外还有呼吸道炎症、甲状腺病变及情志因素等。甲状腺病变在本章节后面讨论。对消化道病变引起的慢性咽炎，裴老治以中药为主，同时配合一些西药，包括制酸剂、促进胃蠕动药物及咽部食管黏膜保护剂。但总体来讲中医治疗咽炎是以"中药为主，西药为辅"。

咽炎在中医经典著作中属"喉痹"范畴，"喉痹"一词最早见于《素问·阴阳别论》"一阴一阳结，谓之喉痹"。痹者，闭塞不通也。如《杂病源流犀烛·卷二十四》载："喉痹，痹者，闭也，必肿甚，咽喉闭塞。"指出该病是痰气互结、阴虚火旺、邪毒内侵、瘀血内阻等原因导致的咽窍阻塞、咽失所养。《伤寒论》（313 条）载："少阴病，咽中痛，半夏散及汤主之。"半夏散及汤组成为半夏、桂枝、生甘草。用于治疗痰阻咽喉，又外感风寒引起的咽痛。

后世医案发现对于咽炎治疗要从多方面考虑，正如清代医家尤在泾在《伤寒论注释》中提到："少阴咽痛，甘不能缓者必以辛散之，寒不能除者必以温发之。盖少阴寒邪，郁聚咽嗌之间，既不得出，又不能入，设以寒治则聚益甚，设以辛温则郁反通。""一阴一阳互结谓之喉痹，一阴一阳半表半里病在少阳，小柴胡汤

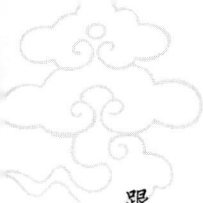

主之。"喉为肝经所布，肝郁则痹，半夏厚朴汤主之。肺为金，恶燥，养阴清肺汤主之。再则一阳用射干、牛蒡子、薄荷、连翘、枇杷叶、木蝴蝶；再则一阴用细辛、白芷、羌活。

二、中医治疗咽炎的辨证用药及其解析

（一）急性咽炎

急性咽炎多为外感引起，分为风热和风寒。

1.风热引起急性咽炎的治疗

这种情况很多，现在认为风热引起的咽炎，从西医学角度看多为咽部细菌感染引起。《伤寒论》中说："太阳病，发热而渴，不恶寒者，为温病。"裴正学教授补充说"太阳病，发热而渴，不恶寒而咽痛者为温病"，可见裴老认为咽痛在风热外感咽炎中是一个非常有辨证价值的症状，对于这种情况在治疗上首选桑菊饮，该方来源于《温病条辨》，药物组成为桑叶、菊花、杏仁、连翘、薄荷、桔梗、生甘草、芦根。在此基础上重用生甘草、桔梗、薄荷，再加牛蒡子、射干。《伤寒论》（311条）载："少阴病二三日，咽痛者，可与甘草汤，不瘥，与桔梗汤。"

除以上五味药物（生甘草、桔梗、薄荷、牛蒡子、射干）以外，裴老对于这种情况常使用两组药，一是炙枇杷叶、木蝴蝶，二是射干、山豆根、胖大海。第一组药中枇杷叶属化痰止咳平喘药，味苦，性微寒，具有化痰止咳、降逆止呕的作用，木蝴蝶属清热解毒药，味苦、甘，性凉，具有清肺利咽、疏肝和胃的功效。第二组药中，射干功能清热解毒，祛痰利咽，消肿散结。《神农本草经》中说射干"主咳逆上气，喉痹咽痛，不得消息，散结气，腹中邪逆，食饮大热"。裴老用射干的剂量常为20克。山豆根清热解毒，利咽消肿，它大苦大寒，利咽作用强，可谓利咽第一药，然该药伤胃，过量使用或对胃肠虚弱之人使用可出现恶心、呕吐等不良反应，此时可用马勃代替。对于急性咽炎，西医用抗菌药物特别是青霉素效果好，但裴老认为西医抗菌药物在这种情况下不能完全代替中药之清热解毒药，如二花、连翘，抗菌药物解决细菌致病性问题，而中药能改善机体的反应性，二者有协同作用。

2. 风寒引起急性咽炎的治疗

外感风寒咽炎多由病毒引起。这种类型患者风寒表证明显时可用麻桂合剂，该方是裴老治疗外感风寒的总体方剂，药物组成：麻黄、桂枝、白芍、杏仁、甘草、生石膏、羌活、独活、防风、川芎、白芷、细辛。方中麻黄、桂枝辛温，功能发汗解表；杏仁利肺平喘；白芍酸甘性凉，益阴敛营；羌活辛温发散，气味雄烈，善于升散解表，有较强的解表散寒、祛风除湿、止痛之功；与防风、细辛、川芎、白芷同用，祛风解表、除湿止痛之力更强；石膏辛寒入肺经，一则清入里之热，二则以防诸药辛温燥烈灼伤肺阴。

麻桂合剂是裴老治疗风寒感冒的主方，对部分风寒束表之咽痛临证加减也有效，治疗外感咽炎也合用麦门冬汤。《金匮要略·肺痿肺痈咳嗽上气病脉证治》中说："大逆上气，咽喉不利，止逆下气者，麦门冬汤主之。"2012年冬天，我外感风寒，咽干，口涩，时时咽中不适，自用养阴清肺汤无效，求治于裴老，裴老当时就用麦门冬汤，他重用麦冬甘寒利咽，半夏辛温化痰，二药一润一辛，一寒一温，看似矛盾，然这就是中医之高深，"车走车路，马走马路"，并不矛盾。胡老经常用麦门冬汤治疗咽炎，胡老强调麦门冬用量必须要大，至少20克，少了不起作用。这一点我在临床中有相同体会。

（二）半表半里之咽炎

1. 咽凉即干

临床表现为一受凉就咽干不适，裴老认为这是一种过敏反应，用养阴清肺汤加蝉蜕、僵蚕、马勃、射干。

2. 湿热咽炎

用甘露消毒丹，该方来源于《医效秘传》。药物组成：滑石、黄芩、茵陈、石菖蒲、川贝母、木通、藿香、连翘、白蔻仁、薄荷、射干。该方以身热肢酸、口渴尿赤、咽痛身重、舌苔白腻为辨证使用要点。

3. 火郁咽炎

用宣痹汤，该方来源于《温病条辨》，方歌：防栀连翘蚕沙薏，滑夏杏仁赤小豆。药物组成：防己、山栀、连翘、晚蚕沙、薏苡仁、滑石、半夏、杏仁、赤小豆。该方原治疗湿热痹，临床用于这种类型的咽炎也有效。

4.气滞痰阻型咽炎

用半夏厚朴汤,该方来源于《金匮要略》"妇人咽中如有炙脔,半夏厚朴汤主之"。药物组成为半夏、厚朴、紫苏叶、茯苓、生姜,该方以痰滞咽中、吞之不出、咽之不下、寒多热少为使用要点。中药治疗梅核气可用食醋,具体使用方法:中药煎好后加食醋10毫升。咽喉干涩者可加半个鸡蛋清。临证常加陈皮;若气郁甚加香附、郁金;咽痛甚加桔梗、玄参。

5.肝郁型咽炎

用四逆散,该方来源于《伤寒论》(318条),原文为"少阴病,四逆,其人或咳,或悸,或小便不利,或腹中痛,或泄利下重者,四逆散主之",药物组成为柴胡、白芍、枳实、甘草。我临床体会,凡是有肝郁气滞的咽中不适,四逆散都有用,这时柴胡疏肝散也有使用机会。

(三)慢性咽炎

1.化痰理气

一是经方半夏厚朴汤。方中半夏燥湿化痰,紫苏叶、厚朴理气宽中。《千金要方》中说此方能治胸满,心下坚,咽中贴贴,如有炙肉脔,吐之不出,咽之不下,这个方子治疗梅核气效果肯定。气郁甚者酌加香附、郁金疏肝理气。咽痛加桔梗、玄参宣肺利咽。二是橘枳姜汤。《肘后方》中说,该方能治"噎塞习习如痒,喉中涩,唾燥沫"。药物组成为橘皮、枳实、生姜,其中橘皮药量大,一般不伤正。橘枳姜汤治疗梅核气,胡老、裴老都比较推荐。但是临床发现这两经方对梅核气寒多热少者有效,对热多寒少或寒热错杂者疗效较差。因此,裴老根据多年临床经验研发了实金合剂,方歌:实金甘草小陷胸,噎膈服之效如神。药物组成为枳实、郁金、生甘草、半夏、瓜蒌、黄连。方中枳实、郁金行气;半夏、瓜蒌化痰;黄连清热,用于慢性咽炎,痰阻气郁,热多寒少,寒热错杂。《伤寒论》(312条)载:"少阴病,咽中伤,生疮,不能语言,声不出者,苦酒汤主之。""上二味,内半夏,著苦酒中,以鸡子壳置刀环中,安火上,令三沸,去滓。少少含咽之;不瘥,更作三剂。"裴老治疗慢性咽炎使用半夏厚朴汤、橘枳姜汤、实金合剂的同时,嘱咐患者药熬好了每次加10毫升醋,半个鸡蛋清,临床应用可起到画龙点睛的作用。这一点我在临床经过反复验证有效,郝万山教授也认为蛋清有很好的利咽润喉作用。值得注意的是,部分咽炎,表现为咽干,时时欲饮，但舌体胖大，则要用半夏厚朴汤，此时的口干用滋阴药效果反而不好。

梅核气除以上三个方剂理气化痰治疗外，还应有以下治疗。一是从肝胃不和治疗，肝经循行经过咽喉，从西医学角度看反流性胃食管炎是导致梅核气的一个原因，裴老也说有一半梅核气是肝胃不和导致的，从疏肝和胃角度治疗，这时患者常有情志不畅、呃逆、反酸、胃肠不适或有消化系统病史；有病史无症状也可以按病史选择方药，这叫审因论治。中医治疗有辨证论治、辨病论治、审因论治。什么时候用哪一个方法或者什么时间以哪一个方法为主，要看具体情况。这种情况下四逆散、半夏泻心汤、旋覆代赭汤等经方都可以选用。从疏肝和胃角度治疗梅核气裴老还有一个专方，方歌为香香白郁茵，金芒大山龙，药物组成为木香、香附、白芍、郁金、茵陈、金钱草、芒硝、大黄、山栀子、生龙骨、生牡蛎。

此外还有喉科六味，该方出自《喉科指掌》，药物组成为生甘草、桔梗、荆芥、防风、薄荷、炒僵蚕。治疗一切咽炎不论红白，初起之时一剂即愈。但书中又说服该方要频频漱口，不可一次性吞服，否则无效。中医经典对许多中药汤剂的服用方法都很有讲究，比如理中汤、麻黄汤都有具体服用方法要求，现在中医不太重视这一点，影响中医疗效。张炳秀的治喉痹方（生甘草、桔梗、麦冬、玄参、金银花、胖大海）以及养阴清肺汤、清燥救肺汤都可以辨证使用。这里生甘草、桔梗量要大。

2. 养阴清肺

这是慢性咽炎最常用的治疗方案之一，以咽喉干燥、干咳无痰、舌体瘦小为辨证使用要点。其中养阴清肺汤临床使用最多，该方来源于《重楼玉钥》，药物组成为大生地、麦门冬、玄参、生甘草、贝母、牡丹皮、薄荷、炒白芍。还有清燥救肺汤，该方来源于《医门法律》，组成：桑叶、石膏、甘草、人参、胡麻仁、阿胶、麦门冬、杏仁、枇杷叶。以及桑杏汤，该方来源于《温病条辨》，组成：桑叶、杏仁、沙参、象贝、香豉、栀皮、梨皮。

裴老在以下两种特殊情况下也使用养阴清肺汤，并取得很好疗效。一是慢性咽炎合并急性化脓性扁桃体炎，症见咽部疼痛，扁桃体肿大，上有白色脓斑，此时裴老多用养阴清肺汤加五味消毒饮，托里透脓散加蛇皮、射干、半夏散（半夏、厚朴）。此方案用了中西医结合思维，白色脓斑是病菌引起的化脓性感染，不能见白斑就用健脾、除湿之品。二是咽部受凉则干，裴老用养阴清肺汤加蝉蜕、僵蚕、马勃、射干。蝉蜕疏散风热，利咽开音；僵蚕祛风止痛，化痰散结；马勃清肺利咽；射干清热解毒，消痰利咽。裴老说，从西医解剖学角度看，养阴清肺汤作用于咽部，麻杏石甘汤作用于大气道，杏苏散作用于小气道。

3. 和解少阳

多用于外感后期的咽干、咽部不适，方用小柴胡汤。《伤寒论》（263 条）载："少阳之为病，口苦，咽干，目眩也。"《伤寒论》（96 条）载："伤寒五六日，中风，往来寒热，胸胁苦满，嘿嘿不欲饮食，心烦喜呕，或胸中烦而不呕，或渴，或腹中痛，或胁下痞硬，或心下悸、小便不利，或不渴、身有微热，或咳者，小柴胡汤主之。"药物组成：柴胡、半夏、黄芩、人参、甘草、生姜、大枣。方中柴胡苦平，入肝胆经，透泄少阳之邪，并能疏泄气机之郁滞，使少阳之邪得以疏散；黄芩苦寒，清泄少阳之热；佐以半夏、生姜和胃降逆；人参、大枣益气补脾。临证治疗咽炎时，小柴胡汤也可与其他方药联合使用。

4. 活血化瘀

这种咽部不适多在颈部手术包括甲状腺手术后出现，表现为咽部梗塞不适、有异物感。治疗上裴老常用桃红四物汤加味。方歌：桃红四物升干榔。组成：桃仁、红花、熟地黄、当归、白芍、川芎、升麻、干姜、槟榔。该方是在《脾胃论》中的通幽汤基础上加味而来的。通幽汤组成：桃仁、红花、生地黄、当归身、升麻、甘草。但对食管上段手术引起的吞咽困难，此方无效，此时要用启膈散、实金合剂，并在此基础上加马钱子 2 克，急性子 6 克，鸦胆子 10 克。其中马钱子性善通行，功善止痛，有较好的通络止痛、散结消肿的功效；急性子破血消积，软坚散结；鸦胆子苦寒有毒，功能清热解毒。这个方法我用过，有效，但要排除肿瘤复发的可能性。

（四）中医对慢性咽炎的对症治疗

1. 咽痒

咽痒根据症状可分为咽痒即咳和咽痒不咳，咽痒即咳要辨寒热。风寒外感用止嗽散。症见咳嗽咽痒，咳痰不爽，舌苔薄白，脉浮缓。方用止嗽散，该方来源于《医学心悟》，药物组成：桔梗、荆芥、紫菀、百部、白前、陈皮、甘草。风热外感用桑菊饮、银翘散。咽痒不咳，裴老用自拟方剂治疗。方歌：牡蛎代黄金，增液渐三虫。药物组成：牡蛎、代赭石、黄连、金银花、生地黄、麦冬、玄参、浙贝母、三虫（僵蚕、蜈蚣、地龙）。裴老认为这种情况是津液不足，兼有热邪，故用清热、养阴之法，并加虫类药物入络。代赭石的一般功效是平肝潜阳、重镇降逆、凉血止血，然《本草再新》中说其"活血分，祛瘀生新，消肿化痰"。

2. 更年期咽干

妇人更年期出现咽干，伴有更年期症状，裴老认为与更年期内分泌功能紊乱雌激素减少有关。裴老用增雌合剂治疗，方歌：参桂阿冬吴，丹皮葛二蛇。药物组成：党参、桂枝、阿胶、麦冬、吴茱萸、牡丹皮、葛根、肉桂、紫石英、蛇床子、女贞子、墨旱莲。方中党参健脾益肺，养血生津，气血双补；麦冬甘寒养阴，入肺经，功能养阴润肺，益胃生津；阿胶甘平，滋阴润肺；紫石英温肺止喘；蛇床子燥湿祛风，裴老认为它有很好的补肾作用；桂枝散寒止痛、温通经脉；肉桂、吴茱萸辛热，能补火助阳；牡丹皮入血分而善于清透阴分伏热；葛根甘凉，有生津止渴之功。增雌合剂治疗更年期咽干，我用得不多，大家可以体会。

3. 喉息肉

喉息肉西医用手术治疗，但术后有瘢痕，患者仍有不适。裴老治疗喉息肉用养阴清肺汤加三棱、莪术、海藻、昆布、三七、水蛭。方中三棱、莪术破血行气，消积止痛；海藻、昆布消痰软坚散结，利水消肿；三七散瘀止血，消肿定痛；水蛭破血通经，逐瘀消癥。

裴老认为，喉息肉虽然也有癌变可能，但此时要从中医滋阴、化瘀角度治疗，而不从中医抗癌角度治疗，中医抗癌裴老常用黄天合剂，此时不行。黄天合剂是治疗癌前病变的方剂，药物组成：黄药子、天花粉、土茯苓、土贝母、生薏苡仁、龙葵、鸡内金。裴老说该方对喉息肉无效。黄天合剂主要用于其他的各种癌前病变，用于高级别上皮内瘤样变，高级别上皮内瘤样变比低级别上皮内瘤样变更容易癌变。这一点与肿瘤（恶性）高分化相反。

喉息肉有痰热可用山礞海蛤，组成：山栀子、青礞石、海蛤粉、淡豆豉。其中海蛤粉属化痰止咳平喘药，功能清肺化痰，软坚散结，常用10～15克，包煎；青礞石甘、咸，平，归心、肺、肝经，功能坠痰下气，平肝镇惊；淡豆豉辛、甘、微苦，寒，归肺、胃经，本品轻宣透解，能透热外出。四药共行化痰、清热、散结之功，用于老痰、顽痰。临证时可以根据寒热酌加瓜蒌仁、浙贝母、皂角。

4.声哑

裴老治疗声哑有三个方剂。

一是百药合剂。方歌：百药薄连大山诃，桔梗甘草桔梗多。组成：山药、薄荷、连翘、大黄、山栀子、诃子、桔梗、甘草。方中桔梗入肺经，既可宣肺利咽，为治肺经气分之要药，又为诸药之舟楫，载药上行；薄荷疏散风热，利咽止痛，诃子既能敛肺下气止咳，又能清肺利咽开音，二药一散一收，顺应肺之宣降；连翘疏风清热解毒；栀子清泻三焦火邪，大黄苦寒，能使上炎之火下泻，二药相伍，共奏降泻火热之用。此时大黄作用在清热，甚至化瘀，而不在泻下，故熟大黄、酒大黄在煎法上不是后下而是先煎。大黄攻下要后下，泄热要先煎，这一点要注意，大黄不仅是攻下，而且有化瘀泄热之作用。山药补肺气，滋肺阴，防诸药过伤肺气；甘草调和诸药。该方用于一般性的声音嘶哑治疗。

二是金三合剂，方歌：七三胖石诃连，声音嘶哑连窝端。组成：七叶一枝花、蝉蜕、玄参、木蝴蝶、胖大海、石菖蒲、诃子、连翘。方中七叶一枝花苦寒，入肝经，功能清热解毒，为君。蝉蜕功能疏散风热，利咽开音，木蝴蝶化痰、清热、利咽，诃子酸涩而苦，既能敛肺下气止咳，又能清肺利咽开音，三药疏风利咽，为臣。玄参清热凉血，滋阴降火，解毒散结，能治咽喉肿痛，白喉；胖大海清热、化痰、利咽；石菖蒲功能开窍豁痰；连翘外可疏散风热，内可清热解毒，为佐。全方共行清热化痰、消肿散结之功，用于治疗压迫引起的声音嘶哑。

三是赤丹合剂，方歌：赤丹二甲夏，海布浙黄瓜。药物组成：赤芍、丹参、牡蛎、龟甲、夏枯草、海藻、昆布、浙贝母、黄芩、瓜蒌。方中牡蛎滋阴潜阳，软坚散结；龟甲滋补真阴以退内热；热邪易炼液成痰，故用海藻、昆布、浙贝母消痰软坚散结；夏枯草功能清热化痰散结；赤芍、丹参清热凉血，活血化瘀；黄芩、瓜蒌清热润肺。该方用于阴虚型声音嘶哑。

以上三方是裴老根据他多年临床经验自拟的治疗声音嘶哑的方剂，临床准确使用往往可以取得很好疗效。此外还有一些常用经方：风寒型用三拗汤，药物组成为麻黄、杏仁、甘草；风热型用桑菊饮；温燥犯肺用清燥救肺汤；肝肾阴亏常用百合固金汤、六味地黄丸；血瘀痰聚常用桃红四物汤合导痰汤加味；通幽汤也有使用机会。

附 颈部其他疾病的治疗

颈部疾病除慢性咽炎外，还有甲状腺疾病，颌下、腮腺炎，鼻咽炎。需要指出的是，现在甲状腺结节很多，原因有两个：一是这个病的发病率增高，二是B超技术的提高。许多患者有症状，B超发现是甲状腺结节。但许多情况下这些症状与甲状腺结节并无关系。这些症状有可能是慢性咽炎，如果是慢性咽炎、梅核气就按慢性咽炎、梅核气治疗。如果是颌下炎、腮腺炎就按相应疾病治疗。颌下炎、腮腺炎首选普济消毒饮，该方来源于李东垣《东垣试效方》（卷九），方歌为普济消毒牛芩连，甘桔板兰翘勃玄，升柴陈薄僵蚕入，大头瘟毒服此方。药物组成：牛蒡子、黄芩、黄连、甘草、桔梗、板蓝根、马勃、连翘、玄参、升麻、柴胡、陈皮、僵蚕、薄荷。如果是久病，有瘀血表现还要加三棱、莪术化瘀，地龙、穿山甲散结。要注意的是，普济消毒饮治疗的是腮腺炎，这个时候西医诊断在中医遣方用药方面起了非常重要的作用。

但临床上要注意患者的不适部位和西医解剖部位的误差。我门诊上遇到过一个女性患者，经常感到甲状腺部位不适，服药2次后效果不明显，做了颈部B超甲状腺未见异常，而腮腺肿大，这时候给他用了普济消毒饮效果明显。以前有一个思维定式就是穿山甲只用于乳腺，这是错误的，张炳厚老中医认为穿山甲是通十二经脉的，仙方活命饮（方歌：仙方活命金银花，防芷归陈草芍佳，浙母瓜蒌制乳没，山甲皂刺酒益佳）也有穿山甲。

张老临证重用虫类药，除穿山甲外还有蜈蚣、全蝎。蜈蚣、全蝎均是平肝息风药，均能息风止痉，解毒散结，通络止痛。其中蜈蚣长于止痛，全蝎长于解痉。裴老常用蜈蚣1条，全蝎6克。张老常用蜈蚣3条，全蝎3条。张老说全蝎整条入药效果好，认为这个剂量没有什么毒性，就是要煮40分钟。二位前辈都认为全蝎、蜈蚣治疗带状疱疹后遗症、面神经麻痹效果好。裴老治疗带状疱疹后遗症方就是蜈蚣、乌梢蛇、紫草，张老则认为小白花蛇更好。

如果是面颊鼻咽部位的疼痛等病变就用裴老的蔓瓜合剂，方歌为蔓瓜枳桔龙胆四，感冒药中苍耳子。药物组成：蔓荆子、瓜蒌、枳壳、桔梗、龙胆草、栀子、黄芩、茵陈。感冒药根据辨证分为风寒用麻黄、桂枝、杏仁、白芍、荆芥、防风，风热用桑叶、菊花、二花、连翘，再加苍耳子。

第二节 甲状腺疾病

甲状腺疾病以前主要是缺碘性甲状腺肿，近年来由于生活节奏快、病毒感染、电磁辐射等原因，甲状腺结节、甲状腺癌、甲状腺炎、甲亢、甲减等疾病发病率明显升高。中药对急性或亚急性甲状腺炎、甲减有非常明显的效果，对大部分甲状腺结节也有一定治疗效果，而甲亢、甲状腺癌则需中西医结合治疗。甲状腺疾病的中医治疗方法如下。

一、甲状腺结节

以前治疗甲状腺结节主要使用以下三个方剂：①海藻玉壶汤，该方来源于《外科正宗》，歌诀：海藻独活用昆布，二母夏连草归芎。药物组成：海藻、昆布、青皮、陈皮、浙贝母、半夏、独活、连翘、炙甘草、当归、川芎。方中海藻与甘草比例为6:1，"十八反"中说二者相反，但在海藻玉壶汤中就在一起使用了。②第二个方剂为《医学心悟》中的五味消瘰汤。药物组成是玄参、浙贝母、牡蛎、连翘、夏枯草，该方是在消瘰丸的基础上加连翘、夏枯草而成的。夏枯草既清热解毒，又软坚散结。③第三个方剂是近代名医经验方，歌诀为三疏四正二三三。药物组成：柴胡、香附、枳壳（此为三个疏肝药）、丹参、黄芪、当归、白芍（此为四个扶正药）、海藻、昆布、玄参、浙贝母、牡蛎、夏枯草、黄药子、山慈菇。这三个方剂，第一个偏于散结、理气、化痰，第二个偏于散结、清热、解毒，第三个偏于扶正、散结、理气。传统甲状腺结节治疗方剂大多有海藻、昆布、海带这些含碘多的中药，由此看出这些方剂主要用于缺碘引起的甲状腺结节。

部分甲状腺结节有一定的癌变可能，一般来讲Ⅲ类、Ⅳ类甲状腺结节要定期西医复查，积极门诊治疗，一则减轻症状，二则降级，三则减少癌变，缩小瘤体。这种情况裴老常用方剂有六个，一是黄天合剂，歌诀为黄天二土薏葵鸡。药物组成为黄药子、天花粉、土茯苓、土贝母、薏苡仁、龙葵、鸡内金，这个方子的功效是清热、解毒、散结，是治疗甲状腺癌前病变的常用方，方中黄药子有一定肝毒性。二是金佛合剂，方歌是金佛归马黄半丹，药物组成为郁金、佛手、当归、马钱子、黄芪、半夏、丹参。该方从理气、养血角度进行治疗。三是金橘青实消布海，三棱莪术甘草肥，药物组成为郁金、橘皮、青皮、枳壳、玄参、浙贝母、牡蛎、昆布、海藻、三棱、莪术、甘草。这里指出海藻、昆布、香附、玄参、川贝母这些药中含碘比较多。部分医家认为在甲状腺癌中要慎用，当然也要中医辨证。四是三棱莪术黄鸡归，药物组成：三棱、莪术、黄药子、鸡内金、当归。此外裴老认为中药魔芋（蒟蒻）在治疗甲状腺结节中，对预防癌变有奇效，常用 15 克，先煎半个小时。《本草纲目》记载，"蒟蒻性寒，味平，入药可消肿去毒"，主治痈疮、肿毒、瘰疬。五是当川二三独连浙，海藻玉壶甘草肥。药物组成：当归、川芎、半夏、陈皮、茯苓、甘草、海藻、海带、昆布、独活、连翘、浙贝母。六是黄牛金地消布海，药物组成：黄芩、牛膝、郁金、地龙、玄参、浙贝母、牡蛎、昆布、海藻。以上方剂适用于甲状腺结节症状不明显者。

对于甲状腺结节症状明显者则按照中医"形于外而诸于内"的理论，部分甲状腺结节表现为梅核气，通过中医治疗解决症状，在一定程度上控制结节。甲状腺结节在中医上多表现为梅核气，梅核气中医治疗有独特的效果，治疗大多从理气化痰角度入手。

第一方剂是半夏厚朴汤，该方来源于《金匮要略·妇人杂病脉证并治》，原文"妇人咽中如有炙脔，半夏厚朴汤主之"。药物组成为半夏、厚朴、茯苓、生姜、紫苏叶。第二方剂是橘枳姜汤，该方来源于《金匮要略》，原文为"胸痹，胸中气塞，短气，茯苓杏仁甘草汤主之，橘枳姜汤亦主之"，药物组成为陈皮、枳实、生姜。以上二方都可治疗梅核气，"喉中异物，吐之不出，咽之不下，寒多热少"。对于梅核气热多寒少则用裴老的实金合剂，药物组成为枳实、郁金、甘草、黄连、半夏、瓜蒌。

《金匮要略·肺痿肺痈咳嗽上气病脉证治》中说，"大逆上气，咽喉不利、止逆下气者，麦门冬汤主之"。方中麦门冬甘寒利咽，半夏辛温化痰降逆，二药一凉一温，一润一燥，看似矛盾，其实不然，润则温养正气，燥则祛除痰湿，适用于肺燥有寒有逆者，胡老说，麦门冬汤中麦冬的量要大，至少 20 克，相对而言麦门冬止咳效果好，天花粉止渴效果好，生地黄则是滋阴补虚。

还有治梅核气的一个方剂，这就是养阴清肺汤，该方来源于《重楼玉钥》，药物组成为生地黄、麦冬、玄参、生甘草、薄荷、浙贝母、牡丹皮、白芍。临床以喉间起如白腐、不易拭去、咽喉干燥、干咳无痰、脉细数为使用要点。裴老认为西北燥金当令，养阴清肺汤治疗梅核气使用机会也比较多。本人体会该方对梅核气阴虚效果肯定。

此外喉科六味（荆芥、防风、生甘草、桔梗、薄荷、炒僵蚕），张炳秀之清咽汤（生甘草、桔梗、麦冬、玄参、胖大海、金银花），裴老之山礞海豉（山豆根、青礞石、海蛤粉、淡豆豉），在这种情况下也有很好的效果。

在《名老中医屡试屡效方》中有一个姚培方老中医治疗甲状腺结节效果很好，他是从疏肝角度治疗的，这一点符合实际，姚老的软坚消瘿汤方歌为柴香夏黄丹当归，赤芍牡蛎黄海苓。药物组成为柴胡、香附、夏枯草、黄芪、丹参、当归、赤芍、牡蛎、黄药子、海藻、茯苓。部分甲状腺结节患者有局部疼痛，这个疼痛要判断是慢性咽炎疼痛还是甲状腺结节合并甲状腺炎疼痛，如果是亚急性甲状腺炎疼痛的话，则用下面裴老的两个方药。

二、亚急性甲状腺炎

亚急性甲状腺炎又称为亚急性甲状腺肉芽肿、病毒性甲状腺炎，女性多见，表现为甲状腺疼痛，部分患者尚有发热、恶寒、全身酸困。早期多合并甲亢，晚期多合并甲减。西医主要是激素治疗和针对甲亢、甲减的治疗。中医药在这一方面的治疗有优势，它的治疗初期散风透邪，疏肝清胃，可选用夏枯草、连翘、薄荷、黄连、板蓝根、桔梗、石膏、柴胡。中期以温运脾阳、行气利水为主，用附子、桂枝、石菖蒲，后期以健脾化湿为主，可使用金黄膏外敷于颈前肿物处，该药有抗炎止痛作用。

裴老治疗本病有两个方剂，第一个方剂方歌为二母众瓜牛桔路，龙骨牡蛎甘草参，药物组成为浙贝母、知母、贯众、瓜蒌、牛蒡子、桔梗、路路通、生龙骨、生牡蛎、生甘草、玄参。该方重在滋阴，软坚。第二个方剂方歌为夏地玄知姜芪连，二花连翘板蓝根，药物组成是夏枯草、生地黄、玄参、知母、干姜、黄芪、黄连、金银花、连翘、板蓝根，该方重在清热解毒。裴老这两个治疗亚急性甲状腺炎的方剂我用过，临床效果非常好，大多数患者服七剂药后疼痛基本消失。

三、甲亢

1. 长期治本方

这里介绍裴老的龟山合剂，方歌为龟山香草鳖白首，药物组成为龟甲、山药、香附、夏枯草、鳖甲、白芍、何首乌。裴老说该方是治疗甲亢的基础方，但在短时间内消除甲亢的各种症状效果不明显，但长期服用对甲亢有很好治疗作用。

2. 短期治标方

裴老治疗甲亢短期治标方为夏知白生，方药为夏枯草、知母、白芍、生甘草。国医大师全小林也认为夏枯草是治疗甲亢很好的药物，但剂量要大，一般用到 30 ~ 120 克。夏知白生是裴老用于甲亢治标的基础方，临证中若为肝肾亏虚者则用夏知白生三子，三子指的是女贞子、菟丝子、枸杞子。若为气虚血瘀者则用夏知白生黄半丹，黄半丹指的是黄芪、半夏、丹参。

裴老第二个用于甲亢治标的方药为天地玄黄，白女明香，药物组成为天冬、生地黄、玄参、黄连、白芍、女贞子、石决明、香附，该方对甲亢的目突有一定效果。甲亢目突是临床疑难病证，一般起效很慢，从中医角度看多属血瘀引起，可在此基础上加三棱、莪术、三七、水蛭、知母，以及大剂量夏枯草。《广西中医药》报道了一个专治甲亢目突症的方剂平突汤，药物组成：夏枯草、生牡蛎、丹参、白芍、白蒺藜、决明子、菊花、浙贝母。气滞夹瘀加赤芍、郁金；夹湿加半夏、茯苓；肝肾阴亏加枸杞子、桑椹、女贞子、墨旱莲。甲亢出汗辨证治疗多用当归六黄汤、甘麦大枣汤、牡蛎散，烦躁加郁金、明矾，明矾又名白矾，能解毒杀虫，燥湿止痒，止血止泻，清热顺痰。

临床有时见到甲亢与甲减同时出现，西医既给优甲乐又给甲巯咪唑。裴老这时用生甲丸治疗，方歌仙茅灵脾菟丝子，锁阳大芸补阴丸，药物组成为仙茅、淫羊藿、菟丝子、锁阳、大芸、知母、黄柏、生地黄、龟甲。这个方子我用过，效果很好。国家级名老中医吕成金甲亢开复汤，方歌增天二黄丹知草，药物组成为生地黄、麦冬、玄参、天花粉、海藻、昆布、黄芩、牡丹皮、知母、夏枯草，该方从滋阴清热角度治疗，方中有海藻、昆布，甲亢合并甲状腺结节者多使用该方。甲状腺疾病伴双手颤抖，首选大定风珠，该方来源于《温病条辨》，方歌为草地龟胶牡麻，鳖麦五味芍鸡，药物组成为炙甘草、生地黄、龟甲、阿胶、牡

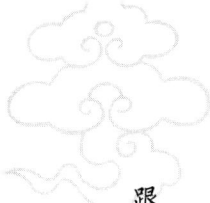

蛎、麻子仁、鳖甲、麦冬、五味子、白芍、鸡子黄，该方主要用于阴虚火旺之手抖。

四、甲减

甲减见于亚甲炎后期，甲状腺手术、放疗后，亚健康人群，其中促甲状腺激素（TSH）升高，T_3、T_4可下降，为亚临床甲减，若合并胆固醇升高则为临床甲减。甲减多表现为乏力、畏寒、肥胖、浮肿，中医认为是脾肾阳虚，本人常用二仙菟，参白芪，药物组成：仙茅、淫羊藿、菟丝子、党参、白术、黄芪，若畏寒、浮肿严重，则用附子代替黄芪，也就是二仙菟，参白附，必要时加川乌、草乌、马钱子、细辛、麻黄。这个方法临床效果很好，可作为中医治疗甲减的基本方、首选方，在许多情况下甚至可以以病定方，即以西医诊断确定中医方剂。这个我临床使用多次，绝大部分效果明显。

五、甲状腺癌（裴老的治疗经验）

甲状腺癌分为乳头状癌、滤泡状癌、髓样癌和未分化癌。其中乳头状癌占三分之二左右，裴老治疗甲状腺癌的方药是五母合剂，方歌为五母黄瓜水青青，药物组成为五倍子、土贝母、黄药子、木瓜、水蛭、青皮、青黛（可用板蓝根代替）。临床上还要辨证用药。

六、甲状腺肿大

有部分患者B超发现甲状腺增大，临床上自觉症状不多，中医有一个消瘰丸，该方来源于《医学心悟》，药物组成为玄参、浙贝母、牡蛎，在此基础上酌加三棱、莪术、海藻、昆布、党参、白术、黄芪、汉三七、水蛭。这个方子我也用了几次，有一定效果。

第四章
口腔疾病

口腔疾病临床多表现为口臭、口水多、口干、口甜、口苦、口黏、口淡无味、口腔上火（口腔溃疡）、舌炎、舌麻、牙龈出血、下颌坏死等，其病因病机不尽相同。病位主要在脾、肾，部分患者的发病与肺、肾相关。

一、口臭

传统中医治疗口臭从胃火上攻、痰热壅盛和肠胃积滞三个角度入手。

胃火上攻之口臭除口臭症状以外尚有口舌生疮、牙龈肿痛之表现，治疗方剂以清胃散、泻黄散为首选。清胃散来源于《脾胃论》，其组成为黄连、生地黄、当归、升麻、牡丹皮。泻黄散来源于《小儿药证直诀》，组成为藿香、防风、生石膏、栀子、生甘草。泻黄散与清胃散同有清热的作用，泻黄散泻脾胃伏火，主治脾热弄舌，口疮口臭等；清胃散清胃凉血，主治胃热牙痛或牙龈出血，颊腮肿痛。泻黄散是清泻与升发并用，兼顾脾胃；清胃散以清胃凉血为主，兼以升散解毒，北京名老中医刘炳凡治疗痤疮也用清胃散。从上可看出，治疗胃火，泻黄散在传统方剂中是首选的。

裴老根据他多年的临床实践经验制定了复方泻黄散，方歌为石山黄黄藿防风，白苓（深处）赤（仙）灵。药物组成为生石膏、栀子、黄连、黄芩、藿香、防风、白术、茯苓、生地黄、滑石、生甘草、威灵仙。裴氏复方泻黄散是在原泻黄散的基础上做以下改进：一是增加了黄芩，与原方的黄连同用，增强了清热泻火之力；二是增加了白术、茯苓以提高脾胃运化功能；三是增加了导赤散，使热从小便而去，同时用了威灵仙，《药品化义》中说，"灵仙，性猛急，盖走而不守，宣通十二经络"。

痰热壅盛之口臭，多发生于呼吸道病变，痰黄质稠伴有口臭，用泻白散（来

033

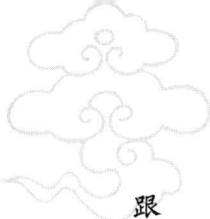

源于《小儿药证直诀》，组成为粳米、甘草、桑白皮、地骨皮）合千金苇茎汤（来源于《千金要方》，组成为生薏苡仁、桃仁、冬瓜子、芦根代替苇茎）。肠胃积滞用保和丸，来源于《丹溪心法》，药物组成为陈皮、茯苓、连翘、姜半夏、莱菔子、焦三仙（焦麦芽、焦山楂、焦神曲）。我在临证时常将连翘改为黄连。此外还有枳实导滞丸，来源于《内外伤辨惑论》，方歌：枳实导滞用神曲，三黄白苓泽泻行。组成为枳实、神曲、大黄、黄连、黄芩、白术、茯苓、泽泻。

消化道胃肠疾病所致口臭多有痞，《伤寒论》（149 条）载："但满而不痛者，此为痞，柴胡不中与之，宜半夏泻心汤。"《金匮要略·呕吐哕下利病脉证治》载："呕而肠鸣，心下痞者，半夏泻心汤主之。"人体中焦斡旋失司，痰阻气痞时也可出现口臭。此时可给予半夏泻心汤合香砂六君子汤治疗，并重用黄连，可用 10 克以上，与黄芩同量，在临证时用量还可以加大，可加至 20 克甚至 30 克，加连翘、竹茹效果更好。

裴老还有两个治疗口臭之时方。一是藿香厚朴枳二丹，白芍甘草靠边站。组方是藿香、厚朴、枳实、半夏、陈皮、茯苓、炙甘草、牡丹皮、白芍，该方从芳香行气、化湿角度治疗。另一个是藿香厚朴姜枣葱，香砂六君在其中，药物组成为香砂六君子加藿香、厚朴、干姜、大枣、葱白，从健脾、化浊角度治疗。

口臭的中医食疗，一是喝茉莉花茶；二是藿香、佩兰泡水喝；三是连翘水煎服。老年人体味重，裴老有一方，即：冬生杷茵枳，胡苓当水角。药物组成为麦冬、生地黄、枇杷叶、茵陈、枳壳、柴胡、茯苓、当归、水牛角。该方主要从滋阴清热角度治疗，这个方剂我临床用过两例，有效。还有一种口臭伴头昏脑热，大便干结，小便黄赤。此为胃有实热，用黄连上清丸，该方来源于《饲鹤亭集方》，药物组成为大黄、黄连、黄芩、栀子、连翘、蔓荆子、防风、荆芥、白芷、薄荷、菊花、黄柏、桔梗、石膏、川芎、旋覆花、甘草。

二、口水多

从中西医结合角度看，口水多要从以下几个方面治疗。一是看甲状腺有无问题，若有问题则用半夏厚朴汤加味治疗，该方来源于《金匮要略》，药物组成为半夏、厚朴、茯苓、生姜、紫苏叶。二是看腮腺有无问题，若有问题则用普济消毒饮加三棱、莪术、焦白术、焦山楂。三是从中医辨证治疗。以肺脾肾阳虚、水湿代谢失调为主者，见于《金匮要略·肺痿肺痈咳嗽上气病脉证治》："肺痿吐涎沫而不咳者，其人不渴，必遗尿，小便数，所以然者，以上虚不能制下故也。此为肺中冷，必眩，多涎唾，甘草干姜汤以温之。"这说的就是肺脾肾阳气虚，气不化水，水湿内停。以脾虚湿困证为主者用平胃散为主，平胃散来源于《太平惠民和剂局方》，药物组成：苍术、厚朴、陈皮、甘草。以肾阳虚为主者用右归丸，该方来源于《景岳全书》，药物组成为熟地黄、山药、山茱萸、枸杞子、杜仲、菟丝子、附子、肉桂、鹿角胶、当归。口腔恶性肿瘤放疗后多表现为口干，但部分患者表现为口水多，可用香砂六君子汤加干姜、附子、炒麦芽、神曲、金樱子治疗。

三、口干

口干是临床常见的症状，在《伤寒论》《金匮要略》中，口干（口渴）是一个非常有诊断、辨证价值的症状，临床对口干症状要从是否想饮水、饮水多少、饮水凉热及伴随症状方面辨其虚实、寒热。糖尿病的口渴，本章不予讨论。临床口干多见于以下情况：

1. **外感热邪**

本证见于热邪侵入阳明，《伤寒论》（26条）载："服桂枝汤，大汗出后，大烦渴不解，脉洪大者，白虎加人参汤主之。"阳明经证，胃热弥漫，症见大热、大汗、大渴、脉洪大。此时用生石膏30～100克（生石膏要先煎）、知母20～30克，口渴是临床上使用生石膏的重要指标。胡老常将石膏与小柴胡汤联用形成小柴胡加石膏汤，用以治疗少阳病兼里热之口干。外感热病除伤寒之阳明经证以外还有温病的热入营血证，方用清营汤，该方来源于《温病条辨》，歌诀为清营汤治热传营，身热夜甚神不宁，角地银翘玄连竹，丹麦清热更护阴。药物组成为犀角（今用水牛角代替）、生地黄、金银花、连翘、玄参、黄连、玉竹、丹参、麦冬，针对身热夜甚，口干，口渴，但饮水不多的情况。

2. **阴虚内伤**

本证包括肺阴虚、胃阴虚和肾阴虚。肺阴虚口干伴干咳、气短等症状，主用沙参麦冬汤，该方来源于《温病条辨》，歌诀为沙参麦冬扁草桑，天玉润燥治肺伤。药物组成为北沙参、麦冬、扁豆、桑叶、天花粉、玉竹、生甘草，这里沙参用南沙参更好。还有百合固金汤、养阴清肺汤，这是针对内燥的，还有针对外燥的，如桑杏汤、清燥救肺汤。

胃阴虚证见口干，纳差，胃脘不适，用裴氏养胃汤，药物组成为北沙参、麦冬、玉竹、石斛，该方是将叶氏益胃汤中的生地黄换为石斛，避其滋腻。关于生地黄，张炳厚老中医非常重视，张老的学术见解就是"阴地龟（生地黄、龟甲）、气黄芪"。本人认为是气双参，双参是红参、西洋参，这两味药既补中焦，又固元气，这一点党参和黄芪没有，我在治疗新冠及其并发症时体会用双参效果好。张老认为肾气丸中的首药或君药就是生地黄，且用药在 30 克以上，而胡老认为肾气丸中主要是附子、肉桂，单纯六味地黄丸作用不大。我在临证时只要胃气好，滋阴就重用生地黄。但胃气虚弱，有痰湿中阻之情况，生地黄就要减量，甚至不用，可以用砂仁反佐。

肾阴虚火旺用知柏地黄汤，该方来源于《医宗金鉴》卷五十三，药物组成：知母、黄柏、山药、山茱萸、熟地黄、泽泻、茯苓、牡丹皮。

3.脾肾亏虚

中医认为体内水湿代谢与脾、肾二脏关系最为密切，脾失健运，膀胱气化失司都可以出现口干，然其性质、特点不完全一样，这一点在《伤寒论》中有详细描述。《伤寒论》（71 条）载："太阳病，发汗后，大汗出，胃中干，烦躁不得眠，欲得饮水者，少少与饮之，令胃气和则愈。若脉浮，小便不利，微热，消渴者，五苓散主之。"《伤寒论》（73 条）载："伤寒，汗出而渴者，五苓散主之；不渴者，茯苓甘草汤主之。"《伤寒论》（156 条）载："本以下之，故心下痞，与泻心汤。痞不解，其人渴而口燥烦，小便不利者，五苓散主之。"

从以上条文我们可以看出，膀胱气化不利，更全面地说是三焦气化失常，导致的口干非常常见，它可以与"脉浮，小便不利（临证包括各种小便异常）、微热、心下痞"同时出现。当然也有"渴欲饮水，水入即吐，此为水逆"之情况，这时以五苓散为主。而脾失健运，水湿内停中焦之茯苓甘草汤证（组成茯苓、炙甘草、桂枝、生姜）为不渴或者不甚渴。

同样中焦脾胃阴亏可以导致口渴，中医先辈施今墨说："津枯宜生，脾胃弱，津液枯则无食欲，口干不能多饮，宜生地黄，麦门冬汤以及西洋参最好，其次有石斛、沙参。"明代医家叶天士用乌梅配木瓜治疗胃阴枯竭，津液缺乏，胃酸缺失之口干。综上所述，治疗口干一症之要在畅达三焦，滋养胃阴，此为大法。

4.几种特殊口干

（1）尿崩症口干　裴老有一个经验方，药物组成为生地黄、麦冬、玄参、生石膏、知母、玉竹、芦根、北沙参、五味子。

（2）腮腺病口干　裴老用普济消毒饮酌加三棱、莪术、白术、天花粉。普济消毒饮，该方来源于《东垣试效方·卷九》，药物组成：黄芩、黄连、牛蒡子、玄参、桔梗、板蓝根、升麻、柴胡、马勃、连翘、陈皮、薄荷、僵蚕、生甘草。这个方子我用于多例患者，有疗效。

（3）使用唑来膦酸骨吸收抑制剂后引起的下颌骨坏死，口腔流脓，口干　裴老用金紫保阳、托里消毒散、五味消毒散三方合方治疗，药物组成为金银花、紫草、黄芪、党参、白术、当归、皂角刺、连翘、蒲公英、败酱草。

四、口甜

有三种情况，一是脾胃湿热用甘露消毒丹，该方来源于《医效秘传》，方歌为甘露消毒木陈菖，薄贝连射黄石仁，药物组成为滑石、淡黄芩、绵茵陈、石菖蒲、川贝母、木通、藿香、连翘、白蔻仁、薄荷、射干；还用藿朴夏苓汤，该方来源于《医原》，方歌为藿厚夏苓三仁猪，通草泽泻淡豆豉，药物组成为藿香、半夏、茯苓、杏仁、生薏苡仁、白蔻仁、通草、猪苓、淡豆豉、泽泻、厚朴。若湿大于热用三仁汤，该方来源于《温病条辨》，药物组成：杏仁、滑石、白通草、白蔻仁、竹叶、厚朴、生薏苡仁、半夏。二是热大于湿用清胃散，大黄黄连解毒汤。三是脾胃虚弱用七味白术散，也就是四君子汤加藿香、木香、葛根。

五、口腔溃疡（白塞综合征）

口腔溃疡在中医又名"口糜""狐惑病"。其中"狐惑病"首见于《金匮要略·百合狐惑阴阳毒病证治》："狐惑之为病，状如伤寒，默默欲眠，目不得闭，卧起不安，蚀于喉为惑，蚀于阴为狐，不欲饮食，恶闻食臭，其面目乍赤，乍黑，乍白，蚀于上部则声嗄，甘草泻心汤主之。"治疗还可用《千金要方》中的三物黄芩汤，组成为黄芩、苦参、生地黄。

狐惑病主要表现为口腔、外阴的溃疡等病变，伴有睡眠障碍，烦躁纳差，声

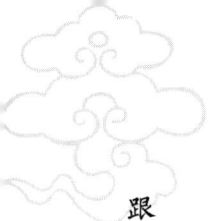

音嘶哑。狐惑病与西医学之白塞病基本相符，属自身免疫性疾病，临床有红细胞沉降率快、自身抗体异常等情况。

胡老认为甘草泻心汤治狐惑病非常有效，我在临床使用确实如此。甘草泻心汤在《伤寒论》中是治疗"胃气虚，客气上逆"的。此时甘草用量要大，至少 20 克，量小了不起作用。从西医角度看，它有糖皮质激素样作用。胡老认为，现代人三阴体质居多。寒居下，火虚于上，故"上热下寒"是根本。甘草泻心汤中有黄连、黄芩清其上热，干姜温其下寒。但干姜一般来讲，作用部位在中上焦。甘草泻心汤，甘草就是甘缓建中的。胡老临证使用时常加生石膏、阿胶加强清热、养血功能。

胡老在讲解《金匮要略·腹满寒疝宿食病脉证》中条文"心胸中大寒痛，呕不能饮食，腹中寒，上冲皮起，出见有头足，上下痛而不可触近，大建中汤主之"时说，干姜偏于治上，而能守能走，又长于止泻。因此，临床上是否可以改用炮姜或高良姜？请大家考虑。

现代人三阴体质较多，上热下寒多见，也可用黄连汤。《伤寒论》（173 条）载："伤寒胸中有热，胃中有邪气，腹中痛，欲呕吐者，黄连汤主之。"方歌为黄老（炙甘草）与桂姜人枣夏，药物组成为黄连、炙甘草、桂枝、干姜、人参、大枣、半夏。本方也可清上温中，我的临床体会是上热下寒建其中，也就是对于上热下寒的情况可以强化中焦斡旋功能，特别是上热下寒伴有中焦脾胃诸证者。

而对于白塞综合征只有上热没有下寒者，则用三物黄芩汤，源于《千金要方》，原文为"治妇人在草蓐，自发露得风，四肢苦烦热。头痛者，与小柴胡汤；头不痛，但烦者，此汤（三物黄芩汤）主之"。药物组成为黄芩、苦参、生地黄，治疗白塞综合征上热证。口腔溃疡还可辨证使用清胃散、泻黄散、裴氏泻黄散、托里消毒散、五味消毒散治疗。

口腔溃疡的西医治疗，主要是补充 B 族维生素，包括口服和外用两种，西红柿外用，含化华素片等。同仁堂口腔溃疡散效果相对较好。口腔溃疡多为上热，"诸痛疮疡，皆属于火"。但也有属于寒的情况，裴老对寒性溃疡治疗的方剂：①升麻葛根加两对，药物组成为升麻、葛根、桔梗、白芍、党参、炙甘草。②薏附黄土冬甘草。药物组成为炒薏苡仁、附子、黄芪、土茯苓、忍冬花、生甘草。

六、舌麻

常见两个大类型，一是虚，二是实。虚主要是血虚，《金匮要略·血痹虚劳病脉证并治》中说："血痹阴阳俱微，寸口关上微，尺中小紧，外证身体不仁，如风痹状，黄芪桂枝五物汤主之。"虚型舌麻从局部看，其特点是舌不强，全身有血亏表现，如面色萎黄，头晕目眩，健忘，其治疗方剂首选归脾汤，此方治疗心脾两虚，气血两亏。另外还有以上提到的黄芪桂枝五物汤。此外有《伤寒论》（351条）记载的当归四逆汤，"手足厥寒，脉细欲绝者，当归四逆汤主之"。该方主治血虚寒厥，方歌：木通芍草枣，桂当细辛。郝万山说木通有肾毒性，我改为鸡血藤，不良反应小，效果好。煎后可加红酒少许。在《伤寒论》中有三个方剂中有酒，它们是瓜蒌薤白白酒汤、炙甘草汤和当归四逆汤，酒有温经通络作用，现在中医往往忽视。

实证舌麻又分为两个证型，即痰湿型和肝风型，共同特点是局部舌强，两个证型中痰阻型多伴有头晕目眩，四肢麻木或突然倒地，口眼歪斜，多发生在痰湿体质。痰证又分为风痰和痰火，风痰除一般的痰证表现外，尚有四肢麻木，突然仆倒，口眼歪斜，用息风汤，药物组成在不同的著作中有不同的版本，但总体来讲有两个方面，一是必有胆南星、半夏、木香等化痰药物，二是必有白附子、全蝎、僵蚕、防风这些搜风通络药。其中防风既治外风，又治内风。痰火者用温胆汤加全蝎、天麻、黄连。肝风内动之痰则有头晕目眩，烦躁易怒，用天麻钩藤汤，该方来源于《中医内科杂病证治新义》，方歌：天麻钩藤益母桑，栀黄清热石潜阳，杜仲牛膝补肝肾，茯神夜交安眠良。药物组成有天麻、钩藤、益母草、桑寄生、栀子、黄芩、石决明、杜仲、牛膝、茯神、何首乌（夜交藤）。

裴老认为，舌麻从西医角度看与动脉硬化有关。中医治疗应从以下角度进行，一是活血化瘀，用桃红四物汤加三七、水蛭、土鳖虫，从血分治疗血瘀。二是用黄芪桂枝五物汤从气分治疗血瘀。三是用僵蚕、全蝎、蜈蚣这些药从通络角度治疗。四是用少量附子振奋阳气，以消阴翳。

七、口苦

口苦有四个类型，即两个主要类型和两个次要类型。两个主要类型，一是肝胆实火，症见口苦咽干，头晕耳鸣，烦躁易怒，失眠多梦，用龙胆泻肝汤，其核心为龙胆、栀子、黄芩、茵陈；二是痰热内扰，用黄连温胆汤，药物组成为半夏、陈皮、茯苓、炙甘草、枳实、竹茹、黄连、生姜。两个次要类型，一是外感少阳之口苦，口苦以晨起为主，为胆经有热，用小柴胡汤；二是中焦病变，有心下痞，用半夏泻心汤，黄连量要大，要与黄芩同量。张炳厚治口苦则加用连翘、竹茹，这个我在临床用了多例有效。

八、口淡无味

分为两种类型。一是脾胃虚弱，症见乏力，纳差，用香砂六君子汤酌加生大黄 3 克，黄连 2 克，麦芽 15 克，神曲 15 克，藿香 6 克，佩兰 6 克。二是脾胃湿热，可选用以下方剂，湿大于热者，症见苔腻，脉沉，大便黏，身重，腹胀，可选用平胃散、三仁汤、胃苓汤、藿朴夏苓汤；湿热并重，用甘露消毒丹；热大于湿，用白虎加苍术汤。裴老治疗口淡无味有一个大三合剂，它有祛湿、健脾的效果。大三合剂的方歌：大三香干焦三仙，药物组成为大腹皮、砂仁、白豆蔻、草豆蔻、木香、干姜、焦三仙。余用此方治疗放疗后口淡无味有效，另外此方对苔厚、腹胀厌食有效。

九、舌炎、重舌、舌苔腻

中医一般认为，舌炎分为脾胃湿热和阴亏火旺两大类型。脾胃湿热用泻黄散、清胃散、裴氏复方泻黄散。阴亏火旺用知柏地黄汤加减。另有方剂胡当散可以治疗舌炎，方剂来源于许公岩老中医经验方，组成为胡黄连、当归、生甘草。该方用于治疗虚热之舌炎。

裴老认为，舌炎不能使用五味消毒饮治疗，而应用"黄肉青鸡"，药物组成为黄精、肉桂、板蓝根、鸡内金。余用该方治疗舌炎有效。舌痛是舌炎的一个表现，包括灼痛、辣痛、涩痛等。病机分为脏腑实热和阴虚火旺。脏腑实热要考虑舌痛部位。舌尖痛多在心，方用导赤散；舌边痛多在肝胆，用龙胆泻肝汤、当归龙荟丸，当归龙荟丸来源于《丹溪心法》，药物组成为当归、芦荟、青黛、大黄、黄芩、黄连、黄柏、栀子、木香、麝香、龙胆草；舌中痛多在脾胃，用清胃散；

全舌痛用三黄泻心汤；痰火上攻用礞石滚痰丸，该方来源于《泰定养生主论》，药物组成为酒大黄、黄芩、青礞石、沉香；阴虚火旺和劳累有关，肺阴亏有沙参麦冬汤，方歌为沙参麦冬扁豆桑，天王润燥治肺伤；肾阴亏有知柏地黄丸。

治疗舌炎有一个药膳即竹叶饮，组成为竹叶、茯苓、半夏。

重舌多见于舌下周围淋巴结肿大，裴老认为可能是齿病、牙齿炎症以及口腔感染引起的反应性淋巴结肿大。在治疗上用清热解毒药往往无效。裴老推荐了三个方剂，一是土房全蜈甲，药物组成为土鳖虫、露蜂房、全蝎、蜈蚣、穿山甲。二是升麻葛根加三对，药物组成为升麻、葛根、桔梗、党参、白芍、炙甘草。三是裴氏泻黄散。舌苔黄腻，痰热蕴肺用清气化痰汤；痰热结胸用小陷胸汤；肝胆湿热用茵陈蒿汤、茵陈五苓散；大肠湿热用白头翁汤。

治疗舌苔厚腻，关键在颜色，苔黄厚腻多为有热痰，包括肺有热痰用清气化痰汤；痰热结胸用小陷胸汤；肝胆湿热用茵陈蒿汤；中焦湿热用黄连温胆汤、半夏泻心汤、泻黄散；大肠湿热用白头翁汤。苔白厚腻者多为痰湿或寒湿，《辨舌指南》指出"白滑而腻者，湿浊与痰也。滑腻厚者，湿痰与寒"。对痰湿、寒热都要用芳香化湿、化浊方法治疗，多用草果仁、砂仁、藿香、佩兰、苍术、半夏、陈皮；对寒湿证多温阳利水，用附子、干姜；外感湿邪舌尖苔厚腻用九味羌活汤；中焦湿邪舌中苔厚腻用黄连温胆汤、半夏泻心平胃散；下焦湿邪舌根苔厚腻用三仁汤、五苓散。

十、牙龈出血

牙龈出血首先看有无全身的血液、肝病和局部的牙周痛。中医治疗方面裴老有两个方剂，一是胖竹大露，药物组成为胖大海、竹叶、土大黄、露蜂房。二是大小山三黄，药物组成为大蓟、小蓟、山栀子、大黄、黄连、黄芩。此外推荐用云南三七牙膏。

十一、口黏

口黏中医认为多为湿，湿从热化用三仁汤（该方来源于《温病条辨》，药物组成为杏仁、豆蔻仁、薏苡仁、厚朴、半夏、白通草、滑石、竹叶）、黄连温胆汤（该方来源于《六因条辨》，药物组成为黄连、竹茹、枳实、半夏、陈皮、茯苓、甘草、生姜）。湿从寒化用藿香正气散（该方来源于《太平惠民和剂局方》，药物组成为大腹皮、白芷、紫苏叶、茯苓、半夏曲、白术、陈皮、厚朴、桔梗、藿香、甘草、大枣、生姜）。还有痰热，用千金苇茎汤，该方来源于《千金要方》，组成为生薏苡仁、冬瓜子、苇茎、桃仁。

十二、口角疱疹

口角疱疹多为病毒感染引起，裴老的基础方是贯众板公射大蛇，药物组成为贯众、板蓝根、蒲公英、射干、大青叶、蛇床子。引经药是桔梗、白芍、甘草，裴老说只用桔梗不行，只用桔梗就到头面口角以上了，加白芍、甘草则可以到口角。类似还有两个方剂，一是升麻葛根加三对，升麻、葛根、桔梗、党参、白芍、炙甘草（三对共用）；二是桂芎桔地苓，苦参土茯苓，药物组成为桂枝、川芎、桔梗、生地黄、茯苓、苦参、土茯苓。

第五章
肺病

肺病主要包括急、慢性气管炎，支气管扩张，肺脓肿，肺气肿，肺心病，肺结核，肺大泡，以及肺癌等。最常见的是支气管炎和肺气肿，裴老说80%的支气管炎在感染三天后都会合并细菌感染。至于肺气肿，细胞内是气肿，细胞外是纤维化。西医治疗肺病特别是肺部感染有抗菌药物和抗结核药，治疗肺癌有手术、放疗、化疗、免疫治疗、靶向治疗，较之中医有优势。此外尚有解痉药（沙丁胺醇吸入剂）、祛痰药（乙酰半胱氨酸泡腾片）和最近治疗肺动脉高压的药物安立生坦片、西地那非，以及治疗特发性肺纤维化的吡非尼酮等，均有较好效果。中医辨证论治对一般肺病的咳嗽、咳痰、哮喘有很好的治疗效果。如果中医治疗效果不好，应当及时做相关检查以排除肺癌、肺结核。若西医诊断为肺癌、肺结核则要中西医结合治疗。

中医对肺病的治疗见于"咳嗽""上气""哮喘""痰饮""水肿"以及"肺痿""肺痈"等。其中"肺痿"和"肺痈"不是以症状而是以病机定病名的。《金匮要略·肺痿肺痈咳嗽上气病脉证治》中说："曰：寸口脉数，其人咳，口中反有浊唾涎沫者何？师曰：为肺痿之病。"肺痿的病机为肺热伤津，胡老认为它相当于肺结核。该篇又提到"咳唾脓血，脉数虚者为肺痿，数实者为肺痈"。肺痿与肺痈在症状上都有咳，在病机上都有热，然肺痿为虚热，肺痈为实热，此为鉴别要点。

一、咳嗽

咳嗽要辨外感还是内伤，属虚属实，属寒属热。一般来讲，新咳属外感，久咳属内伤；咳声洪亮为实，咳声微微为虚；白天咳嗽、鼻塞声重为外感；晨起咳嗽，咳声重浊为痰浊；夜卧咳嗽，持续难止，气短乏力为气虚或阴虚。痰是一个客观病理产物，痰稠色黄性黏为热，痰稀色白泡沫为寒。可以从痰的有无、多少、是否容易咳出等方面对咳嗽进行辨证。

（一）外感咳嗽

1. 外感风邪

风邪致咳嗽多表现为咳泡沫样痰，兼咽痒、气急、鼻塞，常用麻蝉合剂。方歌：麻蝉苏前牛杷地。药物组成：蜜麻黄、蝉蜕、紫苏叶、前胡、白前、牛蒡子、枇杷叶、地龙。这是一位国医大师在甘肃敦煌传授给我的方药，用于治疗咳嗽，辨证属于非寒非热，非实非虚，风邪致咳。治疗风邪致咳还有一个止嗽散，该方来源于《医学心悟》，方歌为陈桔荆前（去）百果菀，药物组成为陈皮、桔梗、荆芥、炙甘草、白前、百部、紫菀。这个方子在药物剂量上炙甘草、桔梗的量一定要大，炙甘草一般用到20克，桔梗一般用到30克，临床用于咽痒即咳。咽痒严重者可加射干、马勃；咳痰不爽者可加冬瓜子、化橘红；对于咳痰不爽，痰清色白，咽部不适，微恶风寒，外感风邪，肺失宣降之咳嗽，也可用三拗汤。三拗汤来源于《太平惠民和剂局方》，由麻黄、杏仁、炙甘草组成，麻黄解表宣肺，杏仁降气止咳，炙甘草解毒止咳，用量要大。与麻蝉合剂相比，止嗽散侧重于温润，而麻蝉合剂侧重于外散风寒，内清风热。若风邪入里，兼有燥邪，肺失宣降，则症见咳嗽少痰，质清色白，咽部不适，这个咽部不适是肺失宣降，津液不布所致。外感风邪还可用杏苏散，来源于《温病条辨》，方歌为杏苏散中陈夏前，茯桔枳壳姜枣延，药物组成为杏仁、紫苏叶、陈皮、半夏、前胡、茯苓、桔梗、枳壳、生姜、大枣、甘草。若外感风邪，兼有痰湿，肺失宣降，症见咳嗽痰多，质清色白，或微恶风寒，或气喘，用华盖散。华盖散来源于《太平惠民和剂局方》，方歌无石无夏苏子桑，组成为蜜麻黄、杏仁、炙甘草、陈皮、茯苓、紫苏子、桑白皮。也就是麻杏石甘汤中无生石膏、二陈汤中无半夏，再加苏子、桑白皮。华盖散与小青龙汤都可治疗咳嗽痰多，质清色白，但小青龙汤是"伤寒表不解"，华盖散是仅有微恶风寒。

2. 外感风寒

风寒外束，肺气不降所致咳嗽，临床可见风寒表实证兼咳嗽，痰清色白或气短，方剂为三拗汤，该方来源于《太平惠民和剂局方》，由麻黄、杏仁、炙甘草组成。该方为麻黄汤去桂枝而成。《伤寒论》（35条）中有"太阳病，头痛发热，身疼腰痛，骨节疼痛，恶风，无汗而喘者，麻黄汤主之"之条文，说明麻黄汤可通过开腠理达到平喘、止咳之作用。与三拗汤相比，麻黄汤偏于表证。

外感风寒根据人的体质不同有两种转归，一是从阴化湿，这就是《伤寒论》（40 条）所说的"伤寒表不解，心下有水气，干呕，发热而咳，或渴，或利，或噎，或小便不利、少腹满，或喘者，小青龙汤主之"。小青龙汤组成为麻黄、桂枝、白芍、炙甘草、细辛、干姜、五味子、姜半夏。后世医家认为小青龙汤是治疗风寒表不解，寒湿盛于内之主方，小青龙汤对于这种情况的咳喘效果是很肯定的。对口渴，对下利，对小便不利，对少腹满，它能除寒湿，因此治疗寒湿引起的上述症状从理论上说是有效的。我的理解是，从西医角度讲该方能缓解平滑肌痉挛。华盖散相比于小青龙汤在组成上一是没有桂枝，有杏仁；二是有陈皮、茯苓，无半夏、干姜、细辛；三是有紫苏子、桑白皮。以方测证，华盖散相比小青龙汤，它的表证轻一些，湿在中焦多一些，还有一点里热。胡希恕老认为小青龙汤方证有里热的时候加生石膏，就成了小青龙加生石膏汤，如果阳虚重加附子，就成了小青龙加附子汤。

二是从阳化热，这就是《伤寒论》（38 条）所说的"太阳中风，脉浮紧，发热恶寒，身疼痛，不汗出而烦躁者，大青龙汤主之"。大青龙汤药物组成为麻黄、桂枝、甘草、杏仁、生石膏、生姜、大枣。此为风寒束表，肺气不宣，郁而化热。故以麻黄开腠理以宣肺，使表邪从表而出。麻黄在该方中的剂量在《伤寒论》中是最大的，为君药，意在使寒邪从表而解，生石膏泻其火为佐，杏仁降肺气，桂枝助麻黄解表。类似还有发汗后桂枝证仍在，汗出而喘，身无大热之麻杏石甘汤。相比大青龙汤而言，麻杏石甘汤无桂枝，这样麻黄的解表散寒功能就减弱了，再配以生石膏，它主要作用就是宣肺了。所以麻杏石甘汤不发汗而止汗。该方是治疗伤寒阳明经病的主方，以大热、大汗、大渴、脉洪大为主要表现。

风为百病之长，有风寒、风热之分。治疗风寒要注意两个问题，一是胡老说治疗风寒表实证葛根汤大多情况下优于麻黄汤，葛根汤见于《伤寒论》（31 条）"太阳病，项背强几几，无汗恶风，葛根汤主之"。药物组成为葛根四两，麻黄三两，桂枝二两，生姜三两，甘草二两，白芍二两，大枣十二枚。上七味，以水一斗，先煮麻黄，减二升，去白沫，纳诸药。该方是桂枝汤加葛根加麻黄而成。方中葛根是君药，该药属于辛凉解表剂，具有解肌退热、升阳止泻、生津止渴之作用，郝万山说它有解表邪、疏经络、升津液之作用，使表邪从外而解，即中医之

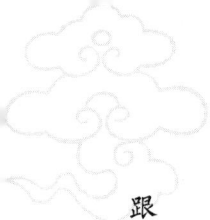

汗法，不仅辛温可以发汗，辛凉也可以发汗。葛根汤相比麻黄汤有这么几点区别。一是麻黄汤辛温解表，对单纯的风寒束表效果好，但辛温伤津，它能引起或加重口干、咽干、咽痛。所以《伤寒论》（83条）载："咽喉干燥者，不可发汗。"而葛根汤是在桂枝汤基础上加葛根、麻黄，用葛根之辛助麻黄解表邪，用葛根之甘助白芍养阴血，这样温燥太过之弊大减。二是麻黄汤有杏仁可治喘，而葛根汤方中再加杏仁则也有平喘之作用。葛根这味药治疗新型冠状病毒感染也受推崇，在第十版新冠诊疗方案中用以治疗疫毒束表之轻症的方药，第一味药就是葛根，而麻黄汤辛温太过，虚性咳嗽，表虚自汗，阴亏盗汗及阴亏阳亢者慎用麻黄，改麻黄汤为葛根汤，麻黄、葛根煮后去白沫，这一点包括许多煎药方法现代中医不讲究了，现代的机器煎药更做不好，还有麻黄也可用蜜麻黄，剂量要小。第二，风寒燥邪外感咳嗽偏于里的是杏苏散，该方来源于《温病条辨》，方歌为杏苏散用陈夏前，苓桔枳草姜枣延，药物组成为杏仁、紫苏叶、陈皮、半夏、白前（原方为前胡，白前与前胡均为化痰止咳平喘药，但白前微温，前胡微寒）、茯苓、桔梗、枳壳、生姜、甘草、大枣。杏苏散针对风寒燥邪引起的咳嗽效果好，以恶寒咳嗽、痰清色白、咽中不适为辨证要点。裴老认为，其核心药物为二陈汤及枳壳、桔梗。若咽痒即咳则用止嗽散，该方来源于《医学心悟》，方歌：陈桔荆前白果菀，药物组成：陈皮、桔梗、荆芥、白前、百部、紫菀、甘草。虚人外感咳嗽见于《伤寒论》（43条）"太阳病，下之微喘者，表未解故也，桂枝加厚朴杏子汤主之"，以及《伤寒论》（18条）"喘家作桂枝汤，加厚朴杏子佳"，这种情况用桂枝汤加厚朴、杏仁治疗。

3. 外感风热

"温邪上受，首先犯肺。"治疗用辛凉三剂，其中辛凉轻剂是桑菊饮。以咽痒、咽痛、咳嗽、痰黄质稠为辨证要点。该方来源于《温病条辨》，方歌：桑菊杏仁是特点，翘薄甘桔芦根添。药物组成：桑叶、菊花、杏仁、连翘、薄荷、生甘草、桔梗、芦根。该方用于风热外侵、肺失宣降之咳嗽，这种情况要与麻杏石甘汤相鉴别，麻杏石甘汤是治疗外感寒邪、入里化热的方剂。咽痒症状也要与止嗽散相鉴别，止嗽散治疗外感风邪、肺失宣降之咽痒，桑菊饮治疗外感风热、热伤咽喉之咽痒。辛凉平剂是银翘散，该方来源于《温病条辨》，以发热重恶寒轻、咽痛头痛为辨证要点。方歌为二淡荆芥金银蒡，翘薄甘桔芦根潘。药物组成为淡竹叶、淡豆豉、荆芥、金银花、连翘、薄荷、甘草、桔梗、芦根、牛蒡子。方中荆芥、淡豆豉辛以解表，金银花、连翘表里双解。桔梗、薄荷利咽，咽痛是银翘散临床使用的标志性症状，常用于治疗急性扁桃体炎。辛凉重剂是清燥救肺汤，该方来源于《医门法律》，方歌为甘苏人阿石杷杏仁麦麻桑，药物组成为桑叶、麦冬、生石膏、甘草、人参、阿胶、枇杷叶、杏仁、麻子仁，其中桑叶为君，桑叶为辛凉解表药，使外燥从皮毛而去。

外感咳嗽不论风寒还是风热，关键是治外感，胡老认为外感治好，咳嗽自愈，所以不能少了解表药。

（二）外感引动内伤咳嗽

麻杏石甘汤属风邪入里化热之咳嗽，《伤寒论》（63 条）载："发汗后，不可更行桂枝汤，汗出而喘，无大热者，可与麻黄杏子甘草石膏汤。"治疗外邪入里化热，壅于肺中，临证以烦、喘、咳、渴为使用要点。方中麻黄宣肺平喘，生石膏清泻里热，杏仁降肺气，肺主宣发肃降，以降为要，国医大师颜德馨在这种情况下常加葶苈子以增强降气之功。临证肺热甚者可加裴老之黄鱼合剂，歌诀：黄鱼二马草，药物组成为黄芩、鱼腥草、半枝莲、白花蛇舌草、马兜铃、夏枯草，马兜铃属于止咳平喘药，长于清热化痰，用于治疗痰热喘咳，常用 3～10 克。麻杏石甘汤是治疗肺热壅盛的总方。特别是对于儿童肺部感染，刘渡舟教授用本方治疗肺热作喘疗效甚佳。肺热重者加羚羊角；痰热壅盛，痰鸣气促加黛蛤散或枇杷叶、射干。其中羚羊角咸、寒，归心、肝二经，能平肝熄风，清肝明目，清热解毒，常用 0.5 克冲服，与麻杏石甘汤相配治疗肺炎，特别是麻疹后肺炎引起的气喘。黛蛤散来源于《医说》，由青黛和蛤粉组成，功能清肝泻肺，止咳化痰。口服一次 6 克，一天一次。麻杏石甘汤加以上药物治疗肺热壅肺可谓如虎添翼。生石膏作为主药，其清气分之热的作用为历代医学所推崇。石膏辛、甘、大寒，归肺、胃经。《名医别录》说它"除时气，头痛，身热，三焦大热，皮肤热，肠胃中膈热，解肌发汗，止消渴烦逆，腹胀，暴气，喘息"。《医学衷中参西录》中说"外感有实热者，放胆用之"，临证可达 100 克，不伤人，必须生用。临证时应将生石膏先煎 15 分钟，再放入其他药，效果更好。麻杏石甘汤与大青龙汤都治疗外感寒邪，入里化热，然临证使用有微妙差别，国医大家蒲辅周说："支气管炎外寒内热，无汗而喘，无汗而烦，大青龙汤主之，麻杏石甘亦治寒包火，有汗无汗，皆可用之。"大青龙汤见于《伤寒论》（38 条）："太阳中风，脉浮紧，发热恶寒，身疼痛，不汗出而烦躁者，大青龙汤主之。"大青龙汤是麻黄汤加生石膏，麻黄用到 18 克，按仝小林的中药量效关系研究《伤寒论》一两等于 15.6 克，那麻黄用量就超过 90 克了，临床实际上 30 克用量就很大了。胡老说麻黄可以多用，教科书上 3 ～ 10 克太少了，在这里不要受温病学说的影响。与大青龙汤对应的还有小青龙汤。《伤寒论》（40 条）载："伤寒表不解，心下有水气，干呕，发热而咳，或渴，或利，或噎，或小便不利、少腹满，或喘者，小青龙汤主之。"小青龙汤组成：麻黄、桂枝、白芍、干姜、细辛、五味子、半夏、甘草。其中麻黄、桂枝针对伤寒表不解，干姜、细辛、五味子、半夏针对心下有水气。整个方剂辛温，胡老认为该方治疗老年人气管疾病较好，但不能治肺痿、肺痈。在临床上，裴老认为它对寒喘效果好。国医大师颜德馨常在这种情况下加附子，这就是合并的麻黄附子细辛汤了，从肺肾同温的办法治疗。

寒邪外侵，出现了两种病机，一是从阴化饮的小青龙汤系列，二是从阳化热的大青龙汤系列，这就是外感引动内伤的辨证大框架。小青龙汤方证和大青龙汤方证又出现了各自的延伸线和系列方剂。

小青龙汤系列方剂有：①小青龙加石膏汤，《金匮要略·肺痿肺痈咳嗽上气病脉证治》载："肺胀，咳而上气，烦躁而喘，脉浮者，心下有水，小青龙加石膏汤主之。"这就是在外感内饮的基础上有一点热象，有点烦躁，用小青龙加石膏，生石膏可以除烦。②射干麻黄汤，《金匮要略·肺痿肺痈咳嗽上气病脉证治》载："咳而上气，喉中水鸡声，射干麻黄汤主之。"方中与小青龙汤共用的药物有麻黄、干姜、细辛、五味子、半夏，再加射干、紫菀、款冬花，从症状上看有"喉中水鸡声"这样一个有临床特征的表现。葶苈子这个药在这种情况下使用会增强降气功能，这是国医大师颜德馨的经验。从方解和病机上看，射干麻黄汤与小青龙汤相比无桂枝、白芍。麻黄与桂枝相配辛温走表，发汗，单独麻黄发汗解表力量就小了，而重在平喘；而麻黄与生石膏相配则为止汗，《伤寒论》（63 条）载："发汗后，不可更行桂枝汤，汗出而喘，无大热者，可与麻黄杏仁甘草石膏汤。"《伤寒论》在此给我们提供了一个思路，即一个药物在不同的配伍中能发挥不同的功效。③厚朴麻黄汤，《金匮要略·肺痿肺痈咳嗽上气病脉证治》载，"咳而脉浮，厚朴麻黄汤主之……脉沉者，泽漆汤主之"，厚朴麻黄汤组成：厚朴、麻黄、干姜、细辛、五味子、半夏、杏仁、生石膏、小麦。这个方子在小青龙汤"表证不解，心下有水气"的基础之上，有两点组方上的变化：一是有生石膏，麻黄配石膏则无发汗作用。二是加杏仁增强平喘作用。因此相对小青龙汤来讲，厚朴麻黄汤解表更轻，几乎无表证，但平喘作用更好。总体来讲，小青龙汤系列治以辛温化痰，兼解表止咳。

大青龙汤系列，除大青龙汤、麻杏石甘汤外，还有越婢加半夏汤。该方来源于《金匮要略·肺痿肺痈咳嗽上气病脉证治》，"咳而上气，此为肺胀，其人喘，目如脱状，脉浮者，越婢加半夏汤主之"。越婢加半夏汤组成为麻黄、生石膏、半夏、生姜、甘草、大枣。这个也是通过抓主病、抓病机进行辨证用药。主症有"目如脱状"，病机是内有热，再加饮。小青龙汤加生石膏是内饮，再加一点热。此为两者在病机上的区别。"目如脱状"是越婢加半夏汤方证的典型症状，而喉中有水鸡声则是射干麻黄汤方证的典型症状。抓主症、抓典型症状进行治疗也是中医辨证组方的方法之一。

燥邪伤肺，有以下方剂。

（1）麦门冬汤，《金匮要略·肺痿肺痈咳嗽上气病脉证治》载"大逆上气，咽喉不利，止逆下气者，麦门冬汤主之"。《医宗金鉴》中说此应为火逆上气。组成：麦冬、半夏、人参、甘草、粳米、大枣。此方燥热为标，脾虚为本。注意两点，一是麦冬用量要大，20～30克，胡老说这时麦冬量小了没有作用。二是破除线性思维。咽干、上气不只是胃阴亏，其实绝大多数症状从中医角度讲都是中性的，如咽干一症，脾胃气虚，津液不生，肺失宣降，津液不布，肾失气化以及风热外袭、肺肾阴亏等都可以引起。咽喉干燥，时时想清咽，故用人参健脾，半夏燥湿，湿易困脾，祛湿使脾胃得到解放。中医不能用线性思维，还不能用大概思维，在用药方面，每个药的特点也不尽相同。胡老也讲，比如麦冬能滋阴止咳，天花粉能滋阴止渴，而生地黄滋阴入血分，它们都是滋阴药，但每一个的侧重点不一样。因此学中医中药，用中医中药不能用线性思维，也不能用大概思维。肺易被燥所伤，外燥又分为寒燥和热燥。寒燥可用杏苏散，热燥可用桑杏汤。二方都辛，辛能发散表邪，使燥邪从表而去。

（2）桑杏汤来源于《温病条辨》，方歌为桑杏汤中沙参豉，栀皮梨皮浙贝母。药物组成：桑叶、杏仁、北沙参、淡豆豉、栀皮、梨皮、象贝母。梨皮润燥效果好，桑杏汤中君药桑叶，为辛、甘、凉之品，辛能解表，使燥邪从表而去，这一点麦门冬汤、养阴清肺汤均没有。兰州等西北地方燥邪很盛，用梨皮、百合、蜂蜜、冰糖、花椒等做成的食疗方治疗干咳效果很好。

（三）内伤咳嗽

1. 内燥致咳

胡老认为滋阴润燥止咳只用于慢性肺病，这个观点是否在西北合适？内燥咳嗽常用方剂有养阴清肺汤，该方来源于《重楼玉钥》，方歌为养阴清肺增液汤，丹芍草薄浙贝母，药物组成为地黄、麦冬、玄参、白芍、牡丹皮、薄荷、浙贝母、生甘草。裴老认为从西医解剖学角度看，养阴清肺汤是作用于咽部，杏苏散作用于小支气管，麻杏石甘汤作用于大气管。这一点我有体会，有些肺病患者就是感觉咽部不适，但不干，也不干咳，舌苔也不干。这时就用养阴清肺汤效果很好，还有小儿肺炎用麻杏石甘汤效果好。这一点历代医家都十分肯定。我临床用麻杏石甘汤治疗少儿咳嗽、小儿肺炎，效果很好。养阴清肺汤中没有桔梗，经曰，"少阴病，咽中痛，甘草汤主之，若不差者桔梗汤主之"，这里的咽中痛是肺失宣降引起的，而养阴清肺之咽中痛是肺阴不足引起的，故无桔梗有薄荷。临床上对于肺阴亏虚之咳嗽，症见咽部干燥，干咳无痰，养阴清肺是有效的。类似方剂还有清燥救肺汤，力量更大，还有百合固金汤，该方来源于《慎斋遗书》，药物组成为生地黄、熟地黄、麦冬、百合、玄参、当归、川贝母、芍药、甘草、桔梗，力量更缓。施今墨对于燥咳有一方，方歌为肺燥咳嗽蒌天花，南北沙参效更佳。药物组成：瓜蒌皮、天花粉、北沙参、南沙参。国医大师裴沛然治疗燥咳用川贝母4.5克（吞服）以润肺化痰。川贝母很贵，这样可以节省药费，我临床常用6克川贝母吞服，没有发现患者服后有何不适，效果肯定。

2. 肺热，肺痈咳嗽

《金匮要略·肺痿肺痈咳嗽上气病脉证治》中载："风伤皮毛，热伤血脉。"该篇又说："肺痈，喘不得卧，葶苈大枣泻肺汤主之。"葶苈子以祛痰为主，与皂荚作用特点相似，皂荚属于化痰止咳平喘药，味辛、咸，性温，归肺、大肠经。具有祛痰开窍的作用。辛能通利肺气，咸能化痰散结。有一位名中医讲，皂荚能除体内的污浊之气。在肺病的应用上治疗咳嗽气喘，痰稠难咳，难以平卧，常用剂量为2～5克，它辛、温，用于寒痰、顽痰。这与贝母、瓜蒌仁润肺化痰不一样，而且皂荚服后有恶心、腹泻的反应。葶苈子则是苦、辛、大寒的，具有泻肺平喘、利水消肿之作用，用于治疗痰热壅肺。所以葶苈大枣泻肺汤可治肺痈。胡老讲葶苈大枣泻肺汤治疗脓未成之肺痈，脓已成者不可用。脓已成者就要用千金苇茎汤。《金匮要略·肺痿肺痈咳嗽上气病脉证治》载"千金苇茎汤，治咳有微热，烦满，胸中甲错，是为肺痈"。千金苇茎汤组成：苇茎、薏苡仁、冬瓜子、桃仁。注意有桃仁，它既能活血，又能消痈。这个方子效果好，临证我体会把苇茎换成芦根效果更好，该方不仅对西医肺脓肿有效，对支扩、局限性肺炎都有效。肺癌常合并局限性肺炎，中医治疗肺癌经常使用千金苇茎汤。从中医整体角度看，我认为千金苇茎汤能解毒、散结。那么它对肺癌细胞也会有一定的抑制作用。《金匮要略·肺痿肺痈咳嗽上气病脉证治》载："外台桔梗白散，治咳而胸满，振寒，脉数，咽干不渴，时出浊唾腥臭，久久吐脓如米粥者，为肺痈。"桔梗白散组成：桔梗、浙贝母、巴豆。对于脓已成的治疗，从《伤寒论》看就用千金苇茎汤、桔梗贝母散，巴豆属温下药治肺痈，肺与大肠相表里，用巴豆温下以泻肺热。《金匮要略·痰饮咳嗽病脉证并治》中说，"支饮胸满者，厚朴大黄汤主之"。类似还有凉膈散以及裴老治疗气短的丑香灵，药物组成为二丑、香附、五灵脂。胡老说治疗肠痈脓未成的薏仁附子败酱散、脓已成的大黄牡丹汤都可用于肺痈治疗。施今墨说葶苈大枣泻肺汤治疗肺痈胸膈胀满效果好。我体会葶苈大枣泻肺汤对癌性胸水，特别是肺癌引起的胸腔积液有一定治疗作用，这时常与泻白散合用。

肺痈属肺实热，其在病位上偏于局限。而对于一般的肺热咳嗽，还有以下方剂。

（1）泻白散　组成：地骨皮、桑白皮、甘草、粳米。此为《小儿药证直诀》中的方剂。肺热咳嗽，除麻杏石甘汤外，还可试一下这个方剂。

（2）清气化痰汤　该方来源于《幼科直言》，方歌为清气化痰二陈汤，南星枳壳二仁黄。组成为半夏、陈皮、茯苓、甘草、胆南星、枳壳、杏仁、瓜蒌仁、黄芩。

（3）裴氏黄鱼合剂　方歌：黄鱼二马草。组成：黄芩、鱼腥草、白花蛇舌草、半枝莲、夏枯草、马兜铃，这个马是马兜铃，不是马齿苋，马齿苋属于清热药治疗肠痈、疔疮，而马兜铃则有清热化痰、止咳平喘之功效，治疗肺痈，常用6克，量大则恶心。化痰则能止咳。

3. 痰饮咳嗽

痰饮与咳嗽密切相关。《金匮要略·痰饮咳嗽病脉证并治》中有以下条文："饮后水留在胁下，咳唾引痛，谓之悬饮。""咳逆倚息，短气不得卧，其形如肿，

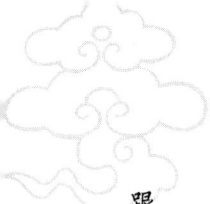

谓之支饮。""水在肺，吐涎沫，欲饮水。"在治疗上有这么几条经文。①"膈间支饮，其人喘满，心下痞坚，面色黧黑，其脉沉紧……木防己汤主之。虚者即愈，实者三日复发，复与不愈者，宜木防己汤去石膏加茯苓芒硝汤主之。"木防己汤组成为木防己、石膏、桂枝、人参。这条经文我们要理解以下两点：一是痰饮可以导致气喘、腹满、心下痞坚、面色黧黑（除血瘀、肾虚外，饮邪也可以导致面色黧黑），其脉沉紧，脉沉者当责有水。二是治疗上用木防己治饮，胡老说木防己祛水相当有力量，大剂量可以通利二便。那么又有两个问题：一是木防己利水，水饮消则满喘消。二是木防己汤除木防己之外还有桂枝，桂枝在这里是平冲降逆的，还有大剂量党参，"脾主运化"，党参补中，故对虚性支饮效果很好，如果是实证，则效果差，应去石膏加茯苓、芒硝治疗。芒硝能泄大肠热，起到泻下通上作用，但对于容易腹泻的患者怎么用，是否可以改成大黄先煎，我在临床上为了泻热将大黄先煎，这样泻热而不泻下。②"支饮不得息，葶苈大枣泻肺汤主之"（《金匮要略·痰饮咳嗽病脉证并治》），结合《金匮要略·肺痿肺痈咳嗽上气病脉证治》中"肺痈，喘不得卧，葶苈大枣泻肺汤主之"，可看出葶苈大枣泻肺汤证在症状上的特点是"不得卧、不得息"，从病证上看应该是支饮引起的，从中西医结合角度看本方主要治疗肺心病，特别是胸腔积液引起的咳、喘。③"支饮胸满者，厚朴大黄汤主之"，方药组成为厚朴、大黄、枳实。饮不向下而向上，胸满便秘，用大黄厚朴汤。这与裴老的丑香灵（药物组成是二丑、香附、五灵脂）、胡老的大柴胡汤治喘满一脉相承。④"冲气即低，而反更咳，胸满者，用桂苓五味甘草汤去桂枝加干姜、细辛，以治其咳满"。这条经文前有两条经文，"咳逆，倚息不得卧，小青龙汤主之"，这就是气短不能平卧，卧则水气凌心。小青龙汤本是治疗"外证未解，心下有水气"的，方中的干姜、细辛、五味子、半夏，可以缓解平滑肌痉挛，故治喘。此外还可治干呕，利，痉。这三个实际上是胃肠平滑肌痉挛导致的，在这一点上结合西医学的病理、生理有助于认识中医经典。"小青龙下已……气从少腹上冲胸咽……与茯苓桂枝五味甘草汤治其气冲"。而"冲气"好转理解为气短、喘得轻，咳逆倚息没有了，这时候又咳了，胸下满，此为有可能病根未除，痰饮未解，"当以温药和之"，故用苓甘五味姜辛汤。方中干姜、细辛性温。《金匮要略·痰饮咳嗽病脉证并治》载："咳满即止，而更复渴，冲气复发者，以细辛、干姜为热药也。服之当遂渴，而渴反止者，为支饮也。支饮者，法当冒，冒者必呕，呕者复内半夏，以去其水。茯苓五味甘草去桂加姜辛夏汤方。"以上几段话给我们从痰饮角度治疗咳喘及胸闷提供了一条很好的思路。小青龙汤治疗"外证未解，心下有水气"之痰饮，干姜、细辛、五味子、半夏是治疗内有痰饮咳喘的主要药物，而二陈偏于中焦脾虚湿盛。在此基础上，若有气憋要考虑两个方面，一是冲气上逆，用茯苓桂枝五味甘草汤，二是痰饮未化用苓甘五味姜辛夏汤。但治疗痰饮"当以温药和之"，这是总的治疗法则。代表方剂苓甘五味姜辛汤，水饮重而上冲用苓甘五味姜辛夏汤。这实际上就是"姜、细、五味、半夏"四个药中又加了茯苓、甘草。其中，茯苓甘草汤来源于《伤寒论》（73条）"伤寒，汗出而渴者，五苓散主之，不渴者，茯苓甘草汤主之"。

水饮代谢失常与中医的肺、脾、肾三脏有关，而口渴与否是鉴别在脾在肾的主要症状，口不渴病位在脾，用茯苓甘草汤目的是运脾除湿。《金匮要略·痰饮咳嗽病脉证并治》中的苓甘五味姜辛夏汤，在这个基础上加杏仁，就是苓甘五味姜辛夏杏汤，治疗痰饮咳喘效果好。苓甘五味姜辛夏杏汤是在干姜、细辛、五味子、半夏基础上加茯苓、杏仁、炙甘草，从理论上讲这个方药对于痰浊上犯之喘有效，许多医家对这个药方很推崇，以后在治痰饮病时要多用。苓甘五味姜辛夏杏汤我也常用来治疗慢性气管炎、肺气肿及感冒后遗症，对于痰多、夜间咳嗽的效果好。小青龙汤（麻黄、桂枝、白芍、干姜、细辛、五味子、姜半夏、甘草）与苓甘五味姜辛夏杏汤二方在组方都有干姜、细辛、五味子、半夏，但是小青龙汤中有麻黄、桂枝、白芍解其外寒，苓甘五味姜辛夏杏汤有茯苓、甘草化湿健脾。

中医还有一个化痰止咳的方药，这就是瓜蒌薤白半夏汤，胡老说瓜蒌薤白白酒汤不仅作用于心（治疗心脏病、冠心病），更作用于肺（治疗西医的肺病），这一点我有体会。先看瓜蒌薤白白酒汤证的原文，《金匮要略·胸痹心痛短气病脉证治》载："胸痹之病，喘息咳唾，胸背痛，短气，寸口脉沉而迟，关上小紧数，瓜蒌薤白白酒汤主之。"它的症状是气短、咳嗽、咳痰、胸痛，这些症状在肺病中出现较多。关键病机是寸口脉沉而迟，关上小紧数，胡老认为它是弦，既是脉象，又是病机，一般认为它反映了上焦阳虚，中焦阴盛，阴乘阳位，我体会上焦不仅是阳虚，阳郁也可以。我于2023年夏天治疗一位60岁男性，新冠后痰多，不稠不稀，不白不黄，舌红苔白，双脉寸关尺皆弦，我用了苓甘五味姜辛夏杏汤效果不明显，后又加瓜蒌、薤白，效果很好。我用瓜蒌、薤白治疗很多肺病，只要符合寸口脉沉而迟，关上小紧数（弦）之脉象，效果都很好，但这个患者寸脉弦而不沉、不迟，效果也好。因为他有高血压，可能影响了脉象，但抓住阳微阴弦的病机就可以起效。

治疗内伤咳嗽还要注意从脾胃治疗，我在甘肃省肿瘤医院治了一例胃癌，患者做完化疗没有肺脏转移但有气短，他的气短在每天早上起床加重，早饭后减轻，而且食欲差、舌苔厚、关脉滑，我用平胃散合用四君子汤。中医讲"肺为储痰之器""脾为生痰之源"，表现为脾虚痰饮咳嗽，脾虚突出用香砂六君子汤、平胃散；痰饮突出用二陈汤；痰多或兼脾虚者则用三子养亲汤，该方来源于《皆效方》，药物组成为紫苏子、白芥子、莱菔子。裴老这时有一个方子，四二平，四是四物汤，二是二陈汤，平是平胃散。裴老最近又将该方发展为冠心Ⅱ号方、苏子降气汤、真武汤三方合用。

还有一种暑湿咳嗽，发于暑天，咳嗽，痰黄稠，身热汗不解，口渴不多饮，脉滑数，舌红。方选清络饮加味。清络饮出自《温病条辨》，组成为鲜荷叶边、鲜金银花、西瓜翠衣、鲜扁豆花、鲜竹叶心、丝瓜皮。

4. 燥邪咳嗽

中医治疗燥邪伤肺之咳嗽，有两个原则。一是润燥养阴，针对内燥用养阴清肺汤、百合固金汤，百合固金汤来源于《慎斋遗书》，药物组成为生地黄、熟地黄、麦冬、百合、玄参、当归、浙贝母、芍药、甘草、桔梗。针对外燥，轻者用桑杏汤，重者用清燥救肺汤。清燥救肺汤来源于《医门法律》，药物组成为炙甘草、人参、阿胶、桑叶、枇杷叶、杏仁、麦冬、胡麻仁、生石膏。该方以头疼身热、干咳无痰、口干咽燥气逆为辨证要点，针对外感发热、干咳。二是止咳化痰，西北属凉燥之地，故西北如甘肃地区，冬季咳嗽用杏苏散居多。有时与养阴清肺汤联用，有时与止嗽散联用。止嗽散的临床应用特点是咽痒即咳，但咽痒即咳不全是止嗽散证。杏苏散方证可以出现，银翘散方证也可以出现。

5. 日久咳嗽

中医治疗日久咳嗽有四个方药。第一个是甘苏合剂，甘苏合剂是裴老治疗内伤日久咳嗽代表方，方歌为甘苏小阿梅，杏仁米壳随。药物组成：甘草、苏子、半夏、生姜、阿胶、乌梅、杏仁、米壳。这种情况米壳是必用之药，常用剂量从6克起，量大有恶心的不良反应。米壳、乌梅均属收敛药，以方测证，该方用于久咳。新咳不用，以免闭门留寇。米壳治疗咳嗽效果很好，特别是对久咳效果独特，这时其他药无法代替，但现在米壳不好找。第二个是苏子降气汤，出自《局方集解》。方歌为苏子降气半枣厚，当前肉桂草姜薄。药物组成为紫苏子、半夏、大枣、厚朴、当归、前胡、肉桂、炙甘草、生姜。苏子降气汤是治疗上实下虚的代表方，临证以痰涎壅盛、胸脘痞满伴气短为使用要点。痰涎壅盛不一定是咳痰多，自觉咽中有痰，或关脉盛、舌胖大，皆可使用。化痰很重要，中医讲，化痰以治咳，化痰以平喘，临床上痰化咳自消，痰化喘自平。但顽痰难化，有这么四组药，一是化橘红、冬瓜子。二是浙贝母 30 克，瓜蒌仁 30 克（打碎），川贝母 5 克（冲服），用于难化之燥热之痰。三是皂角 3～6 克用于寒痰难化。四是山礞海豉，也就是山豆根、青礞石、海浮石、淡豆豉，用于热痰难化。山豆根这个药有很好的化痰、利咽作用，但它也会刺激肠胃。肠胃不好的慎用，一般人也要从小剂量开始，我临床常改为山栀子。第三个是定喘汤，出自《摄生众妙方》。方歌：定喘白果冬夏杏，桑白麻黄甘苏芩。药物组成：白果、款冬花、半夏、杏仁、桑白皮、蜜麻黄、生甘草、紫苏子、黄芩。该方为理气剂，具有宣降肺气、清热化痰之功。主治风寒外束，痰热内蕴之证。症见咳喘痰多气急，质稠色黄，或微恶风寒，舌苔黄腻，脉滑浮数。临床使用定喘汤注意两点，一是该方属于理气剂，辨证除咳喘痰多外还有气急，这一点有别于千金苇茎汤，清气化痰汤。二是与大、小青龙汤，麻黄汤都有麻黄，其作用为平喘散风寒，定喘。但定喘汤治疗外恶风寒、内有痰热之喘，这一点与小青龙汤有区别，小青龙汤治疗外感风寒，内有痰湿。大青龙汤治疗风寒束表，入里化热。第四个是麦味地黄汤，该方来源于《疡科心得集·方汇》，药物组成为熟地黄、山茱萸（制）、山药、茯苓、牡丹皮、泽泻、麦冬、五味子，该方用于肾亏咳喘、病程长的病证。咳痰不明显，而有气短、乏力以及腰膝酸软、头晕、目眩等肾虚症状。

（四）几种特殊类型的咳嗽

1. 喝中药咳嗽

临床中有些患者有慢性病需要喝中药，但一喝中药就咳嗽，用杏苏散和香砂六君子汤。

2. 咳血

裴老有一方，歌诀为乌鱼三代知母参，药物组成为乌贼骨、鱼腥草、三七、代赭石、知母、西洋参、麦冬、五味子，临证酌加仙鹤草、白芍、茜草、藕节。

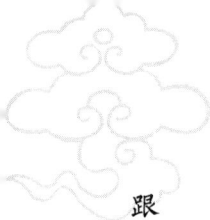

该方对肺癌咳血有一定疗效。

3. 胸腔积液

《金匮要略·痰饮咳嗽病脉证并治》载："脉沉而弦者，悬饮内痛。病悬饮者，十枣汤主之。"十枣汤组成为大枣、甘遂、大戟、芫花。胡老用这个方法治疗胸腔积液。具体用法：将250克大枣煮烂，去枣核和枣皮，加其他三药再煮，再去其他三药，将枣汁喝下。还有一个就是葶苈大枣泻肺汤。

二、哮喘

（一）哮喘的中医治疗思路

裴老认为，喘是肺病及肺心病常见的临床表现。裴老治喘有以下特点。

一是从年龄分气血治疗，一般年龄在55岁以下，肺病时间短的用杏苏散从气分治疗。年龄大于55岁，肺病时间长的用冠心Ⅱ号方加三七、水蛭从血分治疗。我在这种情况下也用桂枝茯苓丸酌加三七、水蛭、土鳖虫治疗，桂枝平冲。胡老也认为治上焦之血瘀引起的喘，用桂枝茯苓丸好，因其有治气逆上冲之作用。

二是注意有无心衰，对于肺心病来讲，主要是右心衰，表现为肝大，腹水，下肢浮肿。对于高血压来讲，右心衰往往合并左心衰，表现为气短，平卧加重。肺病引起气短不得平卧，首先应考虑到真武汤。还有小青龙汤、葶苈大枣泻肺汤。真武汤源于《伤寒论》（82条）："太阳病，发汗，汗出不解，其人仍发热，心下悸，头眩，身眴动，振振欲擗地者，真武汤主之。"《金匮要略·痰饮咳嗽病脉证并治》又说："咳逆，倚息不得卧，小青龙汤主之。"《金匮要略·肺痿肺痈咳嗽上气病脉证治》也提到"肺痈，喘不得卧，葶苈大枣泻肺汤主之"。《金匮要略·痰饮咳嗽病脉证并治》载："支饮不得息，葶苈大枣泻肺汤主之。"又说："咳逆倚息，短气不得卧，其形如肿，谓之支饮。"从《伤寒论》的原文看，引起气短咳嗽不能平卧或平卧加重的病因病机有三种。一是心肾阳虚的真武汤证，现代研究也发现该方对肺心病、心衰效果较好。二是"外证不解，心下有痰饮"的小青龙汤，可用于治疗肺心病兼有外感或哮喘。三是"支饮"，支饮有热用葶苈大枣泻肺汤。还可用苓甘五味姜辛夏杏汤，该方是在干姜、细辛、五味子、半夏、甘草的基础上加茯苓、杏仁。

三是对脾胃虚弱的慢性肺病从"培土生金"角度治疗，这时裴老常用四二平，即当归、川芎、生地黄、白芍、半夏、陈皮、茯苓、甘草、苍术、厚朴。

四是裴老治疗哮喘气短有几个配伍，①枳壳、桔梗。从行气开提肺气治疗。②沉香、肉桂、紫石英。从补气、纳气角度。③沉香、鸡内金。从脾肾双补治疗。④丑香灵，即二丑、香附、五灵脂。二丑是指牵牛子，其中表面灰黑者为黑丑，淡黄者为白丑。归肺、大肠、肾经，苦寒。能泻下通水，消痰涤饮，杀虫消积，该药属于泻下药，常用剂量是 3 ～ 10 克，有小毒。用泻下法治疗喘在《金匮要略·痰饮咳嗽病脉证并治》中有类似描述，"支饮胸满者，厚朴大黄汤主之"。厚朴大黄汤组成为厚朴、枳实、大黄。胡老用大柴胡汤治疗喘证体现了"喘而胸满，当下之"的思想，大柴胡汤是小柴胡汤加枳实、大黄而成。小柴胡汤有畅气机、疏三焦之作用，它能使"上焦得通，津液得下，胃气因和"，加枳实、大黄，这就成为大柴胡汤。"喘而胸满，当下之"。还有后来凉膈散都是这个路子，泻下以清上。这方法我用过有效，包括对放射性、肺炎、治疗效果也很好。⑤汉三七、水蛭、土鳖虫、虻虫用于瘀血气短。⑥瓜蒌、薤白、白酒，《金匮要略·胸痹心痛短气病脉证治》载"胸痹之病，喘息咳唾，胸背痛，短气，寸口脉沉而迟，关上小紧数，瓜蒌薤白白酒汤主之"。裴老与胡老一样将瓜蒌薤白白酒汤看成一个治疗肺病气短之方剂。胡老在他的《胡希恕金匮要略讲座》中也谈到瓜蒌薤白汤系对胸痹，特别和心脏没有关系的那种胸痹，治疗效果更好，如肺病支气管病、肋软骨炎。关键是病机，瓜蒌薤白汤系的病机是上焦气虚，浊气上逆。只要符合这个病机就可以使用，我临床体会这个病机在脉上表现为"寸口脉沉而迟，关上小紧数"，这个脉象对于瓜蒌薤白白酒汤使用很重要。

（二）气喘的中医辨证分型

目前中医对气短之症的辨证分型如下：

1. 风寒闭肺

用华盖散，处方出自《太平惠民和剂局方》，方歌为无石无夏苏子桑。药物组成为麻黄、杏仁、炙甘草、陈皮、茯苓、紫苏子、桑白皮。实际上麻黄汤就能治疗风寒闭肺之喘，《伤寒论》（35 条）载"太阳病，头痛发热，身疼腰痛，骨节疼痛，恶风，无汗而喘者，麻黄汤主之"。但麻黄汤配桂枝就走表发汗了，华

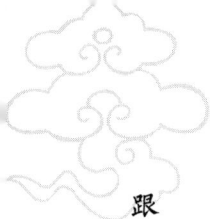

盖散无桂枝，此时麻黄配杏仁重在平喘，当然麻黄本身也有散风寒之作用。因此华盖散就用于外感风寒，内有痰饮。如果里热重可以加上生石膏、黄芩。

2. 邪热壅肺，风热喘证

用麻杏石甘汤。《伤寒论》（63条）："发汗后，不可更行桂枝汤，汗出而喘，无大热者，可与麻黄杏仁甘草石膏汤。"

3. 痰浊阻肺

酌用苓甘五味姜辛夏杏汤，三子养亲汤，小青龙汤加石膏或加附子。

4. 气郁伤肺

可用五磨饮子，该方来源于《医方考》，药物组成为乌药、沉香、槟榔、枳实、木香。这种情况也可用大柴胡汤，大柴胡汤治疗气机逆乱或邪客少阳的气喘有效，这个方法我验证了多次。

5. 肺气阴两虚

用百合固金汤及生脉散，生脉散来源于《医学启源》，药物组成为人参、麦冬、五味子。

6. 肾不纳气

用于肺肾两虚，方用人参胡桃汤，该方来源于《济生方》，组成为人参、胡桃仁，属肺肾两补之品；还可用黑锡丹，该方来源于《太平惠民和剂局方》，组成为黑锡、硫黄、沉香、附子、胡芦巴、阳起石、茴香、补骨脂、肉豆蔻、川楝子、木香、肉桂。黑锡不容易使用，这种情况裴老用沉香、肉桂、紫石英。

7. 上实下虚，浊气上逆

以胸痛痞满，痰浊壅盛，色白质稀的上实表现为主，用苏子降气汤，该方来源于《太平惠民和剂局方》，药物组成为紫苏子、半夏、厚朴、前胡、当归、肉桂、生姜、甘草、大枣，重在降气可加用沉香。

8. 阳虚水泛

用真武汤，多用于有心衰之喘气。

（三）特殊情况之气喘的治疗

1. 对有慢性肺病、表虚有外感者用桂枝加厚朴杏子汤，该方见于《伤寒论》（18条）"喘家作桂枝汤，加厚朴杏子佳"，药物组成为桂枝、甘草、生姜、芍药、大枣、厚朴、杏仁。

2. 肺结核肺不张的治疗。体质好者用月华丸，该方来源于《医学心悟》，方歌为二冬二地山，百参贝阿苓，三七菊花叶。药物组成为天冬、麦冬、生地黄、熟地黄、山药、百部、沙参、川贝母、阿胶、茯苓、三七、菊花、桑叶。肺阴亏虚用补肺阿胶汤，该方来源于《小儿药证直诀》，药物组成为阿胶、马兜铃、牛蒡子、杏仁、甘草。用于肺阴不足，肺中有热之证，特别是小儿肺病。阿胶为血肉有情之品，有很好的滋补肺阴作用。咳嗽酌用杏苏散、止嗽散、养阴清肺汤、百合固金汤。肺结核肺阴亏也可以用麦味地黄汤、清燥救肺汤治疗。

3. 肺气肿合并肺部感染，感染控制后仍气短，这种情况裴老有一方，大味合剂，方歌大味远走二当川，枳壳桔梗青母述。药物组成：大腹皮、五味子、远志、半夏、陈皮、茯苓、炙甘草、当归、川芎、桔梗、枳壳、青皮、浙贝母。该方熔活血、化痰、理气于一炉。临床用于肺气肿合并肺部感染，感染控制后仍气短的患者。

4. 肺切除术后，肺癌术后气短，裴老从气虚痰阻、气郁痰阻及血瘀三个角度治疗。从气虚痰阻治疗，裴老用生脉散、二陈汤，加二母黄杏当生姜，药物组成为党参、麦冬、五味子、半夏、陈皮、茯苓、甘草、知母、浙贝母、黄芩、杏仁、当归、生姜。从气郁痰阻治疗，裴老用大味合剂，大味远（走）二当川，枳壳桔梗青母还，药物组成为大腹皮、五味子、远志、半夏、陈皮、黄芩、当归、川芎、枳壳、桔梗、青皮、浙贝母。从瘀角度治疗，用血府逐瘀汤加减，该方来源于《医林改错》，药物组成为红花、当归、生地黄、牛膝、桃仁、赤芍、枳壳、柴胡、甘草、桔梗、川芎。

5. 一咳嗽气就上不来，裴老认为这种情况见于两种情况。一是肺气肿，辨证痰湿阻肺、肺失宣降，兼有风寒者，多用定喘汤加减治疗，该方来源于《摄生众妙方》，药物组成为杏仁、麻黄、甘草、半夏、黄芩、白果、紫苏子、款冬花、桑白皮。若辨证上实为主，下虚为辅者用苏子降气汤。二是喉痉挛，症见咽部不适，咳嗽气急，用小青龙汤。小青龙汤有缓解平滑肌痉挛的作用。

6. 临床上甲状腺肿大也可以引起咳嗽，这种情况首选养阴清肺汤治疗，但要辨证，半夏厚朴汤、止嗽散也有使用机会。

（四）新冠白肺治疗

本病严重者血氧低要中西医结合治疗，西医治疗包括吸氧，俯卧位，应用甲强龙，尽早使用抗病毒药物，必要时用抗菌药物。中医治疗从化痰、化瘀两个角度治疗。对于咳嗽有痰、咳痰不爽，或听诊肺部有啰音，化痰治疗是首位，方剂选择上多选千金苇茎汤，清气化痰汤，大、小青龙汤，麻杏石甘汤，药物上多选用川贝母、浙贝母、瓜蒌仁、皂角、山栀子、青礞石、海浮石、淡豆豉。"温邪上受，首先犯肺，逆传心包"，"至入于血，则恐耗血动血，直须凉血散血"。对于白肺咳痰不明要活血化瘀，特别是对于有基础心脑血管病或西医检查 D- 二聚体升高者，这个血瘀不仅在心脑血管，而且在肺，在全身毛细血管，故气短而不咳嗽，没有痰。这时候活血化瘀是主要治疗方法，方剂上首选冠心 Ⅱ 号方、桂枝茯苓丸、血府逐瘀汤，常加三七、水蛭、土鳖虫。

（五）名中医治疗喘的经验

1. 国医大师裘沛然治气喘方

药物组成：马兜铃、麻黄、制半夏、黄芩、麦冬、百部、川贝母、牛蒡子、干姜、细辛、玄参、紫菀、龙胆草、木蝴蝶。方中马兜铃清热化痰，止咳平喘。但部分患者服后恶心，用量以 3 ～ 10 克为宜。

2. 胡希恕治喘经验

胡老认为喘证多实，虚证仅为十之一二。

外感引发之喘，痰黏咽喉，喉中如有水气声，用射干麻黄汤；外寒内饮用小青龙汤；风寒诱发，项背强几几用葛根汤。外感引喘以葛根汤证和大柴胡汤证最为常见。葛根汤见于《金匮要略·痉湿暍病脉证》："太阳病，无汗而小便反少，气上冲胸，口噤不得语，欲作刚痉，葛根汤主之。"葛根汤组成：葛根、麻黄、桂枝、白芍、生姜、甘草、大枣。葛根汤是在桂枝汤基础上加葛根、麻黄而成的。葛根虽为辛凉解表剂，但能解肌发汗。中医认为，肺主气，司呼吸，外合皮毛。皮毛也参与人体代谢，包括气机交换。葛根解肌作用胜过麻黄汤，也胜过小青龙汤中的麻黄、桂枝、杏仁三药。而大柴胡汤为《伤寒论》中治疗少阳阳明合病之方。《伤寒论》（165 条）载："伤寒发热，汗出不解，心中痞硬，呕吐而下利者，大柴胡汤主之。"小柴胡汤就有畅三焦、解郁结之功，能使"上焦得通"。上焦通利，喘证自除。加大黄、枳壳以增强泻阳明之功。胡老提出"和法"，但未引起广泛重视，包括《医宗必读》中的治喘十三法中都没有和法。余临证治疗一例 67 岁肺气肿患者陈某，主要表现为喘，为外寒诱发，有痰不易咳出，用小青龙汤、射干麻黄汤、桂枝茯苓丸这些方药加海浮石、皂角、瓜蒌、贝母都不行，最后以和法为主用大柴胡汤治疗终于见效。

3.《医宗必读》治喘十三法

（1）散寒平喘法，寒主收引，肺失宣发用三拗汤、华盖散。

（2）清热平喘法，痰热阻肺，肺失肃降，用麻杏石甘汤。

（3）清暑平喘法，暑邪犯肺兼表邪用藿香汤。

（4）利湿平喘法，用渗湿汤。

（5）泻火平喘法，用白虎汤加瓜蒌、枳壳、黄芩。

（6）消痈平喘法，用千金苇茎汤。

（7）利水平喘法，咳而上气，此为肺胀。若人咳，目如突状，脉浮者，越婢加半夏汤；"外感未解，心下有水气"，小青龙汤；兼烦热，小青龙加石膏汤。

（8）解郁平喘法，用四七汤、大柴胡汤。

（9）涤饮平喘法，用木防己汤，膈间支饮，其人喘满，心下痞硬，面色黧黑，木防己汤主之。

（10）祛痰平喘法，二陈汤。

（11）益气平喘法，补中益气汤。

（12）滋阴平喘法，麦味地黄汤，可加阿胶。

（13）温阳平喘法，桂附八味丸，真武汤。

三、肺病引起的胸痛

肺病咳嗽后胸痛，裴老用分气饮，该方源于《风痨臌膈》，药物组成为茯苓、青皮、栀子、枳壳、白豆蔻、木通、紫苏叶、大腹皮、白术、木香。类似方剂还有四七汤，药物组成为紫苏叶、半夏、茯苓、厚朴。分气饮是从气分治疗肺病引起的胸痛。从血分治疗肺病胸痛就用复方活血汤，药物组成：柴胡、天花粉、当归、炙甘草、酒大黄、穿山甲、桃仁、红花。两个方子都是治疗胸痛的，但是前一个胸痛伴有咳，后一个胸痛咳不明显。临证时裴老在分气饮基础上加羌活、防风、沉香、肉桂、紫石英、白豆蔻、紫苏叶。肺病疼痛有瘀血症，或病在血分用复元活血汤，该方来源于《医学发明》，方歌复元柴花归甘草，将军穿甲偷红桃。药物组成柴胡，天花粉，当归，甘草，大黄，穿山甲，红花，桃仁。久病伤阳，

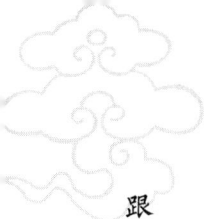

就用瓜蒌薤白加冠心Ⅱ号方。《金匮要略·胸痹心痛短气病脉证治》载"胸痹之病，喘息咳唾，胸背痛，短气，寸口脉沉而迟，关上小紧数，瓜蒌薤白白酒汤主之"。胡老说瓜蒌、薤白用于治疗非心脏病引起的胸痛效果更好。只要符合"寸口脉沉而迟，关上小紧数"，即上焦阳虚，中焦痰盛，阳微阴盛即可。

附 裴老诊治肺结节病的经验

由于现代 CT 等技术的广泛应用，肺结节在临床很常见。裴老认为肺结节有 1/3 是恶性的，这部分患者多无咽炎、鼻炎及经常感冒的情况。而 2/3 是良性的，这部分患者多有咽炎、鼻炎和经常感冒的病史，当然还要结合肿瘤标志物检查，这种结节多表现为磨玻璃样结节，治疗上按鼻炎、咽炎和习惯性感冒治疗，大多可以取得疗效。而自身免疫性疾病中结节病大多为较大的结节，自免抗体可以是阳性，中药以杏苏散、血府逐瘀汤加减治疗，结节消失较好。裴老有一个治疗肺结节的专方：生脉散，二陈汤，二母黄杏当生姜。药物组成为党参、麦冬、五味子、半夏、陈皮、茯苓、甘草、知母、浙贝母、黄芩、杏仁、当归、生姜。

第六章
心脏疾病

　　冠心病全称为冠状动脉粥样硬化性心脏病，它是在高血压、高血脂、高血糖和吸烟等因素下导致冠状动脉硬化，形成斑块、狭窄。西医对狭窄 70% 以上患者给予支架植入术，这对保证心脏大血管通畅度起了重要作用。部分患者也为冠状动脉痉挛引起。狭窄和痉挛都可以引起心脏供血不足，故冠心病又称缺血性心脏病。中医在治疗冠心病方面的优势在于：①对狭窄 70% 以下者，中药绝大多数有效，必要时要配合西药降压、降脂、控制血糖等基础治疗，并口服阿司匹林。②心脏血管痉挛或小血管狭窄者，中药治疗为首选。③合并心脏神经官能症者，中药治疗为首选，合并心律不齐者，中药治疗大多有效。④支架术后康复治疗。

　　心脏病除冠心病外，常见的还有心律不齐、心衰、风心病、心肌炎等。

一、冠心病

1. 从痰治疗

　　这一点在《金匮要略·胸痹心痛短气病脉证治》中有详细记录，胸痹的病因是"阳微阴弦"，具体说是"上焦阳虚，中焦阴盛，痰浊上逆"引起。对于这种情况，中医常用瓜蒌薤白系列。该系列方来源于《金匮要略·胸痹心痛短气病脉证治》："胸痹之病，喘息咳唾，胸背痛，短气，寸口脉沉而迟，关上小紧数，瓜蒌薤白白酒汤主之。"痰浊导致胸痹的原因是"寸口脉沉而迟，关上小紧数"，这句话不仅指脉象，而且是指上焦阳虚、中焦阴盛、痰浊上逆的病机，方用瓜蒌开胸、祛痰、下水，薤白散结行气，加白酒以助药力发挥并活血通络。在《伤寒论》有三个方药用了酒，除瓜蒌薤白白酒汤外，还有治疗"心动悸，脉结代"的炙甘草汤，治疗"手足厥寒，脉细欲厥"的当归四逆汤。酒最好是红酒、黄酒。它们在治疗心血管疾病方面有活血通络的作用。我体会瓜蒌薤白系列方剂对于临床治冠心病目前很有生命力，现代人饮食肥甘，体力活动减少，情绪波动及压力大，这种冠心病很多。

如果在"喘息咳唾，胸背痛，短气"基础上胸痛加重，出现"胸痹不得卧，心痛彻背"之情况，就要用瓜蒌薤白半夏汤。瓜蒌薤白半夏汤是治疗冠心病的首选方之一，但不是只有冠心病才可以用，比如它可以治疗肺心病，肺病之胸闷、气短。胡老用它治疗肋软骨炎引起的胸痛，特别是肺病引起的胸痛。关键要符合"阳微阴弦"之病机，这一点我在临床上也有类似的体会。

如果不是表现为痛，而是表现为痞，"满而不痛"谓之痞，则是《金匮要略·胸痹心痛短气病脉证治》中说的"胸痹心中痞，留气结在胸，胸满，胁下逆抢心，枳实薤白桂枝汤主之，人参汤亦主之"。枳实薤白桂枝汤的药物组成为枳实、薤白、桂枝、厚朴、瓜蒌实。人参汤药物组成为人参、白术、干姜、炙甘草。此方证是在"阳微阴弦"的大体框架内，邪在气分，症状特点为"胸中痞，胁下逆抢心"。治疗一是开痞，理气。在瓜蒌薤白汤方基础上加枳实、厚朴、桂枝，加强理气力量。后世医家施今墨也说"冠心闷痛佛手橼"，意思是冠心病胸闷胸痛要用佛手、香橼，是类似的思路。治疗二是从脾胃论治，增加脾胃运化功能，及时铲除产生的阴寒痰浊。在人参汤（理中汤）中，胡老认为用苍术比用白术好，白术有些燥，这个说法需大家进一步验证。当然理中汤是用于治疗胃虚寒之方，但人参汤治疗冠心病属心气虚者效果好，加上麦冬、五味子就是气阴双补之剂。胡老说瓜蒌薤白治疗胸痹之胸痛、胸满相当好用，在这个基础上，根据病证不同，采取加味的方法，胀得厉害，满得厉害，有气上冲，用枳实薤白桂枝汤。但以上三方都是治疗"阳微阴弦"的病机。临床中对于心肺病有乏力、脉弱的，用生脉散效果好。

阳微阴弦除导致胸痹满痛外，还可以导致气短，《金匮要略·胸痹心痛短气病脉证治》中说："胸痹，胸中气塞，短气，茯苓杏仁甘草汤主之，橘枳姜汤亦主之。"这两个方子都是从除水湿角度治疗这种胸阳痹阻的。胡老说杏仁也祛水，比如风水，治疗风水首选麻黄，但患者太虚了，就用杏仁代替，越婢汤中麻黄可以用杏仁代替；再比如杏仁与解表药放在一起就能散外面的水气了，如麻杏薏甘汤；与治疗里证的药放在一起就能散里面的水气了，如三仁汤。茯苓杏仁甘草汤偏于治水，橘枳姜汤偏于理气。《肘后备急方》中说："橘枳姜汤治胸痹，胸中愊愊如满，噎塞，习习如痒，喉中涩燥，唾沫"，橘枳姜汤的药物组成为陈皮、枳实、生姜，所治疗的病证有胸闷、咽痒、咽中不利、有口水。咽干和口水多在气不化水时可以同时存在，这不是阴亏，也不是热毒，而是气不化水。通过该行气的方法不仅能治疗胸痹"胸中气涩而短气"，而且也能治疗梅核气之喉中痒、涩。不一定都是阴虚、热毒，气滞水停也可以导致。

"阳微阴弦"导致了"喘息咳唾，胸背痛，短气""胸满，胁下逆抢心"及"胸中气塞，短气"等病证，并有三个对应的方证。但从西医角度看，这不一定都是冠心病，是肺病的概率大一些。而"心中痞，诸逆，心悬痛，桂枝生姜枳实汤主之"，按照胡老的说法，就是纯粹的冠心病了。它有胸痛、心悸，用桂枝，有平冲的作用，也有温阳的作用。

2. 从寒治疗

"寒主收引"，"寒凝血瘀"，"痛者多由于寒"。临床可见冠心病多有夜间胸闷胸痛气短。《金匮要略·胸痹心痛短气病脉证治》载"心痛彻背，背痛彻心，乌头赤石脂丸主之"。这一条与"胸痹不得卧，心痛彻背者，瓜蒌薤白半夏汤主之"相比，不仅从症状讲疼痛更重了，而且用乌头（胡老说用川乌头）、附子、干姜，其中附子、干姜为大辛大热的药，辛能散结，热能克寒，赤石脂一则防止辛散太过，二则养心血，《本草纲目》说它"补心血……厚肠胃，除水湿"，常用10~20克，胡老说在黄土汤中赤石脂可以代替灶心黄土治疗消化道出血。有些冠心病患者的胸闷、胸痛常在夜间发作或加重。这种情况我体会非用附子不可，而且6克不行，必须用15克才能见效。

3. 从瘀治疗

可选以下方剂，①桂枝茯苓丸，《金匮要略·妇人妊娠病脉证并治》中说："妇人宿有癥病……其癥不去故也，当下其癥，桂枝茯苓丸主之。"本方组成为桂枝、茯苓、牡丹皮、白芍、桃仁。该方是治疗盆腔淤血综合征的，后来也用于冠心病活血化瘀的治疗。它的特点是在活血化瘀基础上有平冲、安神和祛湿的作用。其中桂枝在《神农本草经》中记载："主上气咳逆，结气，喉痹吐吸，利关节。"《金匮要略·奔豚气病脉证治》中说："发汗后，脐下悸者，欲作奔豚，茯苓桂枝甘草大枣汤主之。"裴老也说过，非冲气上逆，不可用桂枝。裴老总结中医有平冲降逆的四味主药，第一味就是桂枝，其次有枳实、代赭石、紫苏子。冲气上逆在心脏上就表现为心悸，"胁下逆抢心"。此外还有茯苓，它有化饮、安神的作用。化饮用茯苓皮，安神用茯神。②血府逐瘀汤，该方来源于《医林改错》。药物组成：柴胡、赤芍、枳壳、炙甘草、桃仁、红花、当归、川芎、牛膝、

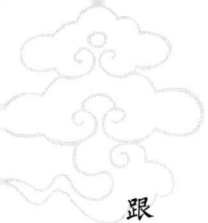

桔梗、生地黄。该方治疗胸中血瘀证，症见胸痛、头痛、痛有定处或呃逆日久不止，或饮水即呛、干呕，或内热，或心悸怔忡，失眠，多梦，急躁易怒，入暮潮热，唇暗或两目暗黑，舌有瘀斑瘀点。它是以活血化瘀之桃红四物汤加四逆散为框架，《伤寒论》（318 条）中说："少阴病，四逆，其人或咳，或悸，或小便不利，或腹中痛，或泄利下重者，四逆散主之。"再加牛膝、桔梗一升一降，调理气机。桔梗可引药到达病位。冠心病有时有前后心烧，这个方剂也能治前后心烧。③冠心Ⅱ号方，该方是陈可冀院士在血府逐瘀汤基础上发展而来的。药物组方为川芎、红花、降香、赤芍、丹参。后来的丹参滴丸又在此基础上发展而来，其组成为丹参、降香。随着人口老龄化的发展和高血压、高血脂、高血糖及吸烟导致的动脉硬化日益增多，冠心Ⅱ号方在治疗冠心病中必不可少。临证时常加汉三七3 克，水蛭 6 克至 10 克。部分患者服用水蛭后恶心，可以放入胶囊中冲服。随着现代 B 超的发展，部分人在做 B 超时可以发现一些心脏结构的异常，如心肌桥，裴老认为这种情况都可以用冠心Ⅱ号方为主治疗。除用冠心Ⅱ号方治疗冠心病以外，裴老还经常使用另外两个方剂。一是三术合剂。方歌：三术皮佛香香香。药物组成为三棱、莪术、陈皮、佛手、松香、香橼、麝香。裴老认为麝香是治疗冠心病非常好的药物，它能开窍醒神，活血通经，消肿止痛，常用 0.6 ～ 1克。它辛温，只能入丸、散剂，不能入汤药。二是山丹花开五泽川，五水布海汉三七。药物组成：生山楂、丹参、红花、五加皮、泽泻、川芎、五灵脂、水蛭、昆布、海藻、三七。活血化瘀法治疗冠心病近代研究颇多，有人说冠心病动脉硬化不严重，动脉痉挛严重，重用丹参，冠心病动脉硬化严重用汉三七，意思是说冠心病狭窄不明显重用丹参，狭窄明显重用三七。心脏支架解决了心脏大血管的阻塞问题，但心脏小的毛细血管阻塞尚未解除。这种情况下患者仍会有胸闷的症状，也可按上述方法治疗。活血化瘀法在近代临床应用很多，不只是用于冠心病和心脏疾病的治疗，对于久病、怪病、常法治疗无效之病，如神经疾患、关节病、肿瘤、鼻病、皮肤病等均可应用。上海国医大师颜德馨认为，在临床上不一定有瘀血证才要化瘀。对于顽症、久症、怪症都可以从活血化瘀角度治疗。"久病入络"是中医的传统理论，顽疾多瘀是颜老的学术思想。颜老说顽固性失眠、多梦可用活血化瘀药加黄连、石菖蒲。身体局部发热可以用活血化瘀法治疗，口干日久也可用化瘀法治疗。结肠炎腹泻可以用膈下逐瘀汤治疗，这是王清任的经验。而在众多活血化瘀方中，颜老首推血府逐瘀汤。颜老的学生将该方称为"万岁方"。但在临床中要辨证使用。如苔白腻就不用生地黄，用血府逐瘀汤。治疗头痛川芎量要大，一般用 30 克到 50 克。治疗男性性功能下降还要加用韭菜籽、蛇床子、紫石英。治疗色素沉着加桑叶、桑白皮。对于活血化瘀法，颜老又分为凉血化瘀、温阳化瘀（将活血化瘀药与温阳药同用，如附子、肉桂、桂枝、仙茅、淫羊藿、巴戟天，就是温阳活血）、通络化瘀（在活血化瘀药中加威灵仙、蚕沙、桂枝、小茴香）、软坚化瘀。虫类药颜老主要用水蛭、蜈蚣、牡蛎。还可用血府逐瘀汤重桔梗治疗咽炎，加升麻治疗失音。

4.从和法治疗

胡老推荐用大柴胡汤治疗冠心病。大柴胡汤源于《伤寒论》（165 条）："伤寒发热，汗出不解，心中痞硬，呕吐而下利者，大柴胡汤主之。"《伤寒论》（136 条）："伤寒十余日，热结在里，复往来寒热者，与大柴胡汤。"大柴胡汤的组成是小柴胡汤去党参、大枣、甘草而加枳实、白芍、大黄。胡老在《胡希恕金匮要略讲座》中说，心绞痛用大柴胡汤配合桂枝茯苓丸的机会很多，有一个中医心脏病专家也用这个办法。如果心悸厉害就加大桂枝、茯苓的量。桂枝平冲，茯苓安神，用大柴胡汤治疗心脏病这个方法本人用过几例，我体会冠心病有气机逆乱之病证用这些方子效果很好。

二、心律不齐

心律不齐分为慢性心律不齐和快速心律不齐，可见于各种心脏病及心脏神经官能症。西医对慢性心律不齐的治疗有氨茶碱，对于快速的有心得安、利多卡因等，但这些西药本身可引起心律不齐。总体来看治疗心律不齐中药优于西药。西医安置心脏起搏器对各种严重心律不齐疗效显著。

中医治疗慢性心律不齐常用以下三个方剂。一是麻黄附子细辛汤，《伤寒论》（301 条）载："少阴病，始得之，反发热，脉沉者，麻黄细辛附子汤主之。"此方原为治疗少阴寒证兼太阳病之方，临证用于治疗心肾阳亏之心动过缓。当然心动过缓（慢性心律）在西医上看可分为窦性心律过缓和病窦综合征。可以用活动后心率是否增加加以鉴别，一般来讲窦性心动过缓活动后心率加快，病窦综合征活动后心率不加快，窦性心动过缓治疗相对容易。二是归脾汤，用于气血两亏、心脾两虚。以头晕、心悸、乏力、纳差为辨证使用要点。方剂来源于《济生方》，药物组成为黄芪、当归、人参、白术、茯神、炙甘草、木香、龙眼肉、远志、炒枣仁。三是裴老之半蒌合剂。方歌：半蒌香草陈实桂，金茶三两治窦缓。药物组成：半夏、瓜蒌、香附、炙甘草、陈皮、枳实、桂枝、茶树根。金茶是指茶树根，一般药店没有，但网上可以买到。

快速性心律不齐分为实证和虚证。虚证见于气阴两虚。代表方为炙甘草汤。《伤寒论》（177条）："伤寒，脉结代，心动悸，炙甘草汤主之。"方歌为桂姜阿大人，麦地种麻草。服时用白酒少许。药物组成：桂枝、生姜、阿胶、大枣、人参、麦冬、生地黄、麻子仁、炙甘草。《伤寒论》说心动悸，动则短气心悸。炙甘草是君药，用量要大，20克以上。裴老按这个思路制定了整律五药，即生地黄、麦冬、丹参、苦参、延胡索。苦参属清热药，能清热燥湿，杀虫止痒，利尿，但《本草经百种录》中说："苦参，专治心经之火，与黄连功用相近，但黄连似去心脏之火为多，苦参去心腑小肠之火为多。"苦参味苦，部分患者喝药后会感到恶心。实证见于心阳上亢，《金匮要略·奔豚气病脉证治》载："发汗后，脐下悸者，欲作奔豚，茯苓桂枝甘草大枣汤主之"。胡老对心阳上亢之心悸、心律失常常用茯苓桂枝汤治疗。此时可加重镇安神之生龙骨、生牡蛎、磁石、代赭石。这种情况下还有裴老之桂川合剂，药物组成：桂枝、川芎、葛根、党参、麦冬、五味子、紫石英、生龙骨、生牡蛎、珍珠母、代赭石、炙甘草。从中医角度讲，此方为滋阴潜阳方，重在潜阳。桂川合剂治疗实证，而炙甘草汤治疗气阴两亏之虚证。炙甘草汤与桂川合剂还有一个区别是炙甘草汤治疗心律不齐的心动过速，而桂川合剂治疗心律整齐的心动过速。归脾汤也可以用于心脾两虚之心悸。真武汤可以用于治疗"太阳病，发汗，汗出不解，其人仍发热，心下悸，头眩，身瞤动，振振欲擗地者"之心肾阳虚之心悸，如部分肺心病引起的心悸。当然还有其他的病见有心悸，有一位患者患有乳腺肿瘤，手术、化疗及内分泌治疗都做了，肿瘤控制得很好，就是失眠，夜间心悸得厉害。我用了桂枝加龙骨牡蛎汤、酸枣仁汤后患者夜间仍心悸，后来我加用6克附子，并将真武汤用全，患者心悸症状就明显好转了。

房颤是一种特殊类型的心律不齐，裴老认为中医治疗效果好。在对病治疗时，裴老主张活血化瘀。常用方剂冠心Ⅱ号方，以及山丹花开五泽川（山楂、丹参、红花、五加皮、泽泻、川芎），五水布海汉三七（五灵脂、水蛭、昆布、海藻、汉三七），但也要结合临床辨证应用。

而苓桂术甘汤治疗"心下逆满，气上冲胸"之痰饮上泛之心悸，这一条和茯苓桂枝甘草大枣汤证结合，与"非冲气上冲不可用桂枝"结合起来，就看出桂枝、茯苓在治疗心悸中的地位了。

附 中医对心悸之辨证

（1）心气虚的临床主要特点是心悸，伴有气短，动则加重，双脉数而无力，首选养心汤，该方来源于《仁斋直指方论》，方歌为养心汤参黄草，二茯当川柏子寻，夏曲远志加桂味，大量枣仁安神宁。即党参、黄芪、炙甘草、茯苓、茯神、当归、川芎、柏子仁、半夏曲、远志、肉桂、五味子、酸枣仁。临床常加生龙骨、生牡蛎、琥珀、磁石。裴老对心气虚治疗常将定心汤与保元汤合用。定心汤来源于《医学衷中参西录·医方治心病方》，其组成为龙眼肉、酸枣仁、山茱萸、柏子仁、生龙骨、生牡蛎、乳香、没药。保元汤来源于《博爱心鉴》，药物组成为炙黄芪、人参、炙甘草、肉桂。

（2）心阳不振用桂枝龙骨或生牡蛎汤。其临床特征在心气虚基础上出现畏寒、脉沉，苓桂术甘汤及生脉散加味在这种情况下也可以使用。在《伤寒论》（64条）中说："发汗过多，其人叉手自冒心，心下悸，欲得按者，桂枝甘草汤主之。"桂枝甘草汤药物组成为桂枝四两，甘草二两，是治疗心阳不振的基础方剂。在此基础上还有桂枝甘草龙骨牡蛎汤、苓桂术甘汤、真武汤，特别是真武汤用的机会很多。心阳虚还会出现心胸憋闷等症状，方用生龙牡汤。该方由生龙骨、生牡蛎组成。临证可活变为生地生龙牡汤、枣仁生龙牡汤。

（3）心血不足与心阴不足两者共同表现为心悸，失眠，健忘，易惊，舌红少苔，脉细数结代。心血不足可用养心汤治疗。心阴不足还会出现低热、盗汗、恶心烦热，方用定心汤，组成为生龙骨、生牡蛎、酸枣仁、柏子仁、制乳香、制没药、山茱萸、龙眼肉。两个方药对比，养心汤有当归、川芎之养血药，茯苓、茯神同用之祛湿安神药，半夏、远志之祛湿平冲药，而定心汤有制乳香、制没药，无参、芪、川、地。以方测证，养心汤补气养血优于定心汤，定心汤重镇安神优于养心汤。血虚不足还有头晕、面白的症状，方用归脾汤，其药物组成为白术、茯神、当归、黄芪、远志、龙眼肉、酸枣仁、人参、木香、炙甘草。气阴两亏则用炙甘草汤。

（4）惊恐扰心。"惊则气乱"，"恐则气下"《伤寒论》（112条）载："伤寒脉浮，医以火迫劫之，亡阳必惊狂，卧起不安者，桂枝去芍药加蜀漆牡蛎龙骨救逆汤主之。"其药物组成为桂枝、甘草、生姜、大枣、生龙骨、生牡蛎、蜀漆。蜀漆即

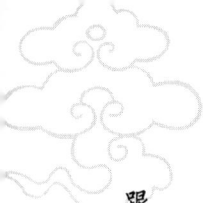

常山幼苗，其性味与常山略同，能涌吐痰涎，截疟。该方用于心神不能自主，坐卧不安之心悸，其脉多为数脉，以左寸脉弱为甚，并有结代。

（5）心血瘀阻之心悸，临床表现为胸闷痛，口唇青紫，舌紫，脉弦，方用血府逐瘀汤或冠心Ⅱ号方。但我认为此种情况，桂枝茯苓丸比冠心Ⅱ号方更适合，因为桂枝平冲，茯神安神。

（6）痰火扰心之心悸，临床表现为心悸而烦，急躁失眠，口唇糜烂，或舌僵难言，舌红苔黄腻，脉滑数。治疗用黄连温胆汤，该方来源于《六因条辨》，药物组成为黄连、半夏、陈皮、茯苓、枳实、竹茹、甘草、生姜。

（7）心阳亏甚，阳虚水泛，水气凌心可出现心悸。有两种情况，一是"心下有痰饮""心下逆满，气上冲胸，起则头眩，脉沉紧"之苓桂术甘汤证。二是"太阳病，发汗，汗出不解，其人仍发热，心下悸，头眩，身𥆧动，振振欲擗地"之真武汤证。我临床体会，真武汤是从温补心肾阳气入手的。

三、心力衰竭

治疗心衰有三大经典方剂。一是苓桂术甘汤，《伤寒论》（67条）载其治疗"心下逆满，气上冲胸，起则头眩，脉沉紧"之太阳病阳虚水气证。现多用于风心病之心衰。二是真武汤，原方为"太阳病，发汗，汗出不解，其人仍发热，心下悸，头眩，身𥆧动，振振欲擗地者，真武汤主之"。该方原为治疗太阳变证，阳虚水泛证。多用于治疗肺心病心衰。三是裴老之心衰合剂。方歌：心衰四水补生参。药物组成：大腹皮、防己、茯苓、葶苈子（以上四药为四水），黄芪、当归、西洋参、麦冬、五味子。四是辽宁名医董玉明之温肾救心汤，该方是在真武汤基础上去干姜，加黄芪25克，五加皮25克，细辛5克，桂枝10克，五味子10克，甘草10克，生姜15克。黄芪益气利水，桂枝温阳利水，细辛平喘利水，五加皮润肺利水，五味子收敛肺气以养心气。以上诸药与真武汤合用，以治疗心肾阳虚水泛之证。

四、心肌炎

这里所说的心肌炎不仅包括心肌酶升高，心电图改变符合西医心肌炎诊断标准之心肌炎，而且包括小儿、老年等体弱者因心脏功能弱而表现出的心悸、胸闷、气短。这种情况常在感冒、劳累后出现。裴老常用以下三个方剂。一是归脾冠生脉，青龙破地水。药物组成是归脾汤合冠心Ⅱ号方、生脉散，再加青皮、龙眼肉、补骨脂、生地黄、水蛭。该方心脾同补、气阴同调，作用全面，临床使用机会很多。二是复元活血汤，该方来源于《医学发明》，方歌为复元柴花归甘草，将军穿甲偷红桃，药物组成为柴胡、天花粉、当归、甘草、酒大黄、穿山甲、红花、桃仁。方中柴胡入肝疏肝，酒大黄活血祛瘀，推陈出新。天花粉一则破瘀结，二则祛邪热。全方行疏肝通络、活血祛瘀之效。活血化瘀法治疗心肌病有时很重要。该方用于心肌炎肝郁胸痛。血府逐瘀汤，在这种情况也可用。如果有冲气上逆，心悸"胁下逆抢心"。桂枝、茯苓、代赭石和生龙骨、生牡蛎也可以使用。三是裴老验方金牛合剂，方歌金龙山水酸，四物生脉散，组成为延胡索、川楝子、生龙骨、生牡蛎、山楂、水蛭、酸枣仁、当归、川芎、生地黄、白芍、党参、麦冬、五味子。相对于前两方，该方重在养血，安神作用相对弱，用于血虚、神志不安之心肌病。

五、名医治疗心脏病专方

1. 邓铁涛冠心病方

药物组成为党参10克，竹茹10克，半夏10克，茯苓15克，陈皮10克，枳壳6克，炙甘草6克，丹参10克，水煎服，每日两次，口服。功能：益气祛瘀，舒通心阳，临床使用时气阴两亏者合用生脉散；血瘀胸痛加三七、茜草或失笑散；气虚合用四君子汤重用黄芪；血压高加草决明、代赭石、钩藤、牛膝；血脂高加山楂、草决明。

2. 邓铁涛风心病方

太子参30克，白术15克，茯苓15克，炙甘草5克，桃仁10克，红花5克，鸡血藤24克，桑寄生30克。水煎服，日一剂，分服。

3. 邓铁涛心衰方

阳虚者四君子汤合桂枝甘草汤或参附汤酌加五爪龙、北黄芪、炒酸枣仁、柏子仁；阴虚者用生脉散加北沙参、玉竹、女贞子、墨旱莲、桑椹；血瘀加桃红四物汤或失笑散；水肿加用五苓散、五皮饮；兼外感咳嗽者加杏仁、紫菀、百部；喘咳痰多加紫苏子、白芥子、胆南星、海浮石；湿重舌苔厚腻加薏苡仁。

第七章
食管病

食管疾病包括反流性食管炎、食管癌等。对反流性食管炎，西医有质子泵抑制剂以及磷酸铝凝胶食管黏膜保护剂。中医药对治疗该病有较好的疗效，但对于食管癌则应配合西医手术、放疗、免疫治疗、靶向治疗，防止肿瘤复发。

该病归属于中医学中"嘈杂""吐酸""胸痹""呕吐"等范畴。中医学认为食管炎的主要病位虽在胃，但亦与五脏密切相关。胃居中焦，属土，主通降，与脾互为表里，与心、肺为母子关系，而肾为胃之关，肝疏土、土营木；张景岳曾提出，善治脾胃者，既可以调五脏，同时调五脏亦可以治脾胃，可见胃与五脏不仅在生理上密切相关，病理上也可相互影响。五脏功能失于调治，脾失健运、肝郁不疏、心失所养、肺失宣降、肾水亏虚皆可导致胃失通降，气机不畅，郁而化火，发为食管病。故中医治疗食管病以和胃降逆为辨证治疗的重点，同时顺应五脏的生理特性，辅以升脾阳、运脾气，疏肝气，温心阳、清心火，宣发肺气、肃降肺气，补肾之法，调和五脏，通降胃气，畅达气机，清解郁火。

一、反流性食管炎

反流性食管炎在我国发病率为 5%，症状主要是胸骨后疼痛，反酸，呃逆，部分患者有上腹胀满，消化不良。西医学主要靠症状诊断。在反流性食管炎基础上，食管镜发现异常，此谓反流性食管病，发病率为 1%。

中医治疗反流性食管炎的大法是疏肝理气，基础方剂为四逆散，该方来源于《伤寒论》（318 条）："少阴病，四逆，其人或咳，或悸，或小便不利，或腹中痛，或泄利下重者，四逆散主之。"四逆散由柴胡、枳实、白芍、炙甘草组成。临证使用若呃逆者合并旋覆代赭汤，该方来源于《伤寒论》（161 条）："伤寒发汗，若吐，若下，解后心下痞硬，噫气不除者，旋覆代赭汤主之。"临床可将旋覆花与代赭石一起包煎，二者剂量是 3：1，一般成人用旋覆花 30 克，代赭石 10 克，按此剂量方可有效，这是我临床反复验证的结果。上腹胀满者，酌加丹参、木香、草豆蔻、枳壳、枳实、厚朴、香附、佛手、香橼。其中枳壳、枳实这两个药都调理脾胃气机，枳壳力缓以行气为主，枳实力猛以破气为主，枳实煎前必须打碎，我临床体会二药同用效果好。若胸骨后疼痛可合并茯苓桂枝甘草汤，该方有治疗冲气上逆之作用，《金匮要略·奔豚气病脉证治》说："发汗后，脐下悸者，欲作奔豚，茯苓桂枝甘草大枣汤主之。"《伤寒论》（356 条）载："伤寒厥而心下悸，宜先治水，当服茯苓甘草汤。"可见桂枝、茯苓有很好的治疗水气上冲、冲气上逆的作用，在《伤寒论》（15 条）就有"非气上冲者，不可用桂枝汤"之原则。胸脘痞闷也可用瓜蒌薤白白酒汤，瓜蒌薤白白酒汤并非只有冠心病才能用，只要符合"寸口脉沉而迟，关上小紧数"即可。这个数，胡老认为肯定是错了，应该是弦。这两句话我体会不仅是指脉象，更是指病机。这是一个上虚下实，痰浊上逆、胸阳痹阻、阴乘阳位之病机，许多病都可用，肺病可以用，食管病也用，这就是中医的异病同治。反酸加龙骨、牡蛎、煅瓦楞子。在反流性食管炎的中医辨证方面，我一般分为以下几种。胃寒型用丁香散，该方来源于《太平惠民和剂局方》，药物组成为丁香、人参、藿香，或用裴老的止呕四药，即丁香、沉香、肉豆蔻、紫苏梗。胃火型用竹叶石膏汤加味，该方来源于《伤寒论》（397 条），原文"伤寒解后，虚羸少气，气逆欲吐，竹叶石膏汤主之"，药物组成为竹叶、生石膏、半夏、麦门冬、人参、炙甘草、粳米。中焦虚寒用旋覆代赭汤加味，胃阴不足者用裴氏养胃汤加味，该方在叶氏养阴汤基础上去掉生地黄以防碍胃而用石斛代替，其组成为北沙参、麦门冬、玉竹、石斛。胃虚痰阻者用橘皮竹茹汤，该方来源于《金匮要略·呕吐哕下利病脉证治》："哕逆者，橘皮竹茹汤主之。"组成：陈皮、竹茹、人参、甘草、生姜、大枣。西药可配合制酸剂，如硫糖铝凝胶、磷酸铝凝胶。在临床上，反流性食管炎引起的胸闷、胸痛要与冠心病相鉴别，这一点我体会非常有必要，两个病的中医治疗不尽相同。反流性食管炎按冠心病治疗，再用上水蛭等伤胃的药物，就会加重病情。我的老师裴老说要"西医诊断，中医辨证，中药为主，西药为辅"，这"十六字方针"在这里是非常有意义的。这个"西医诊断"我体会有两层含义，一是严格按西医规范诊断。如一个胸骨后疼痛的患者，要看他是否伴有气短、心悸，是否有三高基础，胸骨后疼痛是阵发性的还是持续性的，是否伴有反酸、胃胀，以进一步区分是冠心病引起的胸痛还是反流性食管炎引起的胸痛。有时还要做进一步的西医检查，如胃镜、心电图、冠脉造影。有时候某一个症状要判断是西医哪个病引起的，还需要三甲医院的专科医师通过必要的检查才能确定。二是我们中医门诊治的患者大都属于西医某些病的前期，如果从健康角度将人分为"非患者（健康人）和患者"，而对两者之间的状态视而不见是不对的，治疗处于这些中间状态的人或者是亚健康状态的人正是我们中医发挥优势的人群。我跟裴老多年，体会到裴老的西医诊断不仅包括西医确诊的病，而且包括西医疾病的前期，这实际就是发挥了中医治未病的优势。

二、放射性食管炎

放射治疗是食管恶性肿瘤的主要治疗方法之一，有部分患者在接受放射治疗后会出现暂时的吞咽困难加重，咽干舌燥，进食困难伴乏力，白细胞计数下降的情况。我在这种情况下选择的第一个方药仍然是四逆散，酌加生龙骨、郁金、香附、半夏，用于放射性食管炎属肝郁气滞型者。第二个方药是养阴清肺汤，组成为生地黄、麦冬、玄参、浙贝母、生甘草、牡丹皮、薄荷、白芍。用于放疗后伤阴，肺燥伤阴证。第三个方药是"兰州方"，这是裴老治疗放射性食管炎乃至许多恶性肿瘤的基础方，它的主要功效是扶正固本。《素问·生气通天论》中说："真气者，所受于天，与谷气并而充身者也。"正气（真气）包括先天之肾气和后天脾胃之气，方中熟地黄、山药、山茱萸、茯苓、泽泻、牡丹皮是补益肾气之基础方六味地黄汤，加人参须（裴老认为人参须的作用在这种情况下比人参强）、党参、太子参、北沙参补脾。前组药补先天，后组药补后天，加桂枝、白芍调和营卫，甘草、小麦、大枣安神定志，全方共行扶正固本之功。我在 2003 年就主持了裴氏升血颗粒（兰州方）在恶性肿瘤中扶正固本作用的课题研究，研究得出，兰州方可改善恶性肿瘤患者免疫功能，对放、化疗有增效减毒作用。我临床体会，对于肿瘤患者如果其有自觉症状，就用中医辨证论治解决症状，我认为解决机体的任何症状都是对机体内部环境的调节。如果没有症状，则用兰州方。在治疗食管癌时，裴老还常加半夏、厚朴、远志。即六味半厚远。甘肃省一名老中医临终时将他这一治疗食管癌的秘方传于裴老，裴老又传于我们，药物组成为熟地黄、山药、山茱萸、茯苓、泽泻、牡丹皮、半夏、厚朴、远志，该方仍以六味地黄汤为基础，加半夏降逆、健脾，厚朴宽中理气，远志原为安神药，但它有"祛痰开窍、消散痈肿"之作用，《神农本草经》中就记载远志有"除邪气，利九窍"之功效。中药除治疗放射性食管炎外还可以用于部分不能放疗的食管癌患者。这里有两个方药，一是启膈散，用于痰瘀互结的食管癌，该方来源于《医学心悟》，药物组成：丹参、沙参、郁金、荷叶蒂、茯苓、浙贝母、砂仁、杵头糠。二是枳金合剂，方歌：枳金厚朴小陷胸。药物组成：枳实、郁金、厚朴、黄连、半夏、瓜蒌。用于热痰瘀互结的食管癌。如果是食管癌术后吞咽困难，进流食加重者，则在四逆散、启膈散、枳金合剂基础上，加三个药，即马钱子一枚（如果是两枚的话要用开水先煎两小时）、鸦胆子10个、急性子6克。这个方法我用过，在排除局部复发的情况下有效。

三、食管癌、贲门癌引起的吞咽困难

食管贲门引起的吞咽困难，西医目前给予放置支架治疗，但使用后患者仍有不适，部分患者还可出现上消化道出血等不良反应。对这种情况裴老用三对合剂，方歌：三对大丹参，厚蚤左金铃。药物组成：半夏、陈皮、香附、枳壳、三棱、莪术、丹参、木香、砂仁、厚朴、蚤休、黄连、吴茱萸、延胡索、川楝子。方中半夏、陈皮、厚朴辛温，燥湿化痰，消痞散结；香附疏肝解郁，理气宽中；枳壳破气消积，化痰散痞；三棱、莪术破气行血，消积止痛；丹参活血祛瘀；木香行气止痛；砂仁辛温，行气化湿；蚤休清热解毒，消肿止痛；黄连、吴茱萸二药名为左金丸，功能清泻肝火，除湿开痞。延胡索、川楝子行气止痛。这个方法我用过多次有效。

四、食管癌胸骨后疼痛

胸骨后疼痛也是食管癌之常见症状之一。裴老常用以下方剂。一是三对合剂，也就是三对大丹参，厚蚤左金铃；二是枳金甘草小陷胸（枳实、郁金、甘草、黄连、半夏、瓜蒌）；三是厚蚤合剂，方歌为厚蚤左金铃，增液调三虫，药物组成为厚朴、蚤休、黄连、吴茱萸、延胡索、川楝子、生地黄、麦冬、玄参、大黄、芒硝、炙甘草、僵蚕、全蝎、蜈蚣；四是牡蛎代合剂，方歌为牡蛎代黄

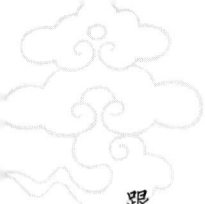

金，增液调三虫，药物组成为牡蛎、代赭石、黄连、金银花、生地黄、麦冬、玄参、大黄、芒硝、炙甘草、僵蚕、全蝎、蜈蚣。

五、颅脑病变引起的吞咽困难

颅脑病变包括脑梗死、脑出血、一氧化碳中毒及各种脑病均可以引起吞咽困难，这种情况下要用中西医结合思维从脑治疗，首选血府逐瘀汤，其次是导痰汤、五苓散，这个方法我用过是有效的。

六、食管贲门失弛缓症（名医验方）

国医大师邓铁涛有一个治疗食管贲门失弛缓症的验方，组成：太子参 30 克，白术 15 克，茯苓 15 克，甘草 5 克，白芍 15 克，台乌 12 克，威灵仙 15 克。水煎服，每日一剂，分两次口服。功效：健脾益气。

七、食管癌前病变

中医治疗肿瘤的优势在于治未病和术后防复发，2019 年国家中医药管理局组织全国专家制定了食管癌前病变治未病干预指南的团体标准，我主持制定了该指南中医药部分。中医治未病的优势，除我们在食管癌相关细节中谈到的治未病以外，预防肿瘤复发也是非常重要的作用，包括术后、放化疗和靶向治疗后预防复发。这时首先要用中医的扶正观，也就是扶正固本，主要是补肾气、健脾气，肾为先天之本，脾为后天之本。其次是整体观和辨证观，因为肿瘤患者出现的任何症状都是机体阴阳失调的表现，这时解决患者的任何症状都是在调节机体的阴阳。再次是动态辨证观，中医治病不仅要一人一方、一地一方，还要一时一方。半世纪以来为了中医教育，使初学者容易入门，在大部分中医教材、书籍、论文、方案中都在中医的病和西医的病下面分为若干个中医证型。值得一提的是，这种中医证型是活的，在临床辨证使用时不要受其限制。现将我执笔的食管癌前病变的中医辨证治疗附于后。

附 食管癌前病变的中医辨证

1. 概述

对已发现食管癌前病变的患者,我们应该积极诊治,应用中医药辨证施治及非药物疗法进行有效干预,缓解患者的症状,逆转或延缓癌前病变的发生。

2. 中医药治疗

(1)中医辨证施治

1)肝胃不和、痰气交阻证(推荐强度:强推荐;共识同意率:完全同意88.76%,同意但保留部分意见10.1%)

【主要症状】咽喉不适,自觉有异物,但不影响进食,情志不舒时上述症状加重,或胸脘痞满,舌质淡红,苔薄白,脉弦。多见于气郁、痰湿、湿热体质。

【治法】疏肝和胃,理气化痰。

【推荐方药】柴胡疏肝散(证据级别:V级;推荐强度:强推荐)合二陈四七汤(推荐强度:弱推荐)加减。柴胡疏肝散出自《医学统旨》,二陈四七汤出自《症因脉治》。

方中有柴胡10克,香附6克,白芍6克,枳壳6克,陈皮10克,川芎6克,炙甘草6克,清半夏6克,茯苓10克,紫苏叶6克,厚朴6克。

若嗳气上逆可加旋覆花、丁香、柿蒂等理气降逆之品;若痰多,质稠,色黄难咳可加桔梗、瓜蒌仁、浙贝母等清热化痰之品;若痰稀色白难咳者则可加皂荚、青礞石、海浮石;反酸甚者酌加瓦楞子、乌贼骨、吴茱萸、黄连。

2)胃热壅盛、浊气上逆证(推荐强度:强推荐;共识同意率:完全同意83.13%,同意但保留部分意见16.87%)

【主要症状】胸骨后灼热不适,进热食时加重,但不影响进食,胃脘痞塞,时有恶心欲呕,或嗳气频频,反酸不适,口干口苦,舌质偏红,苔薄黄,脉弦滑或弦数。多见于湿热体质,多有长期大量饮酒史。

【治法】清热和胃,理气降逆。

【推荐方药】半夏泻心汤(证据级别:V级;推荐强度:强推荐)合旋覆代赭汤(推荐强度:弱推荐)加减。半夏泻心汤出自《伤寒论》(149条),旋覆代赭汤出自《伤寒论》(161条)。

方中有黄连3克,黄芩6克,清半夏10克,干姜6克,党参20克,旋覆花30克(包煎),代赭石10克(先煎),生姜3克,大枣6枚,炙甘草3克。其中旋覆花、党参、代赭石的剂量比例为 3 ∶ 2 ∶ 1。

若口干口渴可去党参、生姜，加冬凌草、白花蛇舌草等以加大清热解毒之力；若大便干结可加大黄；若胸脘痞塞重者可加枳壳、佛手、瓜蒌；若反酸甚者可酌加瓦楞子、乌贼骨、吴茱萸、黄连。

3）脾胃虚弱、痰瘀互结证（推荐强度：强推荐；共识同意率：完全同意85.38%，同意但保留部分意见 13.48%）

【主要症状】食欲不振，少气懒言、神疲乏力，胸部不舒，时吐痰涎，时有嗳气或呃逆，但不影响进食，面色萎黄，身体消瘦，舌质淡暗，苔腻或薄白，脉细无力或涩。多见于气虚体质。

【治法】健脾和胃，化痰散瘀。

【推荐方药】香砂六君子汤（推荐强度：弱推荐）合启膈散（证据级别：Ⅴ级；推荐强度：强推荐）加减。香砂六君子汤出自《医方集解》，启膈散出自《医学心悟》。

方中有党参 15 克，白术 10 克，茯苓 10 克，陈皮 6 克，清半夏 6 克，木香6 克，砂仁 6 克（后下），南沙参 10 克，浙贝母 6 克，荷叶蒂 2 个，郁金 6 克，丹参 10 克，杵头糠 1.5 克，甘草 6 克。

若痰多清稀，可加干姜、细辛等温化寒痰之品；若嗳气频频，可加丁香、旋覆花等理气降逆之品；若反酸甚者可酌加瓦楞子、乌贼骨、吴茱萸、黄连；若出现脘腹冷痛，手足不温等阳虚表现者可加附子、干姜、肉桂。

4）胃阴亏虚、食管失濡证（推荐强度：强推荐；共识同意率：完全同意85.43%，同意但保留部分意见 14.57%）

【主要症状】胃脘部隐隐作痛，且有灼热感，饥不欲食，或胸骨后不适，口干咽燥，胃脘痞闷不舒，或干呕呃逆，或时有呕吐，大便干结，舌红少苔，脉细数。多见于阴虚体质。

【治法】养阴益胃。

【推荐方药】五汁安中饮（证据级别：Ⅴ级；推荐强度：强推荐）或益胃汤（推荐强度：弱推荐）加减。

五汁安中饮，出自《新增汤头歌诀》。方中有牛乳 60 毫升，韭汁 10 毫升，姜汁 10 毫升，藕汁 10 毫升，梨汁 10 毫升。煎煮方法：和匀。服用方法：少量频服。

益胃汤，出自《温病条辨》。方中有南沙参 10 克，玉竹 6 克，麦冬 6 克，生地黄 6 克。

若纳差、苔腻，可去生地黄，加石斛、麦芽；若兼有头晕目眩、神疲倦怠等肝肾阴亏表现者，可加女贞子、墨旱莲；若大便干结难下者可加火麻仁、制首乌、白芍；若有呃逆、呕恶者可加竹茹、柿蒂；若胃脘疼痛明显者，可加延胡索；若反酸重者酌加吴茱萸、黄连、瓦楞子。

5）肝肾阴虚、津液亏虚证（推荐强度：强推荐；共识同意率：完全同意85.43%，同意但保留部分意见 14.57%）

【主要症状】口干口渴，胸部不舒，但不影响进食，伴身体消瘦、头晕目眩、神疲倦怠，舌质偏红，苔少乏津或有裂纹，脉细无力或涩。多见于阴虚体质。

【治法】滋补肝肾，养阴润燥。

【推荐方药】一贯煎（推荐强度：弱推荐）合知柏地黄丸（推荐强度：弱推荐）加减。一贯煎出自《续名医类案》，知柏地黄丸出自《医宗金鉴》。

方中有生地黄 6 克，南沙参 6 克，麦冬 6 克，当归 10 克，枸杞子 6 克，川楝子 6 克，熟地黄 15 克，山药 15 克，山茱萸 10 克，牡丹皮 9 克，茯苓 9 克，泽泻 9 克，知母 6 克，黄柏 6 克。

若有胃脘不适、少食纳呆等胃阴虚表现，可加石斛、玉竹等养阴益胃之品；若有干咳无痰、咽干舌燥等肺阴亏表现，可酌加生石膏、知母；若大便干结难下，可加火麻仁、郁李仁；若反酸重者，酌加吴茱萸、黄连、瓦楞子。

【注1】以上证型是食管癌前病变的大体治疗证型分类，是基于古籍文献研究、专家共识及临床经验而来，在临床使用时应按照辨证观、整体观、动态观进行灵活应用。另剂量、剂型可根据患者病情及意愿进行适当加减、更换。

【注2】煎煮方法：药物倒入锅内加干净冷水，淹过药面 2～3 厘米，浸泡30～60 分钟；每剂药煎两次，头煎先用大火将药煮沸后，改用小火，维持沸腾至医嘱规定时间；先煎药物在其他药物煎煮前先放入锅中煎 30 分钟，后下药物于头煎完成前 5～10 分钟下锅；第二煎加水适量，其他同头煎，两煎合并后分两次服用。

【注3】服用方法：每日 1 剂，早晚各服一次。

（2）中成药

1）肝胃不和、痰气交阻证

木香顺气丸（推荐强度：强推荐；共识同意率：完全同意86.67%，同意但保留部分意见 11.11%）：功用为行气解郁，和中燥湿。用于食管癌前病变有脘腹胀痛、胸膈胀闷、恶心呕吐、饮食不消、大便不爽等临床表现的患者。用法：口服，每次 6～9 克，每日 2～3 次，温开水送服。

气滞胃痛颗粒（推荐强度：强推荐；共识同意率：完全同意 88.64%，同意但保留部分意见 11.36%）：功用为疏肝理气，和胃止痛。用于食管癌前病变有肝郁气滞、胸痞胀满、胃脘疼痛不舒表现的患者。用法：口服，每次 5 克，每日 3 次，空腹温开水送服。

柴胡疏肝散：功用为疏肝理气，消胀止痛。用于食管癌前病变有肝气不舒、胸胁痞闷、食滞不清、呕吐酸水表现的患者。用法：口服，每次 10 克，每日 2 次，空腹温开水送服。（网上没有相关推荐，但是甘肃省肿瘤医院中西医结合科薛主任经常使用这个药，治疗效果显著。）

2）胃热壅盛、浊气上逆证

复方冬凌草片（推荐强度：强推荐；共识同意率：完全同意 82.22%，同意但保留部分意见 17.78%）：功用为清咽利喉，通利食管。用于食管癌前病变有咽部干燥、灼热、疼痛表现的患者。用法：口服，每次 4～6 片，每日 3 次，温开水送服。

增生平片（证据级别：Ⅲ级；推荐强度：强推荐；共识同意率：完全同意 90.91%，同意但保留部分意见 9.09%）：功用为清热解毒，化瘀散结。适用于食管和贲门上皮增生，具有呃逆、进食吞咽不利、口干、口苦、咽痛、便干、舌暗、脉弦滑等热瘀内结表现者。用法：口服，每次 8 片，每日 2 次，温开水送服。

3）脾胃虚弱、痰瘀互结证

人参健脾丸（推荐强度：强推荐；共识同意率：完全同意 90.91%，同意但保留部分意见 6.82%）：功用为健脾益气，和胃止泻。用于食管癌前病变有脾胃虚弱、消化不良、食欲减退、体倦乏力、脘腹胀满、肠鸣腹泻表现的患者，亦用于脾胃虚弱，气血亏少，胃体失养所致胃脘不适的患者。用法：大蜜丸每次 2 丸口服（水蜜丸一次 4～6 克口服），每日 2 次，温开水送服。

参苓白术丸（推荐强度：强推荐；共识同意率：完全同意 80%，同意但保留部分意见 20%）：功用为益气健脾，渗湿止泻。用于食管癌前病变有脾胃虚弱、食少便溏、肢倦无力、气短咳嗽表现的患者，亦用于脾胃气虚所致脘痞不适的患者。用法：口服，每次 6～9 克，每日 2 次，温开水送服。

香砂养胃丸（推荐强度：强推荐；共识同意率：完全同意90.91%，同意但保留部分意见6.82%）：功用为温中和胃，健脾舒气。用于食管癌前病变有消化不良、不思饮食、呕吐酸水、胃脘胀满、四肢倦怠表现的患者。用法：口服，每次9克，每日2次，温开水送服。

保和丸（推荐强度：强推荐；共识同意率：完全同意80%，同意但保留部分意见20%）：功用为消食和胃，清热祛湿。用于食管癌前病变有食积停滞、消化不良、脘腹胀满、嗳腐吞酸、不思饮食表现的患者。用法：口服，每次6～9克，每日2次，温开水送服。

附子理中丸（推荐强度：强推荐；共识同意率：完全同意80%，同意但保留部分意见20%）：功用为温阳逐寒，益气健脾。用于食管癌前病变有脾胃虚寒、脘腹冷痛、手足不温、呕吐泄泻表现的患者，亦用于脾胃虚寒、中阳不振之胃脘不适的患者。用法：口服，每次6～9克，每日2～3次，姜汤或温开水送服。

4）胃阴亏虚、食管失濡证

复方阿胶浆（推荐强度：强推荐；共识同意率：完全同意86.67%，同意但保留部分意见13.33%）：功用为补气养血。用于食管癌前病变有头晕目眩、心悸、口干咽燥、失眠多梦、食欲不佳、贫血表现的患者。用法：口服，每次10毫升，每日3次。

生脉饮（推荐强度：强推荐；共识同意率：完全同意86.36%，同意但保留部分意见13.64%）：功用为益气生津，敛阴止汗。用于食管癌前病变有体倦、气短、懒言、口渴、多汗、咽干舌燥、干咳少痰、短气自汗表现的患者。用法：口服，每次1支，每日3次。

5）肝肾阴虚、津液亏虚证

六味地黄丸（证据级别：Ⅲ级；推荐强度：强推荐；共识同意率：完全同意87.67%，同意但保留部分意见6.66%）：功用为滋补肾阴。用于食管癌前病变有肝肾阴虚、腰膝酸软、头目眩晕、耳鸣耳聋、盗汗、遗精、骨蒸潮热、手足心热，或消渴，或虚火牙痛、牙齿动摇表现的患者。用法：口服，每次6克，每日2次，温开水送服。

第八章
胃病

一、中医学对慢性胃炎、胃溃疡的认识

根据临床症状，中医学将慢性胃炎、胃溃疡归属于"胃痛""嘈杂""痞满""呕吐"等病。中医学认为脾胃同属中焦，脾主运化，胃主受纳，并腐熟水谷；脾主升清，将水谷之精微输布全身，胃主降浊，将糟粕之物排入肠道。二者一升一降，一纳一化，共同完成消化吸收、化生气血精微之功能。同时，脾胃与肝胆关系十分密切。肝主疏泄，调畅气机，喜条达而恶抑郁，脾胃运化受纳功能有赖于肝气疏泄。如肝气郁结不仅可以导致本身病变，还可肝木克土；同样，脾虚气血生化乏源，肝体失去阴血濡养则引起虚阳浮亢，脾土太虚，肝胃不和，此为土壅木乘。因此，它们各自的功能及其关系失调，均可为病。《黄帝内经》在论述十二脏腑的主要生理功能时写道："心者，君主之官也……脾胃者，仓廪之官，五味出焉。大肠者，传道之官，变化出焉。小肠者，受盛之官，化物出焉。"中医经典对中焦脾胃疾病的病位、病因有较多的描述，《素问·太阴阳明论》说："食饮不节，起居不时者，阴受之……阴受之则入五脏……入五脏则䐜满闭塞。"《素问·举痛论》中指出："寒气客于肠胃，厥逆上出，故痛而呕也。"后世医学著作《景岳全书·心腹痛》中说："胃脘痛证，多有因食、因寒、因气不顺者，然因食因寒，亦无不皆关于气，盖食停则气滞，寒留则气凝，所以治痛之要，但察其果属实邪，皆当以理气为主。"《景岳全书·呕吐》载："呕吐一证，最当详辨虚实。实者有邪，去其邪则愈；虚者无邪，则全由胃气之虚也。所谓邪者，或暴伤寒凉，或暴伤饮食，或因胃火上冲，或因肝气内逆，或以痰饮水气聚于胸中，或以表邪传里，聚于少阳、阳明之间，皆有呕证，此皆呕之实邪也。所谓虚者，或其本无内伤，又无外感，而常为呕吐者，此既无邪，必胃虚也。或遇微

寒，或遇微劳，或遇饮食少有不调，或肝气微逆，即为呕吐者，总胃虚也。"中医认为脾胃素虚、饮食伤胃和肝气犯胃是引起本病的主要原因。若平素脾胃不健，中阳不运，精微不化，则致升降失司、气机阻滞。而嗜食辛辣，长期酗酒，过食生冷，暴饮暴食，均可损伤脾胃，造成脾胃不和、通降失司、气机壅塞。而忧思恼怒，气郁伤肝，肝失疏泄则横逆犯胃，导致气机阻滞、胃失和降，表现为胃脘部疼痛，痞满不适。对于治疗，《阴阳应象大论》提出"其高者，因而越之；其下者，引而竭之；中满者，泻之于内"的治疗法则。

《脾胃论·脾胃盛衰论》中载"百病皆由脾胃衰而生"，在中医经典著作中就有"治脾以安五脏"之说，这是中医整体观和扶正观的重要体现。《素问·五脏别论》中说，"胃者，水谷之海，六腑之大源也，五味入口，藏于胃，以养五脏气"，可见在《黄帝内经》时期已经肯定明确人体脏腑皆离不开脾胃水谷精微的濡养。后世李东垣在他的《脾胃论》中进一步提出"真气又名元气，乃先身生之精气也，非胃气不能滋之"。脾胃除供给机体能量外，它还有更重要的作用就是沟通上下，是五脏六腑气机升降之枢纽，它能升清阳之气以滋心肺，降浊阴之气可泽肝肾，《素问·刺禁论》中说，"肝生于左，肺藏于右，心部于表，肾治于里，脾为之使，胃为之市"，可见五脏之气的升降出入均依赖脾胃之转枢。汉代《金匮要略·脏腑经络先后病脉证》中提出，"四季脾旺不受邪，即勿补之"。

金元医家李东垣更提出了"脾统四脏"和"四脏有病亦必待养于脾"，形成了补土派。现代人饮食不节，压力过大，脾胃病发病率升高。许多疾病包括肺病、心脑血管病、肾病、糖尿病、恶性肿瘤以及失眠、眼干、五心烦热、乏力、消瘦、低热等病证可以通过脾胃解决，我的观点是"有病抓脾胃，无病抓睡眠"。这些学术思想和临床体会我正在形成，暂时不系统阐述。

二、中医治疗的总体思路

慢性胃炎、胃及十二指肠溃疡、胃肠神经官能症的中医治疗大致相同，故放在一起描述，并统称为慢性胃病。需要指出的是，如果胃病患者中医治疗无效，且出现体重下降，就需要做胃镜等检查以排除其他病变。裴老认为，从中西两种医学的现状看，在治疗慢性胃病方面各有千秋。总体来讲，在抑制胃幽门螺杆菌方面，西医有三联、四联治疗，直接抑制效果优于中医，但易反复，且反复使用抗幽门螺杆菌药物会使胃黏膜变薄。中医三黄泻心汤也能抑制幽门螺杆菌。在制酸方面，西医有 H_2 受体拮抗剂、质子泵抑制剂和硫糖铝等药物，且新的药物不断问世，这方面比中医有一定优势。解痉方面，中西医各有优势，平分秋色。在提高食欲、调整胃肠道自主神经以及改善症状方面，中医优于西医。

裴老说 60% 的胃病都可以用香砂六君子汤合半夏泻心汤加枳实（打碎）、丹参、白芍、龙骨、牡蛎治疗。香砂六君子汤和半夏泻心汤是中医治疗胃病的两个代表方剂。香砂六君子汤健脾和胃，该方来源于《太平惠民和剂局方》，药物组成为木香、砂仁、半夏、陈皮、人参、白术、茯苓、甘草；半夏泻心汤和中消痞，该方来源于《伤寒论》（149 条）："伤寒五六日，呕而发热者，柴胡汤证具，而以他药下之，柴胡证仍在者，复与柴胡汤，此虽已下之，不为逆。必蒸蒸而振，却发热汗出而解。若心下满而硬痛者，此为结胸也，大陷胸汤主之。但满而不痛者，此为痞，柴胡不中与之，宜半夏泻心汤。"半夏泻心汤组成为半夏半升（按全小林院士的中药量效关系换算，现代剂量为 45 克），黄芩、干姜、人参、甘草各三两（按剂量换算为 46.8 克，一两 =15.6 克），黄连一两（按剂量换算为 15.6 克），大枣十二枚。《金匮要略·呕吐哕下利病脉证治》载："呕而肠鸣，心下痞者，半夏泻心汤主之。"半夏泻心汤作用于中焦脾胃，中焦为斡旋之中枢，它沟通了上焦及下焦，为气机升降之关键，又为气血生化之大源。无形之寒热之邪壅阻于中焦脾胃就会出现寒热错杂，虚实相间，升降失调之病机，临床表现为"满而不通"之痞证。从西医角度看，本方证为胃肠黏膜充血、糜烂、水肿，胃肠功能失调。半夏泻心汤分为三部分，第一部分半夏、干姜，辛开温燥；第二部分黄芩、黄连，苦寒泻火；第三部分人参、甘草、大枣，甘温和中。这对应寒热错杂、虚实相间、升降失调的情况。临床可根据各因素的比重，调整相应药物剂量，或选用类似药物。辨证时，若口苦、口气重、反酸，多属热证，反酸时常可将黄连加量至 15 ～ 18 克，加吴茱萸 3 克，黄连与吴茱萸比例为 6∶1 或 5∶1，或根据临床经验调整；厌食生冷、腹泻多为寒，可加大干姜之剂量，酌加附子、吴茱萸、炮姜、高良姜、胡芦巴、肉豆蔻、荜澄茄。胃镜检查发现胃黏膜充血、糜烂者多为热，胃水肿、苍白者多为寒。裴老对半夏泻心汤证有两大贡献。一是加生龙骨、生牡蛎、白芍、丹参、枳实，形成了裴氏复方半夏泻心汤，它的适应证也从"满而不痛"的心下痞扩展至"满而且痛"。二是从西医角度对半夏泻心汤和香砂六君子汤的使用进行了分析。裴老认为半夏泻心汤抑制幽门螺杆菌的效果优于香砂六君子汤，故多用于胃幽门部炎症，胃幽门部的炎症多由幽门螺杆菌引起。黄连、黄芩就有很好的清除幽门螺杆菌之作用，其他很多医家也认同这一观点。而香砂六君子汤多用于胃贲门部炎症。现代人容易出现肝木克土之证，古人有柴芍六君子汤，而裴老则用胆二核、半夏泻心汤、香砂六君子汤施治。

　　这里也要说一下中药剂量问题。按全小林院士的中药剂量换算关系换算，半夏泻心汤中的药物剂量都很大。如半夏45克，黄芩、人参都是40多克。但是裴老认为治疗胃病中药剂量要小，治疗其他疾病时，如果患者胃肠功能不好的话，中药剂量也要小，裴老应用半夏泻心汤时半夏常用6克，黄连3～6克，黄芩6～10克。以治疗胃病为特长的李东垣用药量也小，李东垣所治疗的多为富贵之人、千金小姐。本人的体会是中药剂量要突破教科书限制，该大则大，该小则小。对一些伤胃的药剂量要小不大，不要因药物伤胃，使患者出现恶心、腹泻等情况。对脾胃很好、身体壮实的人剂量可大。此外对慢性病剂量宜小，对急性病、外感病剂量宜大。许多长期服用中药的患者都有胃黏膜损害，要注意调整用药时间。有位姓牛的患者，萎缩性胃炎、肠化，服中药七十余剂无效，纳差、恶心严重，看见中药就恶心，我就让她把中药停了，饮食调理一个月再吃中药，停药期间可以用些中医外治手段。对于慢性胃炎合并幽门螺杆菌感染者，我体会联合西药抗幽门螺杆菌治疗效果更好。在第一周西药用了三联或四联，这时中药剂量要小一些，主要作用是对症。如果用了甲硝唑或替硝唑，患者出现恶心则可以暂停中药，包括恶性肿瘤患者在化疗期间出现严重恶心，我一般暂停中药，等化疗结束后再服用。因为服药太多，中药、西药一起上会加重胃肠负担，不利于保护胃气。

　　除半夏泻心汤和香砂六君子汤以外，中医治疗胃病常用以下两个方剂。一是裴氏养胃汤，药物组成：北沙参、麦冬、玉竹、石斛。该方是在《温病条辨》养胃汤基础上去除生地黄，加上石斛。生地黄虽能滋阴，但碍胃，石斛益胃生津，滋阴清热。该方用于慢性胃炎见舌红无苔、口干欲饮者。二是黄连解毒汤，组成为黄柏、栀子、黄连、黄芩，该方与大黄黄连泻心汤相似，《伤寒论》（154条）载"心下痞，按之濡，其脉关上浮者，大黄黄连泻心汤主之"。药物组成为大黄二两，黄连二两，这是一个治疗纯热之痞的方剂。《伤寒论》中还有一个治疗纯寒之痞的方剂，《伤寒论》（386条）载："霍乱，头痛发热，身疼痛，热多欲饮水者，五苓散主之；寒多不用水者，理中丸主之。"理中丸是治疗纯寒之痞的，

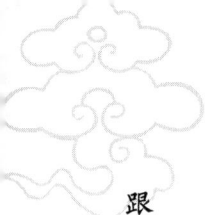

方中有人参、白术、干姜、甘草，临证可以将干姜换为生姜，干姜可走可守，生姜不守就走，生姜临床用量要大，用至 30 克以上，乃至 100 克。刘渡舟治疗一个幽门痉挛导致胃胀的患者，就把生姜煮一小碗，其他药煮一小碗，两碗药一起服下，上下通气，梗阻解除。五苓散可以从祛水饮角度除痞，后世还有胃苓汤；《外台秘要》上还有一个既有脾胃虚寒，又有水饮内停的茯苓饮证，该方药物组成为四君子汤加生姜、枳实、陈皮。

三、胃病胃痛

胃痛常见于各种急慢性胃炎、胃溃疡（十二指肠溃疡亦可照此治疗）、胃痉挛等，临床上可选用中药治疗。胃病胃痛临床中医辨证有四。一是辨急缓，凡胃病暴作，起病急者，多因感受寒邪，或过食生冷，或暴饮暴食，以致邪伤中阳，或食积不化，胃失通降，不通则痛。起病缓者，多因肝郁气滞，肝木克土或脾胃虚弱，土壅木郁，以致肝胃不和，或脾肾阳亏，寒凝气滞。二是辨寒热，寒性凝滞收引，故寒邪犯胃之疼痛，多伴有胃脘胀满，厌凉喜温，拒按，纳呆，苔白，脉弦紧。脾胃阳虚之疼痛多为隐痛，喜温喜按，遇冷加重，局部触之发凉；热结火郁，胃失通降之胃痛，局部触之发热。苔腻，在进食辛辣后加重。三是辨虚实，胃痛而胀，大便闭结多为实，痛而不胀，大便不结多为虚；食后痛多为实，饥则痛多为虚。四是辨气血，新病在气分，久病在血分。值得一提的是，临床上胃病大多是复合证型，纯热纯寒，纯虚纯实少见，辨证治疗既要抓住重点，又要全面兼顾，随证治之。

（一）甘温暖土之建中系

常用小建中汤、大建中汤。《伤寒论》（100 条）说："伤寒，阳脉涩，阴脉弦，法当腹中急痛，先与小建中汤；不瘥者，小柴胡汤主之。"小建中汤是桂枝汤倍用白芍加饴糖而成，方中饴糖为君药，可补脾益气，缓急止痛。现若无饴糖，裴老用白糖用清油熔成黄色代替，饴糖量要大，30 克或 50 克以上。也有人主张用山药代替。我临证感觉用裴老的方法效果好。小建中汤中白芍、甘草酸甘化阴，桂枝、甘草辛甘化阳，更有饴糖甘温益气建中。整个方剂突出了一个"甘"字，脾苦急，必以甘药缓之，小建中汤治疗胃病时以缓急和中为大法。胡老也常说，胃溃疡以外寒里虚为根本，以甘为补常建中。小建中汤以缓急和中为特点，有补虚的作用，但温性不大，主要针对虚字。还可以用此方治疗"伤寒两三日，心中悸而烦"以及"虚劳里急，悸，衄，腹中痛，梦失精，四肢酸痛，手足烦热，咽干口烦"。白芍还有柔肝的作用，治疗中虚肝急。小建中汤加黄芪可增加补气作用，此为黄芪建中汤；加当归可增加补血的作用，此为当归建中汤。大建中汤源于《金匮要略·腹满寒疝宿食病脉证》："心胸中大寒痛，呕不能饮食，腹中寒，上冲皮起，出见有头足，上下痛而不可触近，大建中汤主之。"大建中汤组成为川椒、干姜、人参、饴糖，该方大辛、大热，与小建中汤不同，方用有干姜、川椒。《金匮要略·痰饮咳嗽病脉证并治》载："病痰饮者，当以温药和之。"痰湿困脾是脾胃病非常常见的病机，对于痰湿困脾，特别是寒痰，大建中汤很好用。胡老认为干姜偏于温中上焦，故大建中汤可以止呕，但有干姜的半夏泻心汤是治疗呕而痞，雷鸣下利的，干姜与高良姜相比止泻作用更强；"呕家不可建中"指的是小建中汤。在胡老的医案中，他把小建中汤作为胃、十二指肠溃疡出现虚寒型疼痛的第一方，但疼痛合并呕逆则不可用。如果中寒太盛，出现畏寒、关节痛则与四逆汤合用。《素问·痹论》载"痛者，寒气多也，有寒故痛也"，临床寒邪客于中焦或脾肾阳亏导致的腹痛很多见，有时候即便有些热象，也可能是真寒假热。我曾接诊过一位王姓患者，女性，44岁，以前做过肠息肉切除术，常年腹痛，胃镜提示萎缩性胃炎，治疗无效。患者于2023年8月就诊，当时症见从上腹至下腹疼痛，痛后感觉腹部灼热，得热则减，大便不成形，舌淡苔黄腻。我开始按寒热错杂病机给予半夏泻心汤合小建中汤，但效果不显。三诊时我想起了《伤寒论》（11条），"病人身大热，反欲得衣者，热在皮肤，寒在骨髓也；身大寒，反不欲近衣者，寒在皮肤，热在骨髓也"。故将半夏泻心汤与大建中汤合用，干姜用了30克，并加了胡芦巴、白豆蔻。服用后患者腹痛减轻，腹部灼热症状完全消失。

（二）寒热错杂之泻心系

半夏泻心汤是治疗寒热错杂、虚实兼见、升降失常胃病最常用的方剂，《金匮要略·呕吐哕下利病脉证治》中说，"呕而肠鸣，心下痞者，半夏泻心汤主之"，该方由半夏、黄芩、黄连、干姜、人参、大枣、甘草组成。此时病机为中焦斡旋失司，寒热错杂，升降失常。裴老常用半夏泻心汤治疗糜烂性胃炎，胃、十二指肠溃疡。《伤寒论》(149 条) 说"但满而不痛者，谓之痞"，治疗胃痛只用半夏泻心汤还不行，这种情况裴老在原方基础上加白芍、枳壳、生龙骨、生牡蛎成为裴氏复方泻心汤，其中白芍缓急止痛，枳壳理气，生龙骨、生牡蛎保护胃黏膜。《伤寒论》有四个泻心汤都与中焦有关，分别是"呕而肠鸣，心下痞者，半夏泻心汤主之""心下痞，而复恶寒汗出者，附子泻心汤主之""心下痞硬，干噫食臭……生姜泻心汤主之""下利日数十行，谷不化，腹中雷鸣，心下痞硬而满，干呕，心烦不得安……甘草泻心汤主之"。这四个泻心汤都治寒热错杂。其中附子泻心汤组成为大黄、黄连、黄芩、附子，该方证就是寒热错杂，但无虚实兼见、升降失常的痞证。生姜泻心汤是在半夏泻心汤的基础上加生姜，这个生姜量要大，40 克以上，生姜这味药现在中医有时忽视了，其实这味药在治疗痰饮、呕逆时会起到关键作用。本方用以治疗寒热错杂，虚实兼见，升降失常的基础上，又有水饮内停，临床以干噫食臭为主要表现的痞证。甘草泻心汤是在半夏泻心汤基础上加大甘草用量至四两（我一般用到 20 克），临证使用时这个炙甘草必须量大，20 克或 30 克以上。大枣也有一定的和中补气作用，《伤寒论》的方药中一般大枣放十二枚，现在一般放六枚，太少了不行。临床大枣还能调和药味，将它切开用水煮更好。炙甘草至少 20 克。且甘草泻心汤治疗口腔溃疡效果很好，这已成共识，临床我用于治疗几十例口腔溃疡患者，效果都很好，据说还能治疗口腔苔藓，大家可以试一下。对于反酸严重者加乌贝散，该方来源于《中国药典》，药物组成为乌贼骨、浙贝母，两药比例为 2：1。煅瓦楞子制酸效果也好，此外还有黄连、吴茱萸组成的左金丸，或联合西药制酸剂。胃脘胀满者酌加丹参、木香、草豆蔻、枳实、枳壳、大腹皮、香附、莱菔子、胡芦巴、肉豆蔻，纳差不适者与香砂六君子汤合用，便秘加大黄，湿气重者与平胃散（该方来源于《简要济众方》，药物组成为苍术、厚朴、生姜、陈皮、甘草、大枣）或者茯苓饮（该方来源于《外台秘要》，药物组成为四君子汤加生姜、陈皮、枳实）合用，肝气不疏者与四逆散合用。

（三）对症治疗之五〇四胃药及三白汤

五〇四胃药是裴老研制的治疗胃病的专方，其组成为香附、明矾、延胡索、瓦楞子。方中香附、延胡索能治疗多种胃痛，明矾常用 3 克，明矾和瓦楞子制酸作用好，该方常用于胃酸胃痛。三白汤是裴老的另一个治疗胃痛的方剂，其组成为白芍 30 克，白芷 10 克，白蒺藜 10 克。其中白芍是缓急止痛良药，白芷既能治头痛身痛，又能治胃痛，白蒺藜治肝木克土之胃痛。三白汤主要用于阵发性腹部绞痛。在《伤寒论》中我们看到有许多腹痛中加白芍的记载，白芍与炙甘草一起就是芍药甘草汤，从西医学看它有很好的解痉作用，既能解体表骨骼肌痉挛，又能解内脏平滑肌痉挛。《伤寒论》（29 条）载："伤寒脉浮，自汗出，小便数，心烦，微恶寒，脚挛急……若厥愈足温者，更作芍药甘草汤与之，其脚即伸。"白芍与枳实为枳实芍药散，《金匮要略·妇人产后病脉证治》载："产后腹痛，烦满不得卧，枳实芍药散主之。"临床中有一种情况，有些慢性胃肠病的患者，一吃甜食就胃痛。我接诊的一位姓陈的患者，就是这种情况持续了十几年，各种药物治疗无效，胃镜检查提示萎缩性胃炎，人消瘦得很厉害，吃甜食胃就难受，我开始用中药治疗，效果一般。虽然她从来没有反酸、烧心，但是我后来还是加了煅瓦楞子 15 克，患者说吃了有煅瓦楞子的方子效果非常好，十几年了胃没有这样舒服过。这个地方我用了中西医结合思维，甜食容易产酸，煅瓦楞子制酸。从这个患者可以看出西医的诊断、病理以及药理有时也可以为我们中医所用，但有时我们又要坚持中医思维，在什么情况下对待什么患者，针对每一个患者的什么情况用两种思维模式的哪一种，或者在一个具体情况下共用两种思维模式，哪一个是主导，这对现代中医来讲是机遇，是挑战，也是难点。

（四）化瘀止痛法

《金匮要略·腹满寒疝宿食病脉证》中提出，"腹不满，其人言我满，为有瘀血"，认为瘀血可以导致腹满、腹胀，临证有瘀血表现。国医大师颜德馨也认为这种情况的症状为口干不欲饮，病史上有手术史。我临床观察这类患者有两个特点，一是腹满严重，二是动则减轻。但《伤寒论》中没有提出相应方剂。对于这种情况，裴老有两个常用自拟方。一是无地黄良姜，由川芎、白芍、当归、黄芪、高良姜组成，方中川芎活血行气，白芍养血调经，缓急止痛，黄芪补气，高良姜温胃散寒止痛，该方重在补气养血通络。二是三术乌吴蒲黄肉，由三棱、莪术、乌药、吴茱萸、蒲黄、肉桂组成，三棱、莪术破血行气止痛，乌药行气散寒，吴茱萸散寒止痛，蒲黄化瘀，肉桂温阳通经止痛，该方重在温阳化瘀通络。二方都用于瘀血胃痛，舌底血管曲张，脉弦。国医大师张学文也用化瘀法治疗瘀血胃痛，他的经验是对于疾病初期，病情较轻者多用丹参、山楂、当归、赤芍、川芎、郁金；病程日久者多用红花、桃仁、延胡索、王不留行；疼痛拒按者多用三棱、莪术、乳香、没药、穿山甲。中医先辈董建华则有自拟金延香附汤。组成：川楝子、延胡索、香附，酌加陈皮、枳壳、大腹皮。对于瘀血重症之胃脘痛则用董老自拟子猬皮香虫汤治疗。药物组成：刺猬皮、九香虫、五灵脂、金铃子、延胡索、制乳香、制没药、香附、香橼皮、佛手。方中刺猬皮、九香虫行瘀血、破气滞，止痛力强。我临床观察发现瘀血也可以导致胃胀，不仅胃胀而且善饥，有胃胀又善饥不是湿热，就是瘀血。

（五）温中导滞之附子大黄系

对于寒性胃痛，两个建中汤只解决了一半的问题。两个建中汤虽有不同，但都是治疗虚寒性胃痛，临床表现为胃痛喜温，喜按。但还有寒实性胃痛，表现为胃寒、胃痛、喜温、拒按，而且腑气不通，可用大黄附子汤，该方来源于《金匮要略·腹满寒疝宿食病脉证》，"胁下偏痛，发热，其脉紧弦，此寒也，以温药下之，宜大黄附子汤"，药物组成为大黄、附子、细辛。临证可用大剂量附子先煎，大剂量大黄后下。

（六）疏肝和胃之柴胡系

《伤寒论》（318条）载："少阴病，四逆，其人或咳，或悸，或小便不利，或腹中痛，或泄利下重者，四逆散主之。"《伤寒论》（165条）载："伤寒发热，汗出不解，心中痞硬，呕吐而下利者，大柴胡汤主之。"郝万山教授认为大柴胡汤治疗少阳腑实证，其组成为小柴胡汤去党参、炙甘草，加大黄、枳实。裴老在大柴胡汤及四逆散基础上拟定了一个著名的胆胰合症方，药物组成为柴胡、白芍、枳实、甘草、丹参、木香、草豆蔻、大黄、黄连、黄芩、延胡索、川楝子、制乳香、没药、川椒、干姜、蒲公英、败酱草。方以柴胡、白芍、枳实（打碎）、甘草为四逆散，功能疏肝理气，此为君。肝郁可以导致三种病理变化。一则"肝木克土"，故用丹参、木香、草豆蔻健脾理气。二则"肝郁化火"，故用大黄、黄连、黄芩清热泻火。三则"气滞血瘀"，故用延胡索、川楝子、制乳香、没药活血化瘀，以上三对药皆为臣药。最后再佐以干姜、川椒，散太阴之寒。佐以蒲公英、败酱草祛热毒之邪。裴老常用此方治疗肝胆疾病、胰腺病，故取名为胆胰合症方，其中大黄、黄连、黄芩、丹参、木香、草豆蔻、枳实为该方核心，故称为胆胰核心方（简称胆核），再加柴胡、白芍、甘草，称为胆二核。胆胰合症方也可以治疗慢性胃炎。特别是胆汁反流性慢性胃炎，以及肝胃不和之胃病。临证以胃脘痞闷，疼痛不适，进食油腻加重，心情烦躁，脉弦为辨治使用要点。应用时枳实务必打碎，有便秘的情况下大黄后下以保持大便日三四次为宜。若背不适加羌活；湿邪重加半夏；口苦严重加大黄连量，必要时再加连翘、竹茹。消化不良加鸡内金、炒莱菔子，胆道结石加金钱草、郁金、海金沙、鸡内金。从肝治疗胃痛，除胆胰合症方外，还有柴胡疏肝散疏肝解郁止痛，该方来源于《景岳全书》卷五十六。药物组成为陈皮、柴胡、川芎、枳壳、芍药、甘草、香附。肝郁日久化热化火可以用清热解郁汤，这个方来源于《丹溪心法》，以越鞠丸为基础方。越鞠丸方药组成为栀子、香附、川芎、苍术、神曲，这五味药从火、从气、从血、从湿、从食治疗中焦不适。在此基础上加枳壳、黄连，就成了清热解郁汤。肝胃不和之病机有两种情况。一是肝木克土，这时疏肝健脾用柴胡疏肝散、胆胰合症方等。二是土虚木乘，扶土抑木，可用痛泻要方，以及木香、木瓜都有类似作用。类似方子还有左金丸，出自《丹溪心法》（药物组成为黄连、吴茱萸，原方黄连、吴茱萸剂量是 6∶1），作用是泻肝火，散痞结，临床多用于胃脘嘈杂反酸等症。还有吴茱萸汤，来源于《伤寒论》（309 条），原文为："少阴病，吐利，手足逆冷，烦躁欲死者，吴茱萸汤主之。"药物组成为吴茱萸、生姜、人参、大枣，可治疗肝寒胃虚，浊气上逆。

柴胡桂枝干姜汤也有使用机会，《伤寒论》（147 条）载："伤寒五六日，已发汗而复下之，胸胁满微结，小便不利，渴而不呕，但头汗出，往来寒热，心烦者，此为未解也，柴胡桂枝干姜汤主之。"柴胡桂枝干姜汤方证有胁痛、口干、便溏三个主症，其病机为少阳不合兼太阴脾亏。柴胡桂枝干姜汤的组成为柴胡、桂枝、黄芩、牡蛎、甘草、人参、半夏、白芍、大枣、生姜。

四、胃胀

胃脘胀满是胃病最常见的症状，在中医辨证方面我体会最重要的有三点。一是抓舌象。舌体胖大，舌苔厚腻几乎都为湿邪致病，在《素问·至真要大论》中有"诸湿肿满，皆属于脾"，现代人活动减少，饮食又过于肥甘，湿邪致病的情况更多。湿邪致病除舌苔厚腻以外还有大便黏，腹胀满，身体重。舌苔厚腻包括白厚腻和黄厚腻，以反映是寒湿还是湿热。二是抓脉象。"关脉独盛，病在中焦。"中焦疾病又有虚实之别，从脉之强弱可以判断，此为脉定虚实。三是要切腹，切诊不光要切脉，还要切腹，切一下患者腹部之凉热，以腹诊定寒热。从《伤寒论》角度来看，中医药治疗胃病胃胀有一条主线，三条延伸线。

主线还是半夏泻心汤，《伤寒论》（149 条）载："……但满而不痛者，此为痞。柴胡不中与之，宜半夏泻心汤。"《金匮要略·呕吐哕下利病脉证治》中又说"呕而肠鸣，心下痞者，半夏泻心汤主之"。其病机就是中焦气虚，斡旋失司，气机不畅，升降失调。胡老治疗胃病胃胀也首选半夏泻心汤。现代人压力大，常升降失调出现上热下寒，此时清上则下寒更寒，温下则上热更热，此时本人临床经验就是调理中焦，此为"上热下寒理中焦"。

三条延伸线，一是从实治疗。《金匮要略·腹满寒疝宿食病脉证》中说："腹满不减，减不足言，当下之，宜大承气汤。"该篇又说："按之心下满痛者，此为实也，当下之，宜大柴胡汤。"《伤寒论》（154 条）载："心下痞，按之濡，其脉关上浮者，大黄黄连泻心汤主之。"大承气汤是治疗阳明腑实证的代表方，临证以痞、满、燥、实为辨证要点。而大柴胡汤由柴胡、黄芩、半夏、白芍、大黄、枳实组成。郝万山认为它是治疗少阳腑实之代表方。大承气汤与大柴胡汤都是通过攻下法治疗胃脘胀满之实证的。不同的是，大承气汤治疗全腹满；大柴胡汤治疗胀满正在心下，它的解胆热、畅气机、通三焦作用比大承气汤更全面。大黄黄连泻心汤、附子泻心汤及大黄附子汤也有使用的机会。

实性胃胀，还常用以下方剂。①枳实导滞汤，出自《内外伤辨惑论》，方歌为枳实导滞用神曲，三黄白苓泽泻行，组成为枳实、神曲、大黄、黄连、黄芩、白术、茯苓、泽泻。②小丹参饮，出自《时方歌括》，由丹参、檀香、砂仁组成。裴老把原方中的砂仁改为草豆蔻，使该方更作用于中焦，而且常酌加枳实、枳壳、大腹皮、香附、莱菔子、胡芦巴、肉豆蔻。③枳术汤，《金匮要略·水气病脉证并治》载"心下坚，大如盘，边如旋盘，水饮所作，枳术汤主之"。这个方子只有枳实、白术两味药，对虚、湿、滞作用很好。④三黄泻火汤，由大黄、黄连、黄芩组成，对胃火炽盛之胃胀有效，症见胃脘胀满，消谷善饥，口干，舌红，脉数。⑤越鞠丸，组成为苍术、川芎、香附、栀子、神曲，治疗湿阻、血瘀、气滞、火郁、食积诸总方症，见胸膈痞满，脘腹胀满，嗳腐吞酸，苔腻。该方具有疏解诸郁之效。相较于半夏泻心汤，越鞠丸证的寒热、虚实不明显，而重在郁，此是两方区别。在药物选择上，我临证常将枳实、枳壳联用，大多各用20克以治疗胃病胃脘痞满，但胃肠虚弱的患者用量不要大，10～15克就可以，这一点我有体会。有位国医大师说，枳壳、大腹皮理气除胀效果好，我临证体会确实如此。在剂量上，我有时候将大腹皮用到30克。但是许多中医在这种情况下用量较小，这个要根据每个患者不同情况而定。胃脘胀且胸满加用厚朴30克，胃脘胀且小腹满加用槟榔，遇寒重加用荜澄茄、胡芦巴。吃辛辣加重加黄连、黄芩。进食后加重加用莱菔子。董建华董老治疗腹胀推崇紫苏梗，说该药有降气之功。

胃镜下手术后钛残留，有时患者出现胃脘不适，裴老认为这时应通过胃镜将残留钛取出，再给予中药活血化瘀治疗。常用方剂：①无生四物黄良香，药物组成为川芎、当归、白芍、黄芪、高良姜、香附。②三莪乌吴蒲黄肉，药物组成为三棱、莪术、乌药、吴茱萸、蒲黄、肉桂。③乌五蒲黄肉，香当益母草。药物组成为乌药、五灵脂、蒲黄、肉桂、香附、当归、益母草。胃镜下做的手术大多是胃息肉手术，术后有胃部不适，我临床发现这种情况中药乌梅汤效果好。乌梅汤不仅改善胃肠息肉术后的各种不适，对息肉本身也有治疗作用。该方来源于《伤寒论》（338条）："伤寒，脉微而厥，至七八日肤冷，其人躁，无暂安时者，此为脏厥，非蛔厥也。蛔厥者，其人当吐蛔。令病者静，而复时烦者，此为脏寒。蛔上入其膈，故烦，须臾复止。得食而呕，又烦者，蛔闻食臭出，其人常自吐蛔。蛔厥者，乌梅丸主之。又主久利。"乌梅丸药物组成：乌梅、花椒、细辛、黄连、黄柏、干姜、附子、桂枝、人参、当归、蜂蜜。

二是虚实夹杂之胃胀。除上述讲的泻心汤、五苓散、平胃散、茯苓饮以外，临证常用厚朴生姜半夏甘草人参汤。《伤寒论》（66条）载，"发汗后，腹胀满者，厚朴生姜半夏甘草人参汤主之"，方中厚朴量要大，人参量要小。此方证为本虚标实，以标为主。急则治标，症状特点胃脘胀满，下午加重。类似方剂还有枳实消痞丸。方歌：枳实消痞四君先，麦芽夏曲朴姜连。组成：枳实、人参、白术、茯苓、炙甘草、麦芽、半夏曲、厚朴、干姜、黄连。《素问·至真要大论》说，"诸湿肿满，皆属于脾"，中焦湿阻引起的腹满越来越多，裴老根据他的临床经验拟定了一个除湿、行气的方剂，即三仁合剂，歌诀为大冬瓜皮香，三苓苏仁槟，药物组成为大腹皮、冬瓜皮、木香、白术、泽泻、茯苓、紫苏梗、薏苡仁、槟榔。其中大腹皮、紫苏梗理气宽中，冬瓜皮、槟榔行气利水，木香行气健脾消食，白术健脾益气，泽泻利水渗湿，茯苓、薏苡仁健脾利水渗湿。胡老和国医大师颜德馨均主张在这种情况下用苍术代替白术，苍术是芳香化湿药，白术是补气药。颜老认为苍术此时不仅有祛湿作用，而且有利于药物吸收，防止脾胃寒滞。而白术重在健脾。近几年裴老又形成了他的祛脾湿邪基本方——大三合剂，方歌为大三香干焦三仙，药物组成为大腹皮、砂仁、草豆蔻、白豆蔻、木香、干姜、炒麦芽、神曲、炒莱菔子。这是祛湿散寒，兼以开胃的方药。这个方子我治了好多患者，只要舌苔厚腻，伴有腹胀、纳差，效果就很好。但这时还要切一下患者的腹部凉不凉，看一下舌苔黄不黄，以判断中焦寒热的情况。如果寒的话加胡芦巴、肉豆蔻、荜澄茄，寒盛腹痛酌与小建中汤联用；如果热的话与黄连、黄芩联用。值得一提的是，脾胃居中土，是气机升降之中枢。历代医家如黄氏医圈都重视脾胃，颜老有一个学术观点就是"脾统四脏"，不仅是脾胃病，其他脏的病即心、肺、肝、肾四脏疾病都可以从脾胃入手治疗，这里就有一个气机升降之问题，颜老临床体会是对于少苔的升用桔梗，降用枳壳，此外还可升用升麻、柴胡、葛根，降用苍术、麦芽等。脾胃有升有降，肺则是降多升少，肝则是升多降少，而心属火居上，肾属水居下，这样就形成人体气机升降的框架。从湿治疗脾胃，理论基础为"六腑以通为用，以降为顺"，现代人大多有营养过剩，营养不均之情况。张学文认为此为毒。《辞海》中说，"物之能害人者皆曰毒"，因此要祛毒，化湿泄浊也就是祛毒，对于这种情况张学文喜用草果仁、白豆蔻，特别是对于舌苔白厚腻者，湿毒去则气机畅，腑气通。此外，我体会腹胀伴乏力、血压低也可以用黄芪，但用量要少。2023年5月我接诊了一个患者，症见腹胀、乏力、少苔，血压90/50mmHg。我第一次黄芪用到了40克，患者乏力减轻，腹胀不减。后我将黄芪的量减到15克，患者乏力、腹胀都减轻。

三是从虚治疗。《伤寒论》（273条）载："太阴之为病，腹满而吐，食不下，自利益甚。"《伤寒论》（277条）载："自利不渴者，属太阴，以其脏有寒故也，当温之，宜服四逆辈。"《金匮要略·腹满寒疝宿食病脉证》载："跌阳脉微弦，法当腹满，不满者必便难，两胁疼痛，此虚寒从下上也，以温药服之。"《伤寒论》（386条）说："霍乱，头痛发热，身疼痛，热多欲饮水者，五苓散主之，寒多不用水者，理中丸主之……若脐上筑者，肾气动也，去术加桂四两。吐多者，去术，加生姜三两。下多者，还用术；悸者，加茯苓二两。渴欲得水者，加术，足前成四两半。腹中痛者，加人参，足前成四两半。寒者，加干姜，足前成四两半。腹满者，去术，加附子一枚。"理中汤能治疗太阴虚寒痞，这是肯定的。理中汤临证如何加减，《伤寒论》也给我们一些思路，虽胡老说伤寒方证的加减临床意义不大，但从理中汤的加减中我们思考一下白术这个药。脐上筑、吐，特别是腹中满，不用白术，大剂量白术可以加重腹满，因为它壅滞，许多医家都持这一观点，但《金匮要略·水气病脉证并治》载："心下坚，大如盘，边如旋盘，水饮所作，枳术汤主之。"我对这一问题的理解是白术是健脾化湿者，但较壅滞，气滞腹满不宜用，但湿饮之腹胀可用，这里的术也可为苍术。胡老说枳术汤之条文就是指肝病、肝癌、肝硬化之腹水，我治疗肝硬化腹水主张用大剂量的党参、白术、黄芪就是这个道理，而且效果好。临床上可将理中汤、四君子汤用于治疗脾胃气虚型胃胀，在此基础上常酌加枳实、枳壳、大腹皮、胡芦巴、肉豆蔻。对于脾阳不升胃胀，症见胃胀食后加重伴腹泻，乏力，脉细无力，也可用补中益气汤，此时黄芪量宜小。对于虚寒性胃胀也可用厚朴温中汤，此方来源于《内外伤辨惑论》，歌诀为平胃无术，干姜易丹，也就是平胃散中去掉白术，小丹参中用干姜代替丹参，即由厚朴、陈皮、炙甘草、干姜、木香、草豆蔻、茯苓、生姜组成。还有补肾阳以温中除满，在这种情况下裴老自拟胡羊合剂，方歌为胡羊破起床，急坏了小乌榔，药物组成为胡芦巴、淫羊藿、破骨脂、阳起石、蛇床子、小茴香、乌药、槟榔。方中胡芦巴、淫羊藿、破骨脂、阳起石补肾温阳，小茴香、乌药、槟榔温中理气，蛇床子温肾壮阳、散寒邪。

还有一种寒实胃脘胀满，有三个方药可以选择。一是《金匮要略·腹满寒疝宿食病脉证》载，"胁下偏痛，发热，其脉紧弦，此寒也，以温药下之，宜大黄附子汤"，组成为大黄、附子、细辛。该方附子温中，大黄导滞，细辛温通。我体会这时注意煎药方法，附子可以用15克先煎1小时，大黄后下，这样效果好。二是《伤寒论》中还有太阴经证之胃脘胀痛，《伤寒论》（279条）载，"本太阳病，医反下之，因尔腹满时痛者，属太阴也，桂枝加芍药汤主之；大实痛者，桂枝加大黄汤主之"，虚型胃脘胀满，从《伤寒论》角度看有太阴脏证、太阴经证。两者都有腹满时痛，然脏证有"食不下，自利益甚"，而太阴经证则无。临床上我遇到了好几例患者，就是全腹痛，但吃饭很好，也无其他不适，多为腹部受凉风所致，我用桂枝加芍药汤效果很好。三是厚朴七物汤，该方出自《金匮要略》，"病腹满，发热十日，脉浮而数，饮食如故"，此时用厚朴七物汤治疗。厚朴七物汤是小承气汤减小大黄量，再加大厚朴、枳实的量，再加上桂枝、生姜、甘草、大枣。一个好中医必须时时照顾胃气，胃气一败，百药不进。"见肝之病，知肝传脾，当先实脾"，我的经验是胃病与他病同存时，先治胃。需要注意的是，中药服久也伤胃，此时可加麦芽，苔腻合加苍术，苔不腻合加佛手。

五、恶心、呕吐、呃逆及反胃

裴老认为恶心、呕吐、呃逆及反胃从中医角度看是由胃寒、胃热、水饮、寒热错杂及外感等因素引起的。

（一）胃寒呕逆

中医学认为对于胃寒呕逆要辨虚实，恶心、呕吐、呕逆属于虚者用旋覆代赭汤，该方来源于《伤寒论》（161 条），"伤寒发汗，若吐，若下，解后心下痞硬，噫气不除者，旋覆代赭汤主之"。旋覆代赭汤是治疗吐逆为脾胃虚寒引起的首选方，组成为旋覆花、代赭石、半夏、生姜、人参、炙甘草、大枣。有专家认为旋覆花、人参、代赭石三药的剂量是 3∶2∶1，旋覆花常用剂量为 30 克，代赭石常用剂量为 10 克，我临证认为确实要按此剂量效果才好。该方基础是小半夏汤，《金匮要略·呕吐哕下利病脉证治》中讲："诸呕吐，谷不得下者，小半夏汤主之。"旋覆花、代赭石是治疗呕逆的一对良药。郝万山教授临证主张将两药同包煎。胡老也认为治疗心下痞兼呕逆，旋覆代赭汤效果很好，但要注意三点。一是下利不可用。二是无心下痞硬不可用。无心下痞硬之寒性呃逆可用丁香柿蒂散（来源于《世医得效方》卷四，药物组成为人参、茯苓、陈皮、半夏、良姜、丁香、柿蒂、生姜、甘草）或裴老止呕四药（木香、丁香、紫苏梗、肉豆蔻）。寒性呕吐可用大半夏汤，该方来源于《金匮要略·呕吐哕下利病脉证治》，"干呕，吐逆，吐涎沫，半夏干姜散主之"。组成就是半夏、干姜两味药，这时干姜的量要大。2023年夏天我治疗一个女性患者，患者身体瘦小，化疗后恶心得厉害，吃不下中药，我就用姜半夏（20 克）、干姜（30 克）、旋覆花（30 克）、代赭石（10 克）这四味，她吃了不仅没有吐、恶心，而且一般症状都减轻了。大半夏汤、小半夏汤、吴茱萸汤、大建中汤、理中汤都治疗胃寒呕吐，但是临床使用有所区别，它们治疗侧重点不一样。三是"噫气不除"不可用，它的原方是"心下痞硬，噫气不除"。噫气可除则为湿，用茯苓饮。治疗心下痞硬，噫气不除，除旋覆代赭汤以外，还有橘皮竹茹汤，该方出自《金匮要略》"哕逆者，橘皮竹茹汤主之"。药物组成为陈皮、竹茹、大枣、生姜、甘草、人参。哕逆严重，也就是恶心，呕吐并手足逆冷严重。胡老说临床常见的心下逆满打嗝，所选方药不是旋覆代赭汤，大概就是橘皮竹茹汤，陈皮理气下气，竹茹清热化痰，除烦止呕。除陈皮、竹茹外，该方还有人参、生姜、甘草，胡老说这时陈皮用量要大，《金匮要略》中用了两升（180克），胡老用30克，这个药不伤正。《金匮要略·呕吐哕下利病脉证治》载："干呕、哕，若手足厥者，橘皮汤主之。"胃气上逆，也导致手足逆冷，故重用陈皮理气，原方用四两。橘皮竹茹汤治疗呕，除补虚外，还有清热作用。

对于放、化疗引起的恶心，裴老用橘皮竹茹汤的机会更多，我临床也常用30克陈皮治疗气郁痰阻的胃病，效果好，不伤正。以上两方治疗胃虚呕逆。柿蒂可治疗各种呃逆，《本草求真》载"（柿蒂）味苦气平……虽与丁香同为止呃之味，然一辛热而一苦平，合用深得寒热兼济之妙"，与芦根、竹茹治胃热呃逆。还有一个治疗胃虚肝寒水逆之呕逆方，是吴茱萸汤，该方来源于《金匮要略·呕吐哕下利病脉证治》"干呕吐涎沫，头痛者，吴茱萸汤主之"，可见吴茱萸汤治疗呕呃，其病机虽有胃气虚弱的一方面，但还有肝寒、水气上逆这一更重要的方面。除以上经方外，裴老针对胃寒气逆之恶心、呕逆常用沉香、丁香、紫苏梗、肉豆蔻，此为裴老的止呕四药，方中沉香行气止痛，温中止呕；丁香温中降逆，温肾助阳；紫苏梗宽胸利膈，降气止呕；肉豆蔻温中理气，该方用之得当，效如桴鼓。丁香柿蒂散也是治疗胃虚呕逆的基本方。柿蒂性平，不寒不热。

胃寒呕吐的治疗中生姜起了很重要的作用，《金匮要略·呕吐哕下利病脉证治》载："病人胸中似喘不喘，似呕不呕，似哕不哕，彻心中愦愦然无奈者，生姜半夏汤主之。半夏半斤，生姜汁一升。"对于这个条文，有两个要点。一是胡老认为治恶心，生姜最好，比半夏好，但量必须大，一升是90克，一般用30克以上，我的经验是也可将生姜末用汤药冲服。生姜肯定无毒，属药食同源，对这一点医生大多保守。二是以上条文，类似后世的"嘈杂"，治疗嘈杂除后世的左金丸以外，大剂量的生姜也是一个办法。反胃是呕吐、恶心的特殊类型。"朝食暮吐，暮食朝吐，宿谷不化，名曰胃反"，其机理为"趺阳脉浮而涩，浮则为虚，涩则伤脾，脾伤则不磨"。相对恶心、呕吐来讲，反胃的寒、虚更多一些，代表方剂是大半夏汤。《金匮要略·呕吐哕下利病脉证治》中说："胃反呕吐者，大半夏汤主之。"大半夏汤方的组成是半夏二升，人参三两，白蜜一升。小半夏汤是治疗胃虚寒呕吐的代表方，大半夏汤是治疗胃虚反胃的代表方。小半夏汤组成是

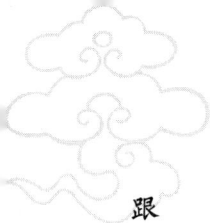

半夏、生姜，大半夏汤组成是半夏、人参、白蜜。都有大剂量的半夏，教科书上半夏常用剂量是 10 克，这个剂量用于胃虚寒呕吐是不够的。两个方子都没有用甘草，而用白蜜和中缓急。因为味甘的甘草对止呕不利，以饴糖、甘草为主药的小建中汤不可治呕，所谓"呕家不可建中"。临床对于呕重患者不要用甘草。对于呃逆，除从脾胃升降寒热治疗外，还要从以下几个方面考虑。一是气滞痰阻，可用柴胡疏肝散或四逆散加旋覆代赭汤。二是裴氏益胃汤，由沙参、麦冬、玉竹、石斛组成，这个益胃汤显然是治疗胃阴虚呃逆的，这与旋覆代赭汤、丁香柿蒂散、橘皮竹茹汤是不同的。该方证应该有舌红无苔，口干不欲饮的症状。三是气逆血瘀，用血府逐瘀汤，在《医林改错》中血府逐瘀汤所治的十大病证，就有呃逆日久不止或饮水即呛。国医大师颜德馨有一个学术观点，久病、顽病都可以从瘀治，不一定有瘀血表现。

（二）胃热呕吐

中医对于这种类型的呕吐，常用三个经方，其一就是竹叶石膏汤。《伤寒论》（397 条）载，"伤寒解后，虚羸少气，气逆欲吐，竹叶石膏汤主之"，其组成为竹叶、石膏、麦门冬、人参、炙甘草、半夏、粳米。还有一个是大黄甘草汤。《金匮要略·呕吐哕下利病脉证治》中说："食已即吐者，大黄甘草汤主之。"该方证实际上是阳明腑实证。第三个是大柴胡证，《伤寒论》（165 条）载，"伤寒发热，汗出不解，心中痞硬，呕吐而下利者，大柴胡汤主之"，郝万山认为大柴胡汤所治之证实际上就是少阳腑实证，就是西医学胆、胰之疾病引起的恶心，这些疾病常有呕吐。

（三）外感或三焦不畅之呕吐

对于外感或三焦不畅之呕吐，常用小柴胡汤。《金匮要略·呕吐哕下利病脉证治》中有"呕而发热者，小柴胡汤主之"，这种呕吐就是邪客少阳，半表半里之呕吐。我曾经碰到一例患者，女性，45 岁，发病 3 年，一站着就恶心，大便一天 4 次，一大便就恶心，大便不太稀，伴面部浮肿、口苦、口干、腰困，无腹胀，饮食正常，脉弦略数，舌苔黄腻。我先后用越婢加白术汤、半夏泻心汤、旋覆代赭汤治疗，对面部浮肿有效，对余症无效。我最后选用的方药是：柴胡 10克，姜半夏 20 克，党参 10 克，炙甘草 3 克，黄芩 15 克，大枣 6 克，干姜 15 克，川牛膝 30 克，薏苡仁 30 克，黄连 15 克，生姜 5 片，茯苓 12 克，桂枝 12 克，陈皮6克，竹茹6克，白芍12克，吴茱萸3克，金钱草30克。水煎服，日一剂，分服。这个方以小柴胡汤作为基础，小柴胡汤所治七大症中就有心烦喜呕，这个呕不仅是少阳证或外感呕吐，因为小柴胡汤有疏三焦、和气机的作用。患者服用这剂药后效果非常好，我体会现在的群方之冠就是小柴胡汤。它可以交通上下，沟通内外，调节升降，临床使用左右逢源、加减进退，可谓"万岁方"。

（四）上热下寒之呕逆

治疗常用黄连汤。《伤寒论》（173条）载："伤寒，胸中有热，胃中有邪气，腹中痛，欲呕吐者，黄连汤主之。"前人对这一经文又进行了注释，"胸者胃也，胃者肠也"，此为上热下寒之欲呕吐。伤寒论中的半夏泻心汤、甘草泻心汤及生姜泻心汤之呕吐均有上热下寒，病在中焦，临床表现有心下痞，但黄连泻心汤无心下痞，以此鉴别。

（五）贲门梗阻之呕逆

贲门梗阻之呕逆见于贲门癌，贲门失弛缓综合征等。裴老有一方叫三对合剂，即丹参、木香、砂仁、三棱、莪术、香附、枳壳、半夏、陈皮、厚朴、黄连、吴茱萸、蚤休、延胡索、川楝子。该方对贲门失弛缓症引起的呕逆梗阻位置较深效果非常好。对贲门癌引起的呕逆、梗阻不仅能缓解症状，而且对肿瘤的发展也有一定的控制作用。机体的任何不适，中医望、闻、问、切所得到的各种信号都是机体内部阴阳失调的外在表现。对这些外在情况的调整，实际上也是对机体内部阴阳之调整。裴老把这一点形象地比喻为"条条辨证都治本""治标即为治本"以及"一叶知秋""围点打援"。因此在我这本书中没有专列出肿瘤一章，而将肿瘤患者相关症状分散到相关病证中去，解决这些相关症状就是对肿瘤的治疗，它不仅是裴老的学术观点，也是中医整体观的体现。还有通幽汤也是治疗胃肠梗阻的方药，该方来源于《脾胃论》，药物组成为桃仁、红花、生地黄、当归、炙甘草、升麻。有一位国医大师说用大半夏汤治疗贲门痉挛梗阻，这时干姜用量要大，可用50克左右。

中医对呕逆的治疗，要辨别是呕吐还是反胃，要辨有无外感，要辨寒、热、饮、虚（脾虚、肾虚），涉及脏腑重在脾胃，还有肝肾。现代西医在止呕方面进展很快，有外周性止呕药，有中枢性止呕药，也有外周并中枢性止呕药，如托烷司琼口服片。在临证可用"中药为主，西药为辅"的治疗法则。我在这方面有两个体会，一是中药治疗药味要少，二是患者既有恶心，又有其他症状，先集中力量治疗恶心。

六、纳差、厌食

在纳差、厌食方面中医治疗比西医有优势。我认为治疗选方除香砂六君子汤外，还可以根据以下五个主要方面，选择相应的方剂。

一是伤食引起厌食，症见暴食后嘈杂纳差伴腹胀、恶心，苔多黄腻，脉滑，用保和丸。该方来源于《丹溪心法》，方歌为陈苓翘半焦三仙。组方为陈皮、茯苓、连翘、半夏、炒麦芽、神曲、山楂，临证可将连翘更改为黄连。该方主要用于食积。近年来发现小儿咳嗽的治疗用保和丸加些止咳药效果非常好。若气虚、气滞兼有食积则用健脾丸，该方来源于《证治准绳》，组方为陈皮、白术、神曲、山楂、木香、黄连、甘草、茯苓、人参、砂仁、山药、肉豆蔻。目前市面上的健脾消食片，其组方多以健脾丸为主。

二是中焦湿阻引起，症见食欲不振，脘腹痞闷，身重乏力，便溏不爽，苔腻脉滑，这时还有两个方剂可以选用。一是平胃散，出自《简要济众方》，药物组成为苍术、厚朴、陈皮、炙甘草、生姜、大枣，用于中焦湿阻之证。二是茯苓饮，出自《外台秘要》，药物组成为党参、白术、茯苓、陈皮、枳实、生姜。前方单纯祛湿，后方祛湿健脾同用。

三是外感少阳证厌食，症见外感后口苦咽干，"嘿嘿不欲饮食"，用小柴胡汤为主治疗。

四是心因性厌食，目前比较多。郝万山主张用柴胡龙骨牡蛎汤，方中铅丹可以用琥珀代替，可与抑肝散合用。抑肝散来源于《简明医彀》，药物组成为香附、柴胡、黄连、青皮、甘草。以抑肝散为主，治疗心理性厌食效果很好，这个方法我用过，再配合抗抑郁西药草酸艾司西酞普兰片效果更好。

五是阳明腑证厌食，《伤寒论》（215条）载："阳明病，谵语，有潮热，反不能食者，胃中必有燥屎五六枚也……宜大承气汤下之。"

除以上的辨证方剂外，裴老治疗纳差、厌食常用药物有三对。一是藿香、佩兰；二药能芳香醒脾，用于湿浊困脾之纳差。二是大黄3克，黄连2克，用于积热纳差；三是焦三仙、鸡内金、莱菔子，其中麦芽、神曲善消谷食，山楂善消肉食，兼以化瘀。莱菔子消食理气，鸡内金消食作用全面。

除此之外，纳差还有以下三个小类型。一是中焦湿热，方用三仁汤，出自《温病条辨》，方歌：三仁爬竹甘，厚通薏（声）滑半莱。症见头痛恶寒，身重头痛，肢体倦怠，面色淡黄，胸闷不饥，午后身热，苔白不渴。该方使用比较复杂，一者，不可是头痛恶寒（从伤寒而汗之）。二者，不可是中满不饥（以为停滞而下）。三者，不可见其午后身热（以阴虚润之）。唯有宣畅气机、清热利湿方为正治。这个三仁汤能治疗胃病，包括胃痛、胃胀、纳差。它是从清热利湿角度治疗，其健脾胃弱于半夏泻心汤，畅气机优于半夏泻心汤。二是胃阴亏虚之纳差用裴氏益胃汤，组成为沙参、麦冬、玉竹、石斛。三是脾肾阳虚，用二神丸，该方出自《普济本事方》卷二，组成为补骨脂、肉豆蔻。

肿瘤患者厌食病因病机比较复杂，素体脾胃虚弱，又有术后放化疗靶向治疗的厌食，这时中医治疗要返璞归真，就用香砂六君子汤和半夏泻心汤。我治疗了一位陈姓患者，她做了胃手术后厌食得厉害，一开始我用中医各种辨证办法，效果都不好，最后用香砂六君子汤和半夏泻心汤加麦芽、神曲、山楂，治疗效果很好。恶性肿瘤患者特别是胃癌的患者，中药让他能吃饭，有食欲，就是对肿瘤的治疗。

七、嘈杂

嘈杂是指胃脘部似饥非饥，似饱非饱，得食则减的一类病证。一般来讲嘈杂有四个类型方剂。一是胃寒型，嘈杂喜热，用香砂六君子汤加干姜、生姜，姜用量要大；二是胃热型，嘈杂有烧灼感，无痞者用越鞠丸（栀子、川芎、香附、神曲、苍术）合左金丸，有痞者用半夏泻心汤合左金丸；三是伤食型，用保和丸合左金丸；四是肝胃不和型，嘈杂为情志所诱发，用柴胡疏肝散合左金丸。由此可见左金丸对治疗嘈杂有重要作用。左金丸方来源于《丹溪心法》，由黄连、吴茱萸组成，两者剂量原为6∶1，裴老常用4∶1，黄连12克，吴茱萸3克。临床两者剂量可根据情况随时调整，可到1∶1。需要注意，越鞠丸本身就可治疗胸满痞闷，脘腹胀满，不思饮食，反酸嘈杂。所以治疗胃热的反酸嘈杂越鞠丸有时候优于半夏泻心汤，当然还要加左金丸，在胀满痞不重时可以这样用。

施今墨认为嘈杂宜用和法，他推崇左金丸，其次是半夏泻心汤。施老拟定了

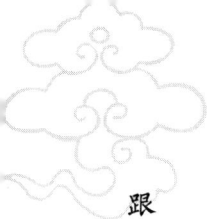

治疗嘈杂的三个药对：黄芩配半夏，黄连配吴茱萸，黄连配干姜。此外，瓦楞子、乌贼骨、生龙骨、生牡蛎、砂仁都有很好的治疗嘈杂、反酸作用，特别是瓦楞子为多位名医推荐，余临证用之效果很好。早晨口酸也按反酸治疗。

八、善食易饥

西医常见于糖尿病、甲亢，但和中医的善食易饥不能画等号。善饥包括消谷善饥和饥不能食，消谷善饥指的是吃得多，吃完后没有胃胀不适。饥不能食指的是有饥饿感，但吃完腹胀不适。二者临床表现、病因病机及治疗方药完全不一样。

消谷善饥首先为阳明有热，《伤寒论》（122条）载，"病人脉数，数为热，当消谷引食"，在《金匮要略·消渴小便不利淋病脉证并治》中也有类似记载。这种情况类似现代糖尿病之多食。裴老认为此为"胃热善积"。治疗上三黄泻心汤是核心，使用泻火的方法。具体使用方剂：①当归龙荟丸，药物组成为大黄、黄连、黄芩、黄柏、栀子、当归、龙胆草、芦荟、木香、青黛、麝香，芦荟属泻下药，能泻下通便，清肝除烦。用量1～2克，入散。②防风通圣散，可以用于外寒里热、表里俱实的嘈杂。③湿热互结用甘露消毒丹。还有传统清热泻火的方药白虎汤，以及具有清热燥湿作用的大剂量黄连都可以用。

而饥不能食首先是瘀血内停，《伤寒论》（257条）载："病人无表里证，发热七八日，虽脉浮数者，可下之。假令已下，脉数不解，合热则消谷喜饥，至六七日不大便者，有瘀血，宜抵当汤。"抵当汤的药物组成为水蛭、虻虫、桃仁、大黄。

其次是瘀热互结，可选桃核承气汤。该方出自《伤寒论·辨太阳病脉证并治》："太阳病不解，热结膀胱，其人如狂，血自下，下者愈。其外不解者，尚未可攻，当先解其外。外解已，但少腹急结者，乃可攻之，宜桃核承气汤。"药物组成为桃仁、桂枝、大黄、芒硝、甘草。胃虚气逆的可用竹叶石膏汤，胃热腑实的可用大承气汤，胸中热郁的可用栀子豉汤。痰饮阻胃可用茯苓饮、茯苓泽泻汤治疗。总之，《伤寒论》中消谷善饥的病因病机为痰、瘀或热瘀互结，痰热互结。裴老认为五积散也可以治疗消谷善饥，该方来源于《仙授理伤续断秘方》，药物组成为苍术、桔梗、枳壳、陈皮、芍药、白芷、川芎、当归、甘草、肉桂、茯苓、半夏、厚朴、干姜、麻黄。五积散治疗消谷善饥我没有用过，大家可以尝试，应该是用于全身疼痛兼有消谷善饥。

消瘦要注意是否是糖尿病、甲状腺功能亢进、结缔组织病、恶性肿瘤，特别是消化道恶性肿瘤。该病从中医角度也要从脾胃治疗，一是益气健脾的方法，以四君子汤为基础，脾胃为气血生化之源，血亏症状突出则与四物汤合用，这也就是八珍汤。二是胃火炽盛和胃阴不足，胃火炽盛则用清胃散（来源于《脾胃论》，药物组成为黄连、生地黄、当归、升麻、牡丹皮）；胃阴不足用玉女煎（来源于《景岳全书》，药物组成为麦冬、熟地黄、生石膏、知母、怀牛膝）；还有肝火炽盛证，在消瘦的同时还有烦躁不安，口苦咽干，胸胁胀满，用龙胆泻肝汤、黄连解毒汤、一贯煎；还有肺阴不足证，以干咳少咳为主要特点，用百合固金汤。

降糖药二甲双胍引起消瘦常见，这个问题我查阅现有权威资料无果。2023 年 7 月我问裴老，裴老说可调整西药降糖药。中医方面再有什么方法大家可以研讨。

九、名医治疗胃病方选录

（一）国医大师邓铁涛治疗胃病

1. 治疗胃、十二指肠溃疡方

党参 18 克，白术 12 克，茯苓 15 克，柴胡 10 克，佛手 5 克，乌贼骨（瓦楞子）15 克，甘草 5 克。水煎服，日一剂，分服。嗳气反酸者加砂仁、延胡索，或用乌贝散（乌贼骨 85%，浙贝母 15% 研为极细末），肝气郁结加白芍、枳壳、郁金或左金丸，肝郁化火或胃热亢盛合用三黄泻心汤，脾胃虚寒加附桂理中汤。

2. 治疗萎缩性胃炎方

太子参、茯苓、山药、石斛、麦芽、丹参、鳖甲、甘草。

（二）国医大师何任从脾胃治疗疑难杂病

脾胃为后天之本，气机升降之枢纽。身体其他方面疾病都可以从脾胃方面治疗。如子宫脱垂用补中益气汤，方中有升麻、柴胡，它能升清，当然黄芪也有升之作用。何老用补中益气汤加枳壳，枳壳降气，升升降降，这样治疗子宫脱垂效果很好。中焦主升降，还有益气聪明汤，方歌为益气聪明用蔓荆，升葛参柴黄柏并，再加白芍炙甘草，耳聋目暗此方灵。中焦虚弱，升降失常也可以引起耳聋目暗，此时就用益气聪明汤；兼上腹胀满首选泻心汤，或者用枳术丸；若中气不足则用补中益气丸，若阴虚胃疼则用一贯煎。

第九章
肠道疾病

一、中医经典对肠道疾病的认识

肠道疾病在临床中非常常见，中医经典对肠道疾病的相关论述较为详细。对于肠道的生理功能，《素问·灵兰秘典论》中言："大肠者，传道之官，变化出焉。"关于小肠，《类经·藏象类》中言："小肠居胃之下，受盛胃中水谷而分清浊，水液由此而渗于前，糟粕由此而归于后，脾气化而上升，小肠化而下降，故曰化物出焉。"临床上以"利小便所以实大便"的方法治疗泄泻，就是这个条文的具体应用。《素问·五脏别论》中记载："夫胃、大肠、小肠、三焦、膀胱，此五者，天气之所生也，其气象天，故泻而不藏，此受五脏浊气，名曰传化之腑，此不能久留，输泻者也。魄门亦为五脏使，水谷不得久藏。"

中医经典对于肠道疾病的发病原因和治疗的论述为后世医家提供了很多思路和治疗原则，《黄帝内经》最早提出了腹痛的病名，并提出腹痛由寒热邪气客于胃肠引起，如《素问·举痛论》曰："寒气客于肠胃之间，膜原之下，血不得散，小络急引故痛。""热气留于小肠，肠中痛，瘅热焦渴，则坚干不得出，故痛而闭不通也。""寒气客于脉外，则脉寒，脉寒则缩蜷，缩蜷则脉绌急，细急则外引小络，故卒然而痛，得炅则痛立止。"这一点我深有体会，对于腹痛、腹胀、腹泻，特别是中老年的慢性腹痛、腹胀、腹泻，也包括少儿的类似疾病，其中寒凝气滞的情况很多，有些时候也有夹湿及寒凝湿滞气虚。这种情况中医大多给予散寒除湿、理气健脾的方法，且口服中药的方法很重要，其实在《伤寒论》（386条）中就对理中丸的服用方法提出了明确要求，原文为"上四味，捣筛，蜜和为丸如鸡子黄许大，以沸汤数合和一丸，研碎，温服之，日三四，夜二服。腹中未热，益至三四丸，然不及汤"，说的是口服理中丸，需感觉到腹部发热，如果喝汤剂，则一定要趁热喝，晾温了不行，这一点很重要。金元时期李东垣将腹痛按三阴经及杂病进行辨证论治，李氏在《医学发明》中强调"通则不痛"的病理学说，并在治疗原则上提出"痛随利减，当通其经络，则疼痛去矣"，对后世产生很大影响。王清任、唐容川对腹痛有进一步的认识，唐氏在《血证论》中曰："血家腹痛，多是瘀血，另详瘀血门。然亦有气痛者，以失血之人，气先不和……宜逍遥散加姜黄、香附子、槟榔、天台乌药治之。"并指出瘀血在中焦，可用血府逐瘀汤，瘀血在膈下，应以膈下逐瘀汤治疗，对腹痛辨治提出了新的创见。对于痢疾，《黄帝内经》将其称为"肠澼"。张仲景将泄泻与痢疾统称为"下利"，制定了治疗湿热痢的白头翁汤，并提出了"下利便脓血者，桃花汤主之"的虚寒久痢主方。隋代巢元方的《诸病源候论·痢病》将痢疾分为"赤白痢""脓血痢""冷热病""休息痢"等21种病候，并在病机方面提出"痢由脾弱肠虚……肠虚不复，故赤白连滞……血痢者，热毒折于血，入大肠故也"，强调了热毒致病。痢疾病名首见于严用和的《济生方·痢疾论治》："今之所谓痢疾者，古所谓滞下是也。"金元时期已认识到本病能互相传染、普遍流行而称其为"时疫痢"。特别值得提出的是，至明清时期对痢疾的认识更趋深入，进一步阐发了痢疾的病因病机和辨证论治，提出痢有伏积，所谓"无积不成痢也"。历代医籍对泄泻论述甚详，隋代巢元方的《诸病源候论》首次提出泻与痢分论，列诸泻候、诸痢候，其下再细论证候特点。亦有根据病因或病机而称为"暑泄""寒泄""酒泄"者，名称虽多，但都不离"泄泻"二字。至宋代以后统称为"泄泻"。关于本病的病因病机，《黄帝内经》有较详细的论述，如《素问·阴阳应象大论》曰："春伤于风，夏生飧泄。""清气在下，则生飧泄。""湿胜则濡泄。"《素问·举痛论》指出："寒气客于小肠，小肠不得成聚，故后泄腹痛矣。"《素问·至真要大论》曰："暴注下迫，皆属于热。""诸病水液，澄彻清冷，皆属于寒。"《素问·太阴阳明论》曰："食饮不节，起居不时者，阴受之……阴受之则入五脏……入五脏则䐜满闭塞，下为飧泄。"汉代张仲景的《金匮要略》提出虚寒下利的症状、治法和方药，如《金匮要略·呕吐哕下利病脉证治》曰："下利清谷，里寒外热，汗出而厥者，通脉四逆汤主之。"另外，对实证、热证之泄泻也用"通因通用"法，充分体现了中医辨证论治的思想。《黄帝内经》认为便秘与脾、肾关系密切，如《灵枢·杂病》载："腹满，大便不利……取足少阴；腹满，食不化，腹向向然，不能大便，取足太阴。"《金匮要略·五脏风寒积聚病脉证并治》载："趺阳脉浮而涩，浮则胃气强，涩则小便数，浮涩相搏，大便则坚，其脾为约，麻子丸主之。"阐明胃热过盛，脾阴不足所致便秘的病机与证治。《伤寒论》提出用蜜制药栓"内谷道中"及用"猪胆汁和醋"以治疗便秘的方法，是最早应用外导法和灌肠疗法的记载。宋代《圣济总录·大便秘涩》指出："大便秘涩，盖非一证，皆荣卫不调，阴阳之气相持也。若风气壅滞，肠胃干涩，是谓风秘；胃蕴客热，口糜体黄，是谓热秘；下焦虚冷，窘迫后重，是谓冷秘；或因病后重亡津液，或因老弱血气不足，是谓虚秘。或肾虚小水过多，大肠枯竭而多秘者，亡津液也。或胃实燥结，时作寒热者，中有宿食也。"从病因病机的角度，将便秘分为风、热、冷、虚、宿食等证候类型。金元时期，刘完素首倡实秘、虚秘之别,《素问病机气宜保命集·泻痢论》说："凡脏腑之秘，不可一例治疗，有虚秘，有实秘，胃实而秘者，能饮食，小便赤……胃虚而秘者，不能饮食，小便清利。"这种虚实分类法，经后世医家不断充实归纳，成为便秘临床辨证的纲领，有效指导临床实践。

二、便秘

便秘最常见的原因是血虚阴亏和胃肠实热，其次还有气虚和气滞。

血虚阴亏便秘为阴血亏虚，肠道无血以滋，无津以润，临证除便秘外，还有阴亏血虚的表现。裴老治疗的代表方剂为三仁丸，方歌为三仁归莱何蓉乌，药物组成为炒酸枣仁（价格贵，可用郁李仁代替）、柏子仁、火麻仁、当归、莱菔子、白芍、制何首乌、肉苁蓉、乌药，方中炒酸枣仁、柏子仁、火麻仁养血润燥通便，当归、何首乌养血，莱菔子理气通便，肉苁蓉、乌药温经理气，全方共行养血温肾、理气通便的作用。裴老还有一个五仁汤，组方是炒酸枣仁、柏子仁、火麻仁、郁李仁、桃仁。该方既能润肠通便，又能养血安神，我多次用该方治疗阴血亏虚导致便秘、失眠、多梦，效果很好。

对胃肠实热之便秘的治疗方剂，主要有《伤寒论》中的三个承气汤，其中小承气汤（药物组成为大黄、枳实、厚朴）重在行滞，调胃承气汤（药物组成为芒硝、大黄、炙甘草）重在泻热，大承气汤（药物组成为芒硝、大黄、枳实、厚朴）熔导滞、泻热于一炉。国医大师张琪认为，对阳明腑实证引起的便秘，在承气汤基础上加甘遂，每剂用甘遂5～15克效果很好。这个方法我没有用过，大家可以尝试一下。对少阳腑实者，也可用大柴胡汤治疗。少阳腑实证来源于郝万山教授所著的《郝万山伤寒论讲稿》。大柴胡汤见《伤寒论》（103 条），原文"太阳病，过经十余日，反二三下之，后四五日，柴胡证仍在者，先与小柴胡。呕不止，心下急，郁郁微烦者，为未解也，与大柴胡汤，下之则愈"。《伤寒论》（165条），原文"伤寒发热，汗出不解，心中痞硬，呕吐而下利者，大柴胡汤主之"。药物组成为柴胡、黄芩、半夏、生姜、白芍、枳实、大枣、大黄。大柴胡汤治疗少阳腑实或者少阳阳明合病之便秘。实际上小柴胡汤本身就可以治疗便秘。《伤寒论》（230 条）载："阳明病，胁下硬满，不大便而呕，舌上白苔者，可与小柴胡汤，上焦得通，津液得下，胃气因和，身濈然汗出而解。"小柴胡汤通过畅达气机以通便，这一观念体现了中医治病求本和高深的辨证思维。我在临床上对气机不畅或少阳证的便秘仅用小柴胡汤，而不用大黄、芒硝、枳实，最多用酒大黄，通便效果很好，脾虚严重者加 30 克白术，用大剂量白术能通便。甘肃王自立老中医认为脾在运，对脾虚肠燥便秘还需用大剂量党参、肉苁蓉、郁李仁，剂量均在 30 克。这个大剂量的白术、党参我曾经用过。一位 86 岁的直肠癌术后患者，便秘、腹泻交替，用通下药则泻，服用涩肠药则便秘，我用此法通而不泻，涩而不秘。还有一种脾约证，《伤寒论》（247 条）载"趺阳脉浮而涩，浮则胃气强，涩则小便数，浮涩相搏，大便则坚，其脾为约"。这种胃强脾弱，以大便难、小便数为主要特征的脾约便秘用麻子仁丸，方组是麻子仁、白芍、枳实、杏仁、大黄、厚朴、蜂蜜。此外对热实津枯者便秘用增液承气汤，该方来源于《温病条辨》，药物组成为玄参、麦冬、生地黄、大黄、芒硝。热实气虚津枯者用新加黄龙汤，该方来源于《温病条辨》，药物组成为大黄、芒硝、甘草、人参、当归、生地黄、麦冬、玄参、海参、生姜。膀胱有热、大肠积滞者用宣白承气汤，该方来源于《温病条辨》，药物组成为大黄、杏仁、生石膏、瓜蒌皮。上焦热毒，肠道积滞者用牛黄承气汤，该方来源于《温病条辨》，组成为安宫牛黄丸加大黄末。还有一种情况，在便秘的同时又有小便不利，这种情况在盆腔恶性肿瘤患者中比较多见。裴老用疏凿饮子，该方来源于《济生方》，方歌是秦艽商赤目，苓泽皮木槟，药物组成是秦艽、羌活、商陆、赤小豆、椒目、茯苓皮、泽泻、大腹皮、木通、槟榔、生姜。方中商陆大苦大寒，能泻下利水，软坚散结，常用剂量为 3～10 克，一般从 3 克用起，注意消化道反应。

除以上两个主要证型外，还有以下四种情况。一是气滞便秘，一般用六磨汤，该方来源于《世医得效方》，药物组成为沉香、木香、乌药、槟榔、枳实、大黄；或当归龙荟汤，该方来源于《丹溪心法》，药物组成为当归、龙胆草、栀子、黄连、黄柏、黄芩、大黄、青黛、芦荟、木香、麝香。二是脾气下陷便秘，用补中益气汤加味，升清以降浊，这时黄芪剂量不要太大，15克就可以了。三是脾肾阳虚用济川煎，该方来源于《景岳全书》，方歌为济川当实牛肉泽麻，药物组成为当归、枳壳、牛膝、肉苁蓉、泽泻、升麻。方中肉苁蓉温肾阳益精血，当归养血润燥，为君药，剂量要大，枳壳行气宽中，川牛膝引药下行，泽泻、升麻升清以降浊。四是湿热便秘，现代人饮食肥甘不节导致这种便秘很多，单从利湿治疗则"利小便，实大便"，效果不好。单从清热用生石膏、栀子，则有时大便更难。《诸病源候论·大便病诸候》曰："大便难者，由五脏不调，阴阳偏有虚实，谓三焦不和……五脏三焦既不调和，冷热壅涩，结在肠胃之间……故令大便难也。"后世医家多用三仁汤畅达三焦以祛湿热，利大便。后世医家还有一个湿热便秘方，药物组成：陈皮10克，半夏10克，茯苓10克，炙甘草10克，瓜蒌10克，桔梗10克，枳壳10克，代赭石10克，郁李仁10克，沉香10克，莱菔子10克，蚕沙10克，皂荚10克，当归10克。水煎服，日一剂，分服。该方以二陈汤为基础方，加瓜蒌、桔梗开上焦，枳壳、代赭石导中焦。清代医家张锡纯认为代赭石"更能引胃气直达大肠而通便"。蚕沙与皂荚相配，分清化浊、通便利湿效果好。还有一种便秘，在便秘的同时还有头晕脑涨，牙龈红肿，小便短赤，方用黄连上清丸，该方来源于《百病复兴》，方歌为三黄泻心石栀连，荆花白蔓桔薄川，药物组成为大黄、黄连、黄芩、生石膏、栀子、连翘、荆芥、菊花、白芷、蔓荆子、桔梗、薄荷、川芎。

三、腹泻

我体会中医治疗腹泻要首辨外感和内伤，属实或属虚。

治疗由外感引起的腹泻有四个经方。一是葛根汤，《伤寒论》（32条）载"太阳与阳明合病者，必自下利，葛根汤主之"。药物组成为麻黄、桂枝、白芍、炙甘草、生姜、葛根、大枣。用于外感风寒兼有腹泻。方中葛根具有散风寒，疏筋脉，升津液之作用，是方药中的关键之药，用量要大，一般在30克以上。二是藿香正气散，源于《太平惠民和剂局方》，方歌：藿香正气二陈君，外感风寒内湿停，桔朴紫苏白芷术，腹皮姜枣共相成。药物组成：藿香、半夏曲、陈皮、茯苓、桔梗、厚朴、紫苏、白芷、白术、大腹皮、生姜、大枣。用于治疗外感风湿、内伤湿滞之腹泻、呕吐。三是葛根芩连汤，该方来源于《伤寒论》（34 条）"太阳病，桂枝证，医反下之，遂利不止，脉促者，表未解也，喘而汗出者，葛根黄芩黄连汤主之"。这个条文，初学中医者可能不好理解，"太阳病，桂枝证"说明素体表虚；"医反下之，遂利不止"，一般用攻下方法，主要是苦寒攻下，伤的是脾胃之阳气，但也有可能是里热偏盛邪热入里，以方测证此应为邪热入里；"脉促者，表未解也，喘而汗出"，此为表里同病，故用葛根解肌升津散其表，用黄连、黄芩清热燥湿治其里。三方相比，葛根汤以风寒表实为主，兼有下利；藿香正气散内有湿滞，外感风寒；葛根芩连汤为外有表虚，内有湿热。此外还有新加香薷饮，该方来源于《温病条辨》，组成为香薷、白扁豆、厚朴、金银花、连翘。用于治疗夏月外感所致腹泻。以上四方皆治外感腹泻，然其病因病机不尽相同。临床抓住病机，就可正确使用。

对于内伤腹泻我体会是要抓主症，辨虚实。主症包括腹泻泻下物的情况，腹泻的诱因，出现的时间，是否伴有腹痛，腹痛与腹泻的关系。实证腹泻伴腹痛主要有肝气犯胃和食积腹泻。食积在临床上也表现为腹痛，泻后痛减不明显，多有伤食史，泻下恶臭，纳呆腹胀，用保和丸治疗，该方来源于《丹溪心法》，药物组成为连翘、麦芽、神曲、半夏、茯苓、陈皮、莱菔子、山楂。该方我在临床使用时常将连翘换成黄连，神曲换成鸡内金、麦芽、莱菔子这三味，我认为这就是新时代的焦三仙。肝木克土则是肝实脾虚，虚实夹杂。临床表现有肝急和脾虚两个方面，腹痛表现为泻后痛不减，伴有肝郁表现，治疗上扶土抑肝，用痛泻要方治疗。该方来源于《丹溪心法》，药物组成为防风、白芍、白术、陈皮，方中的防风剂量要小，量大则药性走表。还有一种热结旁流之腹泻，多见外感热病，表现为在阳明腑实证腹胀满基础上出现排便稀水而臭秽，治疗用大承气汤以通因通用。相似的还有温病毒火注入大肠可有下利清水，方用清瘟败毒饮加减，该方出自《疫疹一得》，方歌为清瘟败毒地连芩，丹膏栀草竹玄参，犀角翘芍知桔梗，泻火解毒亦滋阴。药物组成：生地黄、黄连、黄芩、牡丹皮、石膏、栀子、生甘草、竹叶、玄参、犀角、连翘、白芍、知母、桔梗。

在虚证腹泻中，肾虚腹泻，多为五更泻。表现为黎明腹痛，痛则作泻，泻后痛减，可伴有其他肾阳亏虚之表现，用四神丸治疗。该方来源于《景岳全书》，药物组成：补骨脂、肉豆蔻、五味子、吴茱萸、大枣。国医大师张琪在这种情况

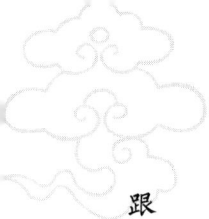

下则用附子、肉桂、补骨脂、赤石脂，赤石脂甘温而涩，涩肠止泻。这个温补脾肾的四神丸不仅对脾胃阳虚的五更泻有效，而且对脾肾阳虚的各种下利，包括腹泻、痢疾和排气多都有效，特别是排气多，对此我深有体会。此外张老说也有肾阴虚和脾阴虚之腹泻的情况，症见欲泻不泻，泻下不爽，用黑地黄散。药物组成就是生地黄、炮姜二味药。肾阴虚、脾阴虚腹泻及黑地黄散，我临床没有用过，大家可以尝试。对于肾阳亏虚之下利，《金匮要略·呕吐哕下利病脉证治》中说："下利清谷，里寒外热，汗出而厥者，通脉四逆汤主之。"这是少阴寒化证，是在"少阴之为病，脉微细，但欲寐"的基础上出现阴盛格阳，里寒外热，汗出而厥，用通脉四逆汤，药物组成为炙甘草、干姜、附子。虚性腹泻除肾阳虚外，还有脾阳虚。《伤寒论》（199 条）载："太阴之为病，腹满而吐，食不下，自利益甚，时腹自痛。"《伤寒论》（277 条）载："自利不渴者，属太阴，以其脏有寒故也，当温之，宜服四逆辈。"太阴脾胃虚与少阴肾阳虚之腹泻都属虚证，然临床上有两点区别。一是腹痛、口渴与否。少阴肾阳虚是清晨腹痛，兼有膀胱气化不利则有下利口渴，而太阴为下利不渴。太阴虚寒腹泻，除传统的理中汤、附子理中汤以外，还有七味白术散，该方来源于《小儿药证直诀》，方药组成为人参、白术、茯苓、甘草、藿香叶、木香、葛根，用于脾胃虚弱之下利。中医认为，脾主湿，湿胜则濡泻，脾虚加湿盛就用参苓白术散，但参苓白术散和七味白术散都用于腹泻，都属脾胃虚弱但腹痛之症均不明显，但相比而言，参苓白术散方证湿重一些，七味白术散证脾虚甚一些。我体会对于饭后即泻用七味白术散，对于一吃辛辣就腹泻的患者可将七味白术散与葛根芩连汤合用；湿盛严重，就用胃苓散。虚性腹泻，最常见的是脾胃虚寒，《桂林古本伤寒杂病论》载宜服理中汤、四逆汤。这种下利，一是有食不下，腹满，有时腹痛，这些脾胃虚衰表现。二是下利不渴属太阴，这种下利非肾亏，而是膀胱气化不利所致。肾亏，膀胱气化不利之下利有渴，此为鉴别点。在临床上只用理中汤治疗脾胃虚寒型腹泻，力量太单薄，临证时若寒象明显可加附子，兼有湿热可加木香、黄连；若虚象明显可加山药，酌情可加茯苓、车前子以利小便，实大便。胡老说"下利气"包括下利、腹泻和出虚恭，这很常见，大便并不多，就是排气多，通过利小便就可以治好，这一点请大家验证。还有对于这种脾肾阳虚、中焦虚寒的腹泻，裴老根据他多年临床经验拟定的方剂，胡羊合剂，方歌为胡羊破（不）起床，（急坏了）小乌槟，药物组成为胡芦巴、淫羊藿、补骨脂、阳起石、蛇床子、小茴香、乌药、槟榔。

方中淫羊藿、补骨脂、阳起石温补肾阳，胡芦巴、小茴香、乌药理气散寒，蛇床子虽为解毒杀虫药，但有很好的散寒、温肾、壮阳之功效。我体会这个胡羊合剂对调理肾阳虚引起的肠道功能紊乱，包括腹泻和肠麻痹、便秘，效果都很好。中医药对人体的调节往往是双向的，这一点也是中医的特色。

一般的脾胃中焦虚寒不伴有严重腹痛之腹泻，用附子理中汤或理中汤，四逆汤是"腹满时痛"，胡羊合剂所治疗也是腹满时痛，但下利是共同的，而参苓白术散所治腹泻没有腹痛，前几方是脾胃阳虚，后一方是脾虚湿困。而以肾阳虚为主的四神丸证就有明显的腹痛、腹泻，四神丸治疗五更泻，它以黎明腹痛、腹痛作泻、泻后痛缓为特征，或伴有肾阳虚表现。四神丸药物组成为吴茱萸、肉豆蔻、补骨脂、五味子，可加赤石脂、炮姜、附子、肉桂。久泻有中气亏虚者也可用补中益气汤加减治疗。石榴皮、诃子在涩肠止泻方面效果好，类似还有赤石脂、干姜。

对于寒热交错的腹泻可用乌梅丸、泻心汤治疗。乌梅丸可以治久泻久痢。《伤寒论》（326条）载："厥阴之为病，消渴，气上撞心，心中疼热，饥而不欲食，食则吐蛔，下之利不止。"《伤寒论》（338条）载："蛔厥者，乌梅丸主之，又主久利。"乌梅丸组成为细辛、乌梅、干姜、附子、桂枝、人参、川椒、白芍、黄柏、黄连、当归。从以上条文和方药来看，乌梅丸除治疗蛔厥外还可以治疗寒热错杂、虚实相兼的久泻久痢。且乌梅丸对肠息肉引起的腹泻、腹痛疗效好。三泻汤（即半夏泻心汤、干姜泻心汤、炙甘草泻心汤）也治疗寒热错杂、虚实相兼的下利，二者区别在于，一是乌梅丸的下利一般比三泻汤更久，二是三泻汤的部位是在中焦，而乌梅丸作为治疗厥阴病的主方，其病位在脾、胃、肝、肾。

四、痢疾

本病在治疗上以中医为主，西医为辅。西医治疗主要是根据病原学检查，对病原体进行治疗，中医治疗以辨证为主。在辨证方面注意以下三个方面要点：一是辨痢色。下痢色白或黏液多属寒在气分；下痢白而滑脱为虚寒；白而有脓为有热；痢下赤色鲜红脓厚味臭属热，病在血分，病变较深；邪伤血脉，下痢色紫为血瘀。二是里急后重。外邪所致痢后得减；寒邪所致多有腹痛；火邪所致肛门灼热；内有虚寒痢后腹痛不减；气虚气陷痢后腹痛更甚。三是辨全身情况。

新病痢疾以湿热多见,《伤寒论》(317条)中说:"热利下重者,白头翁汤主之。"白头翁汤组成为白头翁、黄柏、黄连、秦皮。此为肝经湿热下迫大肠或大肠湿热所致,热(火)性急,暴注下迫,故里急,湿性黏则后重,故有"一分里急,一分热,一分后重,一分湿"之说。白头翁汤是治疗新感痢疾、湿热实证痢疾的基础方,临床以大便脓血,里急后重为辨证要点。该方攻邪祛湿热之为已备,扶正调气血之功尚欠。在临证使用时多加当归、白芍养血,木香、槟榔理气。此所谓"养血则便脓自愈,调气则后重自除"。类似的方剂还有芍药汤,该方来源于《素问病机气宜保命集》,方歌:白芍甘草芩连木,槟榔当官大黄人,药物组成为白芍、当归、黄芩、黄连、大黄、木香、槟榔、肉桂、甘草。方中当归、白芍"养血者便脓自愈",木香、槟榔"理气者后重自除",黄连、黄芩"清热者里急自愈"。该方熔清热除湿、养血理气于一炉。湿热痢兼有表证,或太阳阳明并病之湿热痢,可用葛根芩连汤。葛根芩连汤来源于《伤寒论》(34条),"太阳病,桂枝证,医反下之,利遂不止。脉促者,表未解也;喘而汗出者,葛根黄芩黄连汤主之"。组成为葛根、黄芩、黄连、炙甘草。本方既能清里热而止利,又能散表邪而退热,用于治疗邪热入里之痢疾。郝万山教授说这个方子加马齿苋、白头翁效果好,特别是马齿苋。胡老治湿热痢将白头翁汤与小柴胡汤联合使用。胡老治湿热痢,若有心下硬者,也常用三泻心汤。其中下痢不严重用半夏泻心汤,有"呕,干噫食臭,心下痞硬"用生姜泻心汤,胃气虚严重则用甘草泻心汤。还有一位名老中医有一个治痢方药"乌梅连翘连木香,二葛四君草枳壳"。药物组成为乌梅、连翘、黄连、木香、当归、白芍、葛根、党参、白术、茯苓、炙甘草、枳壳。

外感风寒兼有痢疾用葛根汤,《伤寒论》(32条)载"太阳与阳明合病者,必自下利,葛根汤主之",方证表现为外有风寒表证,内有下利。葛根汤组成为葛根、麻黄、桂枝、白芍、炙甘草、生姜、大枣。

疫毒痢,发病急,大热大渴,下痢脓血,中医谓之"霍乱",白头翁汤主之。胡老认为此时要与小柴胡汤合用。寒湿痢,用胃苓汤加当归、木香、炮姜、枳实,兼有表证用荆防败毒散。噤口痢,是下利不能进食或呕吐不能进食。实证用开噤散,药物组成为党参、黄连、石菖蒲、丹参、莲子、茯苓、陈皮、陈仓米、冬瓜仁、荷叶蒂。该方来源于《医学心悟》,以下痢赤白、恶心纳差、舌红苔黄之湿热证为辨证要点。虚证也可用香砂六君子汤。对于休息痢,一是用补法,用资生丸合参苓白术散加藿香、陈皮、黄连、泽泻、芡实、炒麦芽、山楂、白豆蔻。资生丸来源于清代名医张锡纯的《医学衷中参西录》，该方由山药、白术、玄参、鸡内金、牛蒡子五味药组成，功能滋养脾胃，滋阴清热。其中白术、山药一个补脾胃之阳而不燥，一个滋脾胃之阴而不腻，鸡内金促消化，这三味药是资生丸的核心，再加玄参、牛蒡子滋肺阴，提肺气。资生丸是以补脾为主、理肺为辅的经典方剂。二是用泻法，如《金匮要略·呕吐哕下利病脉证治》中说"下利差，至其年月日时复发者，以病不尽故也，当下之，宜大承气汤"。以上是实性休息痢。

虚性痢疾主要包括虚寒痢、阴虚痢、劳痢，其中虚寒痢最为常见。最常用真人养脏汤，该方来源于《太平惠民和剂局方》。方歌：真人芍子白术香，肉桂米参草当归。药物组成：白芍、诃子、白术、木香、肉豆蔻、肉桂、罂粟壳、党参、炙甘草、当归。临证为了加强该方的收敛力量，还可加石榴皮。石榴皮属收敛药，具有涩肠止泻功能。《滇南本草》说石榴皮"治日久水泻"。类似药物还有赤石脂、禹余粮。治疗虚寒痢常用桃花汤，桃花汤是收敛止血的另外一个方剂，《伤寒论》（306条）载"少阴病，下利便脓血者，桃花汤主之"。桃花汤组成之一是赤石脂半片，该药属收敛药，功能涩肠止泻，收敛止血，敛疮止血，此外还有干姜、粳米。劳痢，遇劳则发，用四君子汤加山药、莲子肉。阴虚痢，用黄连阿胶汤加味。此方来源于《伤寒论》，"少阴病，得之二三日以上，心中烦，不得卧，黄连阿胶汤主之"。组成为黄连、黄芩、阿胶、白芍、鸡子黄。该方针对心火亢于上、肾水亏于下之情况。临证酌情加减。

五、腹痛

功能性胃肠病引起的腹痛，治疗参见胃痛。本部分主要介绍肠梗阻和肠系膜淋巴结炎等引起的腹痛。胆胰疾病、妇科病引起的腹痛在其他章节讨论。

1.肠梗阻

裴老在肠梗阻的治疗方面除用经方如承气系外，还自拟了一个方剂，方歌为乌苓郁云索大姜，四香沉酒当归身。组成为乌药、茯苓、郁金、肉苁蓉、延胡索、大枣、姜黄、丁香、檀香、木香、沉香、酒大黄、当归。这个方子我用过多次，深感它是治疗慢性肠梗阻腹部术后肠粘连引起的肠梗阻非常有效的方剂，裴老的胡羊合剂、三仁合剂都有使用机会。裴氏三仁合剂的方歌为三仁归莱白蓉乌，药物组成为柏子仁、郁李仁、火麻仁、当归、莱菔子、白芍、肉苁蓉、何首乌。

经方中承气汤系列是治疗肠梗阻的常用方剂。值得一提的是，腹部恶性肿瘤引起的肠梗阻现在推荐用莱菔承气汤加味，即大承气汤加生莱菔子再加半枝莲、白花蛇舌草，这里不再重复。恶性肿瘤合并肠梗阻多属虚证、寒证，这时不能用伤寒阳明腑实证的治疗思路，采用苦寒攻下的方法，而要从太阴治疗。《伤寒论》（273 条）载："太阴之为病，腹满而吐，食不下，自利益甚，时腹自痛。若下之，必胸下结硬。"《伤寒论》（199 条）又说："自利不渴者，属太阴，以其脏有寒故也，当温之，宜服四逆辈。"这里的治疗方药有两个，一是理中汤，二是四逆汤。四逆汤由附子、干姜、炙甘草组成，裴老针对这一情况研制了胡羊合剂，药物组成为胡芦巴、淫羊藿、补骨脂、阳起石、蛇床子、小茴香、乌药、槟榔。我用这两个方子加减治疗虚寒性肠梗阻均取得非常好的效果。

裴老对肠梗阻的诊断：裴老认为腹部手术后出现腹痛就要考虑肠粘连、肠梗阻，不一定等到临床出现痛、呕、胀、闭才可诊断，不一定等到腹平片提示气液平面才去治疗，要早治，要体现"中医上工治未病"的思路。对于肠梗阻我还有一个方法，就是用 200 克小茴香热敷肚脐。这个方法使用方便，效果好。

2. 肠系膜淋巴结炎

肠系膜淋巴结炎，裴老认为多由免疫功能低下所致，与手术创伤有一定关系，在诊断上要采用排除法，结合西医 B 超、CT 检查。对肠系膜淋巴结炎，裴老在辨证基础上常用川乌汤，该方是裴老治疗该病的自拟方，方歌为川乌土，黄金桂，枳实厚朴九香茴，药物组成为川椒、乌梅、土鳖虫、黄连、郁金、桂枝、枳实、厚朴、九香虫、小茴香。我用裴老的川乌汤治疗了十几例肠系膜淋巴结炎，取得满意疗效。

3. 阑尾炎

对于阑尾炎的治疗，《伤寒论》已经给我们提供了很好的方剂，即大黄牡丹汤和薏苡附子败酱散，《金匮要略·疮痈肠痈浸淫病脉证并治》载："肠痈之为病，其身甲错，腹皮急，按之濡，如肿状，腹无积聚，身无热，脉数，此为肠内有痈脓，薏苡附子败酱散主之。"薏苡附子败酱散的作用就是排脓，用于脓已成。薏苡仁有解毒排脓、利尿作用，败酱草清热祛瘀排脓，这两个药，药量要大，附子起了温阳补益的作用，药量要小。该篇也说道，"肠痈者，少腹肿痞……脓未成，可下之，当有血……脓已成，不可下也。大黄牡丹汤主之"。大黄牡丹汤治疗肠痈脓未成，或没有完全成脓，组成除大黄、芒硝、牡丹皮、桃仁外，还有冬瓜子，冬瓜子也排脓，但完全化脓了就"不可下"，就时要用薏苡附子败酱散，临床二者也常联合使用。

4. 大肠黑变病

该病与长期使用番泻叶等通下药有关，属癌前病变。裴老有一方，方歌为大三香干平胃散，药物组成为大腹皮、砂仁、白豆蔻、草豆蔻、木香、干姜、苍术、厚朴、陈皮、炙甘草。大三香干平胃散治疗大肠黑变病，我用得不多，大家可以尝试。

5. 少腹疼痛的中医治疗

少腹疼痛排除肠炎、肠系膜淋巴结炎后，要考虑到西医之输精管炎，可选天台乌药散，该方来源于《医学发明》，药物组成为乌药、木香、小茴香、高良姜、槟榔、川楝子、青皮、巴豆。这个方子中有川楝子，其性寒味辛，用巴豆炒后取其性留其味，若临床无巴豆炒，可用延胡索或蒲黄代替，酌加九香虫、荔枝核、橘核、乳香、没药，然延胡索偏于中焦，蒲黄偏于下腹。除天台乌药散外，中医治疗输精管炎也可选用柴胡疏肝散、金铃子散、当归四逆汤、桃核承气汤，以及八正散、龙胆泻肝汤辨证加减。其中针对下焦瘀血，裴老还有两个方剂，一是壁水连姜大地香，药物组成为壁虎、水蛭、黄连、姜黄、大枣、地龙、香附。此方从理气活血角度治疗下焦瘀血之输精管炎。二是二（仙茅、仙灵脾即淫羊藿）三（僵蚕、蜈蚣、全蝎）螂（蜣螂）龙（地龙）土（土鳖虫）房（蜂房）里（当归、白芍）。其中《神农本草经》记载蜣螂"味咸寒，主治小儿惊痫瘈疭，腹胀，寒热"。对于瘀血导致腹胀，《金匮要略·腹满寒疝宿食病脉证》中也提出"腹不满，其人言我满，为有瘀血"，这种腹满多有外伤、手术史，日轻夜重，变天加重，活动稍减。裴老认为，现代人生活方式发生变化，瘀血体质、湿型体质越来越多，这种腹胀应引起重视。《素问·至真要大论》载"诸湿肿满，皆属于脾"，说明湿在腹满中起重要作用。此外，《金匮要略·腹满寒疝宿食病脉证》中说："腹满，口舌干燥，此肠间有水气，己椒苈黄丸主之。"药物组成为防己、椒目、葶苈子、大黄。对于这个条文有不同解释，《退思集类方歌注》载："肺与大肠为表里，肠间水气不行于下，以致肺气膹郁于上而燥热之甚，用防己疗水气，椒目治腹满，葶苈泻气闭，大黄治血痹。"我个人认为这种解释比较好。

六、消化道出血

消化道出血分为"远血""近血"，《金匮要略·惊悸吐衄下血胸满瘀血病脉证治》载，"下血，先便后血，此远血也，黄土汤主之"，"下血，先血后便，此近血也，赤小豆当归散主之"，"心气不足，吐血，衄血，泻心汤主之"。

中医学认为，各种出血两大主要原因是火盛和气虚，火盛迫血妄行，气虚无以统血。对《金匮要略》的"心气不足"这一条，在《千金要方》中改为"心气不定"，裴老认为是有余，有余为实，实则泻之。故泻心则为泻火，泻心则为止血。"气虚无以统血"，这一条在黄土汤治疗肝硬化食管胃底静脉曲张破裂出血、胃十二指肠出血方面得到很好体现。黄土汤来源于《金匮要略·惊悸吐衄下血胸满瘀血病脉证治》。方歌：黄土汤中术附芩，黄连阿胶生地并。组成：灶心黄土、白术、附子、黄芩、黄连、阿胶、生地黄。灶心黄土有收敛止血的作用，还止呕。在用该药的时候要注意，一则量要大，一剂药用 60 ～ 100 克。二则黄土先煎，煎后去渣，用汁再煎其他药。黄土配阿胶、生地黄止血力量强；伍以甘草、白术调胃和中；黄芩泻热除烦；至于附子则能温补阳气，"气能摄血"。现在灶心黄土不好找，此外罂粟壳等也不好开，中药药品短缺和药品质量严重影响中医的传承和临床疗效。治疗这种出血还有一方——秘红丹，该方来源于《医学衷中参西录》，由代赭石、肉桂二味药组成，代赭石降逆平冲，肉桂潜补阳气。消化道出血，特别是肝硬化食管胃底静脉曲张破裂引起的出血，来势迅猛，此时要中西医结合治疗，先用西医止血、输血等办法，呕血停止后给予中药黄土汤等治疗。

近血先便后血，主要是大肠出血，常用槐花散治疗。槐花散来源于《普济本事方》，药物组成为槐花、枳壳、侧柏叶、荆芥，该方能清热，疏血，止血。可治疗痔疮、肠炎引起的出血，临床症见先便后血或先血后便，这一条有别于黄土汤和赤小豆当归汤，黄土汤是先便后血，赤小豆当归汤是先血后便。胡老说赤小豆当归汤对痔疮出血效果好。槐花散则是或先便后血，或先血后便。以便血、脉数、色红为辨证要点。

放射性肠炎是宫颈癌放疗后常见的并发症，临床以便血、腹痛和贫血为主要表现。临床从大便的颜色、便干易出血还是便稀易出血、腹痛的具体表现以及舌脉角度辨证，仍以槐花散为主，痛泻要方、葛根芩连汤在辨证的前提下都有很好的效果。

七、肠鸣

中医学认为肠鸣主要病位在脾胃，涉及肝肾，病因主要是虚（肾阳虚和脾阳虚）、寒、湿，还有气郁和湿热。《中医症状鉴别诊断学》将肠鸣分为以下六型。脾肾阳虚用附子理中汤；中气不足用补中益气汤、甘草泻心汤；中焦寒湿用智半汤，该方来源于《类证治裁》，药物组成为益智仁、半夏、苍术、防风、白术、茯苓、白芍、生姜；中焦痰湿用苓桂术甘汤；肝脾不和用痛泻要方；脾胃湿热用葛根芩连汤。我体会肠鸣从中医角度讲属寒为多，包括外感寒邪和脾肾虚寒。外感寒邪我一般大、小建中汤合用效果很好，脾肾虚寒则用温补脾肾的方法，如四神丸、附子理中汤酌加胡芦巴、补骨脂、益智仁。

八、肛门坠胀

肛门坠胀从西医角度看有肛乳头肥大、结直肠息肉，还有腰椎间盘突出压迫。中医学认为该症与中医"后重"之症相似，相对应方剂有六磨饮子，药物组成为木香、枳实、槟榔、乌药、沉香、大黄。还有裴老的里急后重汤，药物组成为当归、白芍、木香、枳壳、槟榔。临床上可进一步从脾肾阳虚方面治疗，用附子理中汤酌加补骨脂、益智仁、菟丝子、巴戟天、肉桂、胡芦巴，或者用四神汤治疗。若脾气下陷用补中益气汤加味；肝气郁结用柴胡疏肝散加味；中焦湿热用葛根芩连汤加味；瘀血内阻多见肛肠术后用活血化瘀法治疗。

九、矢气

矢气多是由于寒与虚。寒常与湿相合，临床除矢气多以外，还有腹满、苔腻之表现，用实脾饮、厚朴温中汤、胃苓汤，酌加藿香、砂仁、佩兰、茯苓、山药。虚则多为虚寒，表现为腹胀痛、喜温喜按、乏力、纳差，用香砂六君子汤、小建中汤，也可以加用补肾之品，我个人常用四神丸治疗效果很好，现代人寒湿体质很多，四神丸用处很大。还有湿热蕴结肠道，症见矢气恶臭、肛门灼热、口干饮热、舌红苔腻，方用黄连解毒汤合三妙散加味，其中三妙散来源于《医宗金鉴》，药物组成为苍术、黄柏、牛膝；还有藿朴夏苓汤、三仁汤等方剂都有使用机会。饮食停滞用保和丸。

十、名医治疗肠病方选录

邓铁涛方：

治疗慢性结肠炎方，药物组成：木香6克（后下），黄连5克，柴胡10克，白芍15克，枳壳6克，甘草6克，太子参30克，白术15克，茯苓15克，久泻不止加赤石脂30克，补骨脂10克。口服，一日一剂，分两次服。

治疗肠套叠方，药物组成：旋覆花5克，代赭石15克（先煎），党参10克，炙甘草6克，半夏9克。口服，一日一剂，分两次服。

十一、病案举例

1. 病案一

患者，男，52岁，甲状腺乳头状癌术后5年，胆囊结石术后7年，出现少腹胀满3年，多方求医无效，故于2020年2月1日来就诊。自诉近日腹部CT、胃镜、肠镜检查未见异常。刻下症见小腹胀满发凉，入夜或进食生冷如吃水果加重，活动后减轻，伴口苦，苔厚腻，脉弦。西医诊断：甲状腺癌术后，胆囊结石术后。我考虑既有口苦、苔厚腻之热象，又有小腹凉、厌食生冷之寒象，更有小腹痞满气滞之象，再结合有胆囊手术之西医诊断，于是开了胆胰合症方加理气、温中之品，患者服用8剂。

二诊，患者服用8剂后来兰州就诊，说服药后效果不大，少腹仍发凉，不能吃水果，少腹胀满不能入睡，每晚要长跑4千米才能缓解，此时我考虑甲状腺术后多有甲减，甲减多有阳虚之说，且少腹冷胀，而少腹为肝经所布，故改为天台乌药散加味。处方：天台乌药10克，木香6克，小茴香6克，延胡索10克，槟榔10克，青皮10克，高良姜10克，丹参10克，枳实20克（打碎），黄连6克，黄芩10克，蒲黄、酒大黄各3克。水煎服，日一剂，分服。原方中巴豆炒川楝子改成了延胡索、蒲黄，蒲黄善祛下焦之瘀血，酒大黄能活血化瘀，通腹络，《伤寒论》（279 条）载"本太阳病，医反下之，因尔腹满时痛者，属太阴也，桂枝加芍药汤主之；大实痛者，桂枝加大黄汤主之"，此时大黄就是酒大黄，方中有丹参、木香、枳实、大黄、黄连、黄芩，实际上就是裴老胆胰合症方之核心。

三诊，服上药 10 剂后腹满大减，但仍存在，仍需要晚上跑步才舒服。查脉弦，舌底青紫，《金匮要略·腹满寒疝宿食病脉证》中说"腹不满，其人言我满，为有瘀血"，《伤寒论》提出了因瘀致满，但缺乏方剂，裴老研发了三术合剂。处方如下：乌药 10 克，木香 6 克，小茴香 6 克，延胡索 10 克，槟榔 10 克，青皮 10 克，高良姜 10 克，枳实 20 克（打碎），三棱 10 克，莪术 10 克，吴茱萸 6 克，蒲黄 6 克，酒大黄 3 克，黄连 6 克，黄芩 10 克。水煎服，日一剂，服上药 10 剂后诸症消失。

体会：此案提示，在临床上要将"西医诊断"和"中医辨证"有机结合，该患者表现为一派寒凝气滞、瘀血内阻之象，故用天台乌药散加活血化瘀剂则获疗效。对于这个患者，中医辨证是关键。

2. 病案 2

张某，女，48 岁，反复便脓血 5 年，西医诊断为慢性痢疾，经中、西医多方治疗无效，故来门诊就诊。一诊，患者面色苍白，神疲乏力，自诉每日下利 15 次，下利赤白脓血为主，口微苦，舌淡苔薄白，脉滑数。血红蛋白 50g/L，收住入院给予静脉输入红细胞支持治疗，在此基础以中药为主治疗，方用乌梅丸加味。二诊，服药 6 剂后症状未见好转，调整处方如下：白芍 15 克，诃子 6 克，炙甘草 6 克，白术 15 克，肉豆蔻 10 克，罂粟壳 6 克，党参 15 克，肉桂 3 克，木香 6 克，当归 10 克，乌梅 10 克，干姜 6 克，黄柏 10 克，黄连 6 克，附子 6 克。水煎服，日一剂，服用 10 余剂后腹泻、下利赤白脓血基本消失，精神好转，复查血常规示血红蛋白 90g/L。

体会：此案例西医诊断没有问题，采用输血治疗，古人说"有形之血不能速生，无形之气所当急固"。用输血的方法使贫血改善，为中医治疗打下了基础。中医治疗方面不仅要看到下利，寒热互结，而且要看到下利，滑脱不禁。故用乌梅丸、真人养脏汤连用，这时罂粟壳非用不行，一般用 6 克。

第十章
乳腺病

乳腺病包括乳腺增生、乳腺炎、浆细胞性乳腺炎、经期乳胀、乳汁不下、乳腺恶性肿瘤及并发症。在讲解《伤寒论》时郝万山教授提到可用小柴胡汤加牡蛎、天花粉治疗乳腺炎。在讲解《金匮要略》时，胡老提到脓未成用薏苡附子败酱散，脓已成用大黄牡丹汤。薏苡附子败酱散可以用于乳腺病，大黄牡丹汤是否用于乳腺病有待观察，相比其他病来说，《伤寒论》等中医早期经典著作对乳腺病的诊疗直接描述较少。

《女科经纶·乳证》引《圣济总录》曰："足阳明之脉，自缺盆下于乳，又冲脉者，起于气街，并足阳明经，夹脐上行，至胸中而散。妇人以冲任为本，若失于将理，冲任不和，阳明经热，或为风邪所客，则气壅不散，结聚乳间，或硬或肿，疼痛有核，皮肤焮肿，寒热往来，谓之乳痈。风多则硬肿色白，热多则焮肿色赤，不治，血不流通，气为壅滞，与乳内津液相抟，腐化为脓，宜速下乳汁，导其壅塞，散其风热，则病可愈。"该条文对乳腺病的病因及临床表现做了详细解释。《丹溪心法》更提出情绪不好在乳腺病的发生、发展过程中起着重要作用。"女子以肝为先天"，乳腺病中医治疗要注意疏肝。目前中医药对经期乳肿、乳腺炎有很好的治疗效果，对大部分乳腺增生也有效，而乳腺恶性肿瘤则要中西医结合治疗。

一、乳腺增生及乳腺纤维瘤

乳腺增生及乳腺纤维瘤，中医从气、从瘀、从痰、从热、从寒治疗。裴老首选柴山合剂。药物组成：柴胡、穿山甲、木通、路路通、当归、郁金、夏枯草、牡蛎、三棱、莪术、延胡索、川楝子、制乳香、制没药、海藻、昆布、浙贝母、香附。其组成有以下四个方面：一是疏肝方面，有柴胡、香附，可再加白芍、枳壳、炙甘草,这实际就有四逆散了,也可加瓜蒌,它有宽胸理气、开郁散结之作用;二是软坚方面,有浙贝母、牡蛎,若加玄参则为消瘰丸;三是化瘀方面,用三棱、莪术化瘀散结,延胡索、川楝子、郁金、制乳香、制没药、当归化瘀止痛,活血养血;四是穿山甲,穿山甲是治疗乳腺增生之特效药,通络力强,穿山甲很贵,可用3～6克,油炸后冲服,这个药是治疗各种乳腺增生的必用药,不可替代,这是我多年临证的心得。

　　裴老之柴山合剂重在疏肝,化瘀,通络。这个方药也可以治疗乳腺炎。临证酌情加三七、水蛭(性平)、土鳖虫(性凉)、虻虫(性热),还有蜈蚣(临床常用2～4条)、全蝎、僵蚕、地龙这些虫类药,它们活血化瘀止痛效果比一般的活血化瘀药强,特别是蜈蚣。还有王不留行,该药功用活血通经,下乳消痈,利尿通淋,王不留行在治疗乳腺炎及乳腺增生时有个特点——可下乳通痈,对产后乳汁不下引起的乳腺结节效果好。治疗乳汁不畅引起的乳腺结节,裴老有一个方药,药物组成为路路通、通草、土鳖虫、八月札、露蜂房。也可以用木通,木通这个药争议较大,如郝万山教授认为北方木通大多为关木通,它含有马兜铃,有肾毒性,又有一些人认为木通既能降浊,又能降火,用30克没有什么问题。还可加漏芦清热解毒、消痈散结、通经下乳,《神农本草经》说漏芦"主皮肤热、恶疮……湿痹、下乳汁",常用到3～12克。土鳖虫为虫类药,专破瘀通络,八月札清热软坚。裴老这个方子对产后乳汁不下型乳腺结节效果非常好,有时候非它不行。临床上要对乳腺结节患者询问哺乳史,这个我有体会,有时再加其他虫类破瘀药效果更好。我治疗过一个女性患者,40多岁,有乳腺结节,服用中药后缓解,停药后复发,询问她的哺乳史,有产后乳汁不下,我就从通乳角度治疗,效果好,能根除。在这种情况下,也可以用瓜蒌牛蒡散,该方出自《医宗金鉴》,方歌为天山黄花、连刺二皮,药物组成为瓜蒌、牛蒡子、天花粉、黄芩、金银花、连翘、皂角刺、青皮、陈皮、柴胡、栀子、甘草。对有乳汁淤积的乳腺疾病效果好。乳汁壅滞者加漏芦、王不留行、路路通;乳汁过多者加生山楂、生麦芽;有肿块者加赤芍、川芎、当归;偏热者加生石膏、生地黄;偏于气郁者加金铃子、合欢皮、枳壳;新产妇恶露不尽加当归、益母草,减黄芩、栀子;便秘者加生大黄6克(后下);表寒重者加荆芥10克,防风10克;成脓期加黄芪30～60克,脉沉、气虚者黄芪量还可以更大;火毒型加五味消毒饮。

　　王玉章老中医治疗乳腺增生之思路以疏肝、补肾为主,方用消癖汤。药物组

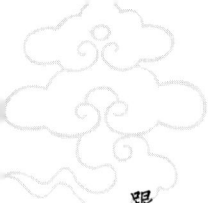

成：当归10克，香附10克，女贞子10克，淫羊藿15克，白芍10克，郁金10克，菟丝子15克，鸡血藤30克，柴胡10克，首乌藤30克，墨旱莲10克。水煎服，日一剂，早晚分服。临证加减：肝郁气滞者加延胡索、川楝子、青皮、橘核；气滞盛者加桃仁、红花、三棱、莪术；痰湿盛者加白芥子、瓜蒌、夏枯草、半夏，白芥子善祛皮里膜外之痰。国医大师张炳厚推荐一味治疗乳腺病的药是露蜂房，它能攻毒，是治疗痈疽、瘰疬之良药。除上述外，还可用软坚散结的海藻、昆布，行气散结的橘核、荔枝核。还有其他虫类药，如善于止痛的蜈蚣，善于解痉的全蝎。吴启芜老中医治疗乳腺增生则强调化痰，用大剂量之陈皮，具体组成为陈皮60克，夏枯草30克，王不留行30克，陈皮常规剂量为5～10克，我用到过30克，不伤人。

许芝银老中医从疏肝、化瘀、消结的角度治疗乳腺纤维瘤。疏肝以逍遥散为主方，化瘀则加桃仁、红花、川芎。瘤体日久加八月札、白芥子、全瓜蒌、制半夏。瘤块坚硬加山慈菇（这个药有消化道及肝毒性，要注意）、海藻、昆布。气滞较重加荔枝核、橘核（或者橘叶）、川楝子、郁金。口苦较重加牡丹皮、栀子、黄连。

我的体会是，临床上治疗乳腺结节要判断寒热，问一下患者自觉乳腺局部有无烧灼感，结节不适、疼痛时用热水袋暖上是否舒服，触诊患者乳腺结节是否有烧灼感，结合全身症状以辨寒热。属寒者用仙茅、淫羊藿、巴戟天、菟丝子等温肾阳之药。这四味药我用在许多患者身上，效果很好。属热者酌用五味消毒饮、仙方活命饮、龙胆泻肝汤、柴胡清肝饮。此外孙一民老中医治疗乳腺结节、乳腺炎有一个验方。方歌：三小瓜当金，二青贝二梗。药物组成：蒲公英、败酱草、连翘、赤小豆、瓜蒌、当归、郁金、大青叶、青皮、贝母、紫苏梗、桔梗。孙老在这个方子中用了全瓜蒌，全瓜蒌除清热化痰、润肺止咳外，还有开郁散结的作用，如治疗胸痹之瓜蒌薤白半夏汤。全瓜蒌开郁散结治疗乳腺病被近代许多医家推崇。以方测证，孙老的这个方子以清热解毒为主，兼以理气化痰。

二、乳腺红肿

临床我总结从以下几个方面进行治疗：

一是从气郁化火治疗，用柴胡清肝汤，该方出自《医宗金鉴》，方歌为柴黄连芍龙胆草，栀子生地草青皮，药物组成为银柴胡、栀子、连翘、生地黄、胡黄连、赤芍、龙胆草、青皮、生甘草。可酌加紫花地丁、野菊花、夏枯草、石见穿。阳证乳痈肝胆湿热明显，出现口苦咽干、胸胁苦满、烦躁易怒，可用龙胆泻肝汤治疗。

二是从血瘀治疗，用复元活血汤，该方来源于《医学发明》，药物组成为柴胡、天花粉、当归、红花、甘草、酒大黄、桃仁、穿山甲，方中的天花粉有消瘀作用，也可用全瓜蒌。其实复元活血汤主要治疗乳腺局部疼痛，不一定有红肿。局部疼痛多是瘀，要活血、破血治疗，但也有寒凝血脉，这时当归四逆汤也有使用机会。

三是从热毒治疗，脓未成者用仙方活命饮、薏苡附子败酱散；脓已成者参照浆细胞性乳腺炎治疗，主要有两个方剂，一是柴胡清肝散，二是透脓散。透脓散来源于《外科正宗》，药物组成为生黄芪、穿山甲、川芎、当归、皂角刺。中医临证治疗疮痈一定要判断脓已成还是未成。《金匮要略·疮痈肠痈浸淫病脉证并治》中说："诸痈肿，欲知有脓无脓，以手掩肿上，热者为有脓，不热者为无脓。"对于有脓的，裴老常用金银花、连翘、蒲公英、败酱草、夏枯草。

对于乳痈、乳腺红肿，老中医龙家俊有一个蒲皂鹿角煎，药物组成：蒲公英、紫花地丁、忍冬藤各30克，皂角刺10克，生大黄、桂枝各6克，赤芍、黄芩各9克，鹿角片12克（先煎）。水煎服，日一剂，分两次口服。龙老认为中医治疗乳痈要清、通、温三法齐用，方中用蒲公英、紫花地丁、忍冬藤、生大黄、黄芩以清热，用皂角刺、赤芍以通络，用川桂枝、鹿角片以温阳。

三、浆细胞性乳腺炎

浆细胞性乳腺炎是由于乳腺导管内脂肪组织外溢引起的化学损伤和免疫反应，导致乳腺导管扩张，又称乳腺扩张症，简称浆乳。它不是细菌感染所致，但容易合并细菌感染，可有窦道形成，要与乳癌、乳腺结核鉴别，有时要活检，西医治疗主要是手术。浆乳临床以乳头内陷、乳房肿块、红肿热痛为主要特点，是一种特殊的乳腺炎症，中医的治疗也有独特之处。中医治疗浆细胞性乳腺炎主张分期、分型辨证治疗。以分期治疗为纲，以分型治疗为关键。

溢液期多为疏泄异常、痰湿外溢或肾亏肝郁、脾亏生湿。这时阳证热毒从疏肝、泻火、解毒治疗，用柴胡清肝散，它是中国中西医结合学会推荐的治疗浆细胞性乳腺炎的三个方剂之一。失眠、烦躁、口苦、咽干也可用龙胆泻肝汤。溢液期的阴证也可能为肾亏、肝郁、脾亏导致，这时有个特点是乳头内陷，用补肾、疏肝、健脾的方法，可选用二仙巴菟，药物组成：仙茅、淫羊藿、巴戟天、菟丝子。还有升阳益胃汤，该方来源于《内外伤辨惑论》，方歌为升阳益胃术参芪，黄连半夏草陈皮；苓泽防风羌独活，柴胡白芍姜枣剂。药物组成为泽泻、白术、黄连、茯苓、柴胡、防风、白芍、羌活、陈皮、人参、炙甘草、独活、黄芪、半夏。还有柴胡六君子汤，该方来源于《扶寿精方》，药物组成为柴胡、黄芩、半夏、枳壳、炙甘草、人参、白术、茯苓、陈皮。以上三方可常加女贞子、鹿角胶、瓜蒌、蜂房、丝瓜络、路路通。仙方活命饮是治疗外科阳证、疮疡初期的主方，这时也有使用机会。

肿块期病机为肝郁气滞，治疗以疏肝解郁为大法。方用柴胡疏肝散、逍遥散。郁则成毒化热，最常用柴胡清肝散，也可选用五味消毒饮。肿块期除热毒外，还有阴证寒毒，用阳和汤，该方来源于《外科证治全生集》，药物组成为熟地黄、麻黄、鹿角胶、白芥子、肉桂、生甘草、炮姜炭。《素问·调经论》说："血气者，喜温而恶寒，寒则泣不能流，温则消而去之。"这时只用阳和汤不行，要在阳和汤基础上加三棱、莪术、穿山甲、路路通、昆布，或青皮、丝瓜络。升阳益胃汤也有机会使用。总之，肿块期治疗要突出一个"消"字。

脓肿期则以清热解毒、凉血托里为主，方用五味消毒饮、透脓散。这时透脓散中的黄芪量要大，多在60克以上，我临床体会，量小了不起作用。透脓散中皂角刺是托里透脓的主要药物，临床还常加白芷，白芷能泄足阳明胃经之热。临床还可加白术、茯苓、党参、金银花、桔梗、甘草。脓肿期治疗突出一个"托"字和"透"字。

瘘管期以温阳化痰、补益气血、逐瘀散结、托里消毒为大法。温阳可用淫羊藿、肉苁蓉、炮姜、肉桂；化痰可用姜半夏、薏苡仁；补益气血可用八珍汤、补中益气汤；逐瘀散结可用桃仁、丹参、三棱、莪术、山楂、白花蛇舌草。

从近几年中医治疗浆细胞性乳腺炎的报道来看，治疗方法有以下几种。

（一）从"通"治疗

《临证指南医案》中说"女子以肝为先天"，肝郁是导致浆细胞性乳腺炎的最常见因素。肝郁气滞，气滞血瘀，又郁而化火，炼液为痰，痰瘀互结，治疗常用柴胡疏肝散、丹栀逍遥散、小柴胡汤、膈下逐瘀汤。常用药物为柴胡、郁金、白花蛇舌草、皂角刺、蒲公英、赤芍；脾胃升降失常也可以导致全身气机不畅，正如《脾胃论·脾胃盛衰论》所载："百病皆由脾胃衰而生。"对于痰浊内阻证，治疗常用方剂有越鞠丸、柴芍六君子汤、升阳益胃汤、黄连温胆汤。经络不通是浆细胞性乳腺炎发生的直接原因，临床常用柴胡、川芎、白芷、桔梗、香附，以及路路通、王不留行、丝瓜络。

（二）从"风"治疗

风毒之邪侵犯人体，与湿相兼，在内不能疏泄，在外无法透达，此为浆细胞性乳腺炎发病机理之一。这种情况下消风散也有使用机会。浆细胞性乳腺炎治疗应内外兼治，外治主要包括药物外敷，主要用外应膏、清消膏、火针、拔罐。治疗有两个验方。一是黄山合剂，它是一个治疗乳痈的小方，方歌为黄山参王草，药物组成黄药子、山慈菇、党参、王不留行、夏枯草。黄药子常用到6～10克，注意该药有一定的肝毒性。山慈菇有恶心呕吐等消化道不良反应。王不留行可以量大。二是乳痈外敷膏。《国家级名老中医验方大全》中有一个处方，药物组成：没药12克，木鳖子12克，巴豆8个，铜绿12克，大麻子20粒。先将没药、木鳖子、铜绿研为细末，再把巴豆、大麻子去皮捣烂，用铁锅将香油、松油烧开并将药放入，用去皮柳树枝将上药搅成膏状，每晚临卧时涂于患处。这个方法我用了几例，疗效不错，大家可进一步验证。

中华中医药学会在2018年发布了粉刺性乳痈（浆细胞性乳腺炎）中医诊疗方案。在该方案中，辨证论治部分将该病分为两个证型。

1.肝经郁热型，症见局部红肿热痛，或有破溃出脓，伴有发热、头痛、舌苔黄腻，脉滑数。推荐方剂为柴胡清肝饮，药物组成为银柴胡、甘草、栀子、生地黄、胡黄连、连翘、赤芍、龙胆草、青皮。临床在这个方子上常加紫花地丁、野菊花、夏枯草、蒲公英以清热解毒，皂角刺、牡丹皮以凉血通络。此外，穿山甲的作用不容忽视。粉刺性乳痈也可并用金黄膏外敷。柴胡清肝饮这个方子我用了许多次，感觉对局部热毒，全身火郁效果好。但需要强调两点。一是对浆细胞性乳腺炎，脓未成的时候不宜用柴胡清肝饮，而要用仙方活命饮，以免伤正。二是要配合针刺，特别是脓已成，已溃，但排脓不畅的情况下，单纯口服中药效果差。

2.余毒未清，症见脓肿自溃或切开后脓水淋漓，久不收口，局部可有僵硬肿块，推荐方剂为透脓散，该方来源于《外科正宗》，组成是黄芪、当归、川芎、皂角刺、穿山甲。有热者加白花蛇舌草、半枝莲。无红肿热用冲和膏外敷。

除辨证用药外，该方案还推荐切开、引流、穿刺、刺络等方法。

四、经前乳胀

本病应从全身状态上辨别虚实。实证分为肝郁气滞和肝郁化火。前者可用柴胡疏肝散、丹栀逍遥散，后者可用柴胡清肝饮、龙胆泻肝汤。虚证有肝郁肾亏，用定经汤，该方来源于《傅青主女科》，方歌为四山菟柴荆芥苓，药物组成为当归、熟地黄、白芍、山药、菟丝子、柴胡、茯苓、荆芥。肝郁阴亏用逍遥散、六味地黄丸；肝郁脾亏用逍遥散。此外还可用枳实白芍散加味治疗经前乳胀，方药组成为枳实、白芍、郁金、山茱萸、橘核。枳实芍药散来源于《金匮要略·妇人产后病脉证治》，原为治疗"产后腹痛，烦满不得卧"之方剂。

五、妇人产后乳汁不畅

实证产后乳汁不畅会伴乳房胀痛。实证又分肝郁和血瘀：肝郁型在气分，胀大于痛兼肝郁表现；血瘀型在血分，兼有血瘀表现。肝郁型用逍遥散加漏芦，漏芦属清热药，具有清热解毒、消痈散结、通经下乳之功效，常用3～12克。此外还可用通草、天花粉、王不留行。血瘀型用生化汤（《傅青主女科》），方歌为生化佛手（散）桃草姜，药物组成为当归、川芎、桃仁、甘草、炮姜，合用涌泉散（《卫生宝鉴》），药物组成为瞿麦、麦冬、王不留行、穿山甲、龙骨。瞿麦有通经的作用。虚证产后乳汁不畅不伴乳房胀痛。虚证乳汁不畅在《傅青主女科》有一通乳丹。方歌：补血参麦桔木通。药物组成：黄芪、当归、人参、麦冬、猪蹄、桔梗、木通。裴老认为，在通乳方面通草比木通好，此外木通有肾毒性。裴老治疗虚性乳汁不畅主要从调理脾、肾二脏入手。

裴老治疗产后乳汁不下的总方是通通土八漏,即木通、通草、土鳖虫、八月札、漏芦。此外裴老有一个通乳食疗方:路路通 30 克,王不留行 30 克。麦芽 30 克。以上三药,装入布袋,用猪蹄两个,正常调料熬煮。

六、芳香化酶抑制剂引起相关病证的治疗

乳腺癌患者使用芳香化酶抑制剂后可出现骨关节肌肉疼痛、僵硬及骨质疏松。西医用止痛药、维生素 D 及钙片、唑来膦酸治疗。中成药有金天格胶囊(含人工虎骨)、仙灵骨葆胶囊、骨疏胶囊、舒筋活血胶囊。中药汤剂从补肾强骨、理气活血、通络止痛治疗。方歌:四物山菟牛,香元透骨石。药物组成为熟地黄、当归、白芍、川芎、山茱萸、菟丝子、川牛膝、香附、延胡索、透骨草、络石藤。方中透骨草辛温,能祛风除湿,舒筋活络,治风寒湿导致关节炎,筋脉拘紧,皮肤麻木。络石藤属于祛风湿通络药。该方案来自我参与的中国中西医结合学会肿瘤委员会制定的常见肿瘤并发症中医治疗项目。该项目获 2020 年中国中西医结合学会二等奖。此外,我在临床发现柴胡桂枝汤也有效,还要补充钙、维生素 D,多晒太阳。

七、潘敏求教授关于乳腺癌内分泌治疗后更年期综合征的经验

这种情况常表现为发热、汗出、不寐、眩晕。潘老认为此病属肾阳亏虚、阳不制阴,或肾阴亏虚、虚阳外越。治疗以二仙汤作为阴阳双调的基础。方歌为二仙汤中有当归,知母黄柏巴戟天。该方出自《妇产科学》,甘肃省肿瘤医院的陈建中老中医也常用此方治疗更年期综合征。潘老治疗该病证除基础方外,常加以下药物:生地黄、山茱萸、茯神、牡丹皮、巴戟天、菟丝子、香附、百合、西洋参、黄芪、白术、灵芝、重楼、半枝莲、白花蛇舌草、夏枯草、土贝母、甘草。乳腺癌手术、内分泌治疗会使患者激素水平出现变化,出现潮热盗汗、五心烦热、失眠多梦、烦躁易怒等更年期综合征,在一定程度上影响患者生活质量。中医治疗在这种情况下有优势,除二仙汤以外,梁剑波老中医以养心、益阴、安神、镇静角度制定了更年康汤,药物组成:玄参 10 克,丹参 10 克,党参 10 克,

天冬 5 克，麦冬 5 克，生地黄 12 克，熟地黄 12 克，柏子仁 10 克，酸枣仁 10 克，远志 15 克，当归 3 克，茯苓 10 克，浮小麦 10 克，白芍 10 克，延胡索 6 克，龙骨 15 克，牡蛎 15 克，五味子 5 克，桔梗 5 克。水煎服，每日一剂，分两次服。

裘笑梅老中医则以清心、平肝角度治疗，他有一个清心平肝汤，药物组成为黄连、麦冬、白芍、白薇、丹参、生龙骨、酸枣仁。我个人体会是，黄柏对这种情况的治疗效果很好。

第十一章
肝病

　　肝病从病因上看有病毒性肝炎（甲、乙、丙、丁、戊型肝炎病毒及肝脏 EB 病毒感染）、自身免疫性肝炎（自身抗体或肝病相关抗体阳性）、酒精性肝炎、非酒精性脂肪性肝病（指代谢相关脂肪性肝病，包括脂肪肝、脂肪性肝炎、脂肪性肝硬化）。从病变程度上看又分为肝炎、肝硬化、肝硬化失代偿以及原发性肝癌，其中肝硬化失代偿又分为门脉高压型、炎症型和坏死型，常见并发症又有上消化道出血、肝性脑病、肝功能衰竭、肝肾综合征、原发性肝癌。

　　西医学在肝病治疗领域进展很快，主要表现为以下几个方面：一是对肝炎病毒的治疗，如针对乙肝的核苷类似物不断更新换代，针对丙肝的小分子化合物 3 个月病毒转阴率可达 90% 以上；二是针对肝硬化失代偿各种并发症的抢救治疗；三是对原发性肝癌的靶向加免疫治疗。

　　但中医学对肝病的治疗目前仍有一些作用，特别是和西医的协同作用，乙肝免疫耐受期治疗，肝硬化的抗纤维化治疗和肝癌的维持治疗，以及对靶向、免疫治疗的减毒增效作用。

一、基础方剂

　　中国中西医结合学会肝病专业委员会推荐了中医治疗肝病的三个方剂，我在实践中体会，这三个方剂疗效很好，它们分别为强肝汤、扶正化瘀汤和复方鳖甲软肝片。

　　1. 强肝汤

　　该方由山西省中医研究院研制，方歌为无芎四物参黄金，山板秦曲泽人茵。药物组成：当归、白芍、生地黄、丹参、黄芪、郁金、山药、板蓝根、秦艽、神曲、泽泻、党参、茵陈。我体会这个方剂比较平和，既有扶正的丹参、黄芪、当归、白芍、山药、党参，又有清热祛湿的秦艽、板蓝根、茵陈、泽泻。用于治疗病毒性肝炎。在抗病毒、祛邪方面，西医的核苷类似物、小分子化合物效果更好，起效更快。而强肝汤真正的优势在扶正方面，主要药物有丹参30克，黄芪30克，当归15克，白芍15克，裴老认为这四味就是强肝的核心，再加女贞子、墨旱莲共六味就是扩大的强肝之核心。中医讲"肝为罢极之本"，强肝不仅对肝病之乏力效果好，而且对所有疾病都有扶正作用。裴老将此方与兰核（药物组成为生地黄、山药、山茱萸、人参须、太子参、北沙参、西洋参）并用为双核方，用于肝肾亏虚之乏力诸证。

2. 扶正化瘀汤

20年前我就看过用扶正化瘀汤治疗肝硬化的报道，并将该方编成歌诀，即八珍加芪女地桃参。药物组成：黄芪、党参、白术、茯苓、炙甘草、当归、川芎、生地黄、女贞子、地龙、桃仁、丹参、白芍。8年前我又看到报道，大剂量黄芪、党参、白术对气虚型肝硬化效果较好，而且有消除腹水的作用。我现在常将扶正化瘀汤中的黄芪用到30～60克，党参用到20～40克，白术用到20～40克，治疗气虚型肝硬化腹水。近8年治疗了几十例患者，效果很好，我感觉它的利水作用比实脾饮强。现在市场上流通的扶正化瘀汤与这个不是一种药。

3. 复方鳖甲软肝片

该方是解放军302医院研制的，由鳖甲、莪术、赤芍、当归、三七、党参、黄芪、紫河车、冬虫夏草组成，具有软坚散结、化瘀解毒、益气养血之功能，用于肝硬化辨证属瘀血阻络，兼有气血亏虚者。方中鳖甲为补虚药中补阴药，血肉有情之品，具有滋阴潜阳、软坚散结之功效，是治疗肝病的良药。鳖甲除治阴虚发热外，还可以治疗癥瘕积聚等证，如《金匮要略·疟病脉证并治》载："病疟以月一日发，当以十五日愈，设不差……当云何？师曰：此结为癥瘕，名曰疟母，急治之，宜鳖甲煎丸。"鳖甲对阴虚型的癥瘕，包括阴虚型的肝硬化，有很好的治疗作用，它能软肝缩脾。类似的还有治疗肝硬化脾大的基础良方——软肝补虚汤。软肝补虚汤以当归、黄芪、白术、茯苓、太子参、白芍等补血养肝、益气健脾为君，三七、桃仁、醋莪术、丹参等活血化瘀，鳖甲、生牡蛎、龟甲等软坚散结为臣，醋柴胡、郁金等疏肝理气为佐。

二、辨证论治

在2000年我撰写了《肝病的中西医结合治疗》，当时把慢性肝炎、肝硬化分为五型，现在看来分为七型，具体如下：

1. 邪客少阳

少阳有胆经、胆腑，胆腑藏精汁，主疏泄，寄相火，经曰"凡十一脏皆属于胆"，胆还有主谋断的作用；脾胃升降，后天之本之发挥，心肾之相交，表里之沟通均与少阳有关。《伤寒论》（263条）载："少阳之为病，口苦，咽干，目眩也。"《伤寒论》（96条）也说："伤寒五六日，中风，往来寒热，胸胁苦满，嘿嘿不欲饮食，心烦喜呕，或胸中烦而不呕，或渴，或腹中痛，或胁下痞硬，或心下悸、小便不利，或不渴、身有微热，或咳者，小柴胡汤主之。"在治疗肝病时，只要有少阳枢机不利之病机，小柴胡汤就可以使用。20世纪北京中医学院（现北京中医药大学）刘渡舟老师开设了乙肝专病门诊，据说在刘老师去世后患者还有很多。这个门诊常用两个方剂，都是柴胡系列。一是柴胡、黄芩、土茯苓、茵陈、凤尾草、草河车、叶下珠、垂盆草。方中叶下珠具有清热解毒、利水消肿之作用，一般用到15～30克；垂盆草具有利水退黄、清热解毒作用。该方就是在小柴胡汤的核心柴胡、黄芩的基础上加一些清热解毒的药物。二是柴胡桂枝干姜汤，出自《伤寒论》（147条）："伤寒五六日，已发汗而复下之，胸胁满微结，小便不利，渴而不呕，但头汗出，往来寒热，心烦者，此为未解也，柴胡桂枝干姜汤主之。"此条原为少阳病三焦不畅，脾阳受伤导致胸胁满微结，口渴，腹泻。以前中医治疗乙肝用了大量的清热解毒药，苦寒伤胃。目前针对乙肝病毒的治疗，西医的核苷类似物已取得很好的效果，中医清热解毒药用得很少。柴胡桂枝干姜汤除治疗乙肝外，还可以治疗心脾阳虚之外感。还有肋软骨炎属于少阳、太阳合病时，常加夏枯草、牡蛎、海藻、昆布。还可以治疗结肠炎，组成为柴胡、黄芩、桂枝、干姜、天花粉、牡蛎。在加减方面，刘渡舟老师对有瘀血表现或球蛋白高者加龙眼肉、莪术、牡蛎、土鳖虫。舌红苔黄腻加寒水石、石膏、滑石。

2. 肝胆湿热

肝胆湿热较邪客少阳从症状上看两胁疼痛更为明显，当然还有黄疸，舌苔黄腻，脉滑数。其病机为肝郁气滞，一则肝木克土，脾虚生湿；二则气郁化热，湿热互结；三则气滞血瘀，形成气郁、湿热、血瘀。此时用裴老的胆胰合症方，药物组成为柴胡、白芍、枳实、炙甘草、丹参、木香、草豆蔻、大黄、黄连、黄芩、延胡索、川楝子、制乳香、制没药、川椒、干姜、蒲公英、败酱草，其中丹参、木香、草豆蔻、枳实、大黄、黄连、黄芩为胆胰合症方之核心，即胆核。在

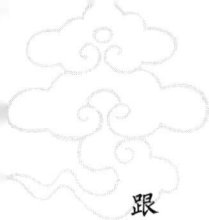

此基础上再加柴胡、白芍、甘草，为胆胰合症方第二层核心，即胆二核。胆胰合症方是裴老治疗肝胆胰湿热之首方。我体会对这类疾病它的有效率是80%以上，但也要辨证，对于寒湿之情况不能用，特别是胆胰恶性肿瘤，要注意寒证、脾肾阳虚不能用。裴氏胆胰合症方本身也考虑到了脾阳虚，故有干姜、川椒。肾阳虚则可加附子、鹿茸、杜仲、川续断。清理浊气加莱菔子30克，茯苓15克。北京有一位老中医苏宝刚，他治疗胰腺癌的基础方就是柴胡、附子、大黄、莱菔子。他认为恶性肿瘤特别是消化道恶性肿瘤的病机即"高粱之变，足生大疔"。故用大黄、莱菔子通腑泄热，莱菔子量要大，用到30～60克。我治疗过一个男性患者，大学教授，制酒方面专家，长期喝酒得了胃癌，有肝转移，腹膜后淋巴结压迫下腔静脉，静脉回心血量不足，出现血压下降、下肢浮肿，请许多西医专家会诊，没有什么好的办法，我就用大黄加大剂量莱菔子泄浊，黄芪、西洋参、红参升阳，黄芪也有升阳的作用，比如补阳还五汤就用了大剂量黄芪。吃这个中药以后患者血压稳定了，升压药也停了，浮肿也消了。升清降浊是一个好的治疗思路，是中医思维和中医优势的体现。除中医思维外，治疗肝病还要用中西医结合思维。在这方面裴老将西医微观检查结果纳入宏观辨证。对于肝病患者转氨酶升高是实证，"实则泻之"，裴老一是用清热解毒法，方选降酶方，药物组成为金银花、连翘、蒲公英、败酱草、五味子，该方以清热解毒药物为主。热、毒、火三者关系：热聚则为毒，散则为火。二是清热泻火法，用黄连、黄芩、大黄，这是裴老降酶的两个法宝。另外，疏肝也很重要，我常用柴胡疏肝散加女贞子、郁金、茵陈；还有扶正，用丹参、黄芪、当归、白芍。由此，形成了我目前常用的降酶五法，即清热解毒、清热泻火、疏肝、扶正、收敛。肝病患者白蛋白下降则是虚证，"虚则补之"，故用丹参、黄芪、当归、白芍。

3. 肝郁脾虚

该证型一方面有肝郁的表现，如两胁胀痛，郁郁寡欢；另一方面有脾虚的表现，如面色萎黄，纳食减少，大便溏薄。方用柴胡六君子汤，该方来源于《扶寿精方》，药物组成：人参、白术、茯苓、陈皮、姜半夏、炙甘草、柴胡、黄芩、枳壳。针对这种情况，裴老也研制了复方丹栀逍遥散，方歌为丹栀逍遥参黄精，生地鳖甲和茵陈，药物组成为牡丹皮、栀子、柴胡、白芍、当归、白术、茯苓、党参、黄精、生地黄、鳖甲、茵陈。治疗肝郁也可以用当归四逆汤，该方来源于《伤寒论》，原文为"手足厥寒，脉细欲绝者，当归四逆汤主之"，药物组成为当归、桂枝、芍药、细辛、甘草、木通、大枣。郝万山教授认为木通量大了有肾毒性，我在临床常改用鸡血藤。

4.脾胃虚弱

《金匮要略·脏腑经络先后病脉证》说："见肝之病，知肝传脾，当先实脾，四季脾旺不受邪。"部分肝病患者呈现一派脾胃虚弱之表现，用健脾和中之方法，首用香砂六君子汤。有大剂量的党参、白术、黄芪的扶正化瘀汤效果更好。

5.脾肾阳虚，阳虚水泛

肝木克土后导致脾气亏虚，脾阳日久也可以导致肾阳虚，"肾主水"形成阳虚水泛，此时首选方剂是实脾饮，该方来源于《重订严氏济生方》，方歌是实脾白白朴香姜，瓜腹草附草香仁。药物组成为白术、白茯苓、厚朴、木香、干姜、木瓜、大腹皮、甘草、附子、草果仁，该方是通过温阳健脾、行气利水的方法治疗脾阳不足之阴水证，症见少尿浮肿，下身尤著，腹泻便溏，或肢冷身重，舌苔白腻而润，脉沉迟。现可以用来治疗肝硬化腹水属脾阳亏虚者。我在2020年以前也常用该方法治疗肝硬化腹水，但感觉效果一般。2020年以后我多用扶正化瘀汤治疗，感觉效果好，当然要用大剂量黄芪、党参、白术。但脾阳亏虚还是要用实脾饮。

6.肝肾阴亏

部分慢性肝炎患者可出现神疲乏力、口干口苦，或纳差，或腹胀，脉数，舌红无苔。这种情况舌红无苔是典型表现，首选方剂为乙癸同源饮，药物组成为北沙参、麦冬、何首乌、白芍、当归、生地黄、鳖甲、牡蛎、红花、川楝子、枸杞子。这是一个滋补肝肾之阴的方药，该方补肝阴用了血肉有情之品，如龟甲、鳖甲、牡蛎，效果比麦冬之类好。《金匮要略》中有一个方子叫己椒苈黄丸，出自《金匮要略·痰饮咳嗽病脉证并治》："腹满，口舌干燥，此肠间有水气，己椒苈黄丸主之。"药物组成为防己、椒目、葶苈子、大黄。这个方子中，防己、葶苈子能利水，大黄能攻下祛水，椒目是花椒的种子，性味苦寒，归肺、肾、膀胱经，能利水消肿，降气平喘。所以己椒苈黄丸中没有滋阴药。它的口舌干燥为肠间有水气，水气不能上升所致。肠间有水气则腹胀，所以己椒苈黄丸是针对水饮的，包括"其人素盛今瘦"也是水饮的表现，胖人多痰，瘦人也有可能为痰饮所致。学用中医一定要具体问题具体分析，切不可一概而论。

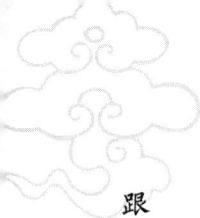

7. 瘀血内阻

本证治疗首选膈下逐瘀汤或血府逐瘀汤，二方均来源于《医林改错》。膈下逐瘀汤药物组成为桃仁、红花、当归、川芎、赤芍、五灵脂、延胡索、牡丹皮、枳壳、乌药、甘草、香附。当然在肝病，特别是在肝硬化阶段往往有瘀血表现，临床应用时以上两个方剂和药物远远不够。临床还常用丹参、当归、白芍（加黄芪就是强肝核心了）、土鳖虫、莪术，其中鳖甲能滋阴、软坚、化瘀，是治疗肝病非常好的药物，该药不良反应小，是活血中之王道药。

三、中医药在原发性肝癌中的应用

西医近年来在原发性肝癌领域进展很快，靶向药物不断更新，靶向加免疫治疗广泛应用于临床，使原发性肝癌的治疗效果大为提高。在这种情况下，中医仍可有以下作用。

（一）解决靶向药物手足反应

部分患者在服用靶向药物时可出现皮疹、发痒、红肿、溃烂等症状，影响生活质量，中医在这方面有优势。中日友好医院对靶向药物引起的皮肤损害进行了科研立项研究，认为从中医角度讲，毒损脉络是靶向药物手足反应的主要病机，治疗上有清热解毒、温经通络和凉血养血三法。清热解毒法可用传统的中药方剂仙方活命饮，该方来源于《校注妇人良方》，药物组成为白芷、贝母、防风、赤芍、甘草、皂角刺、穿山甲、天花粉、乳香、没药、金银花、陈皮、当归身。我的经验方是金银花、野菊花、牡丹皮、土茯苓、黄芩、紫花地丁、蒲公英、生地黄、地肤子。我给这个方子编了一个方歌：金花丹土，芩花公地。这个方子我在临床用了多年，效果很好，既可内服又可外洗、外涂。蒲公英剂量可大一些，用到 50～100 克，不伤胃。出现手麻、寒凝气虚者还可以用温经活血的方法，用黄芪桂枝五物汤，它来源于《金匮要略》，原文"血痹，阴阳俱微，寸口关上微，尺中小紧，外证身体不仁，如风痹状，黄芪桂枝五物汤主之"。当归四逆汤也有使用机会。

（二）肝癌介入化疗栓塞综合征的中医治疗

介入化疗栓塞是西医治疗原发性肝癌的一个主要治疗手段。介入化疗栓塞后患者可出现发热、肝区不适，这种情况下用裴老胆胰合症方效果很好，胆胰合症方药物组成为柴胡、白芍、枳实、甘草、丹参、木香、草豆蔻、大黄、黄连、黄芩、延胡索、川楝子、制乳香、制没药、川椒、干姜、蒲公英、败酱草。在这种情况下，我常加金钱草、郁金、半枝莲、白花蛇舌草，发热严重还可用石膏60～100克（先煎）、知母20克。

四、名医治疗肝病的经验

胡老治疗肝炎的经验：

1. 从黄疸治疗

中医把黄疸分为阳黄和阴黄。阳黄为湿热所致，正气不虚，相当于西医急性甲型传染性肝炎，预后良好。《伤寒论》就提供了一个很好的药方，即茵陈蒿汤，该方来源于《伤寒论》（236条）"阳明病，发热，汗出者，此为热越，不能发黄也。但头汗出，身无汗，剂颈而还，小便不利，渴引水浆者，此为瘀热在里，身必发黄，茵陈蒿汤主之"，以及《伤寒论》（260条）"伤寒七八日，身黄如橘子色，小便不利，腹微满者，茵陈蒿汤主之"。茵陈蒿汤是阳明湿热发黄之主方，也是湿热互结之肝病黄疸之主方，烦者加淡豆豉，即热扰胸膈的栀子豉汤，这种情况常与柴胡剂合用，有大便秘结者合用大柴胡汤，有热瘀互结者与桂枝茯苓丸合用。

阴黄为少阳不和兼有太阴脾亏，主症是胸胁微满，腹泻，口干。主方柴胡桂枝干姜汤。在核苷类似物出现前，中医治疗病毒性肝炎大量使用清热解毒药，常导致这种情况，既有少阳不和，又有太阴脾虚。用柴胡桂枝干姜汤治疗，其原文为"伤寒五六日，已发汗而复下之，胸胁满微结，小便不利，渴而不呕，但头汗出，往来寒热，心烦者，此为未解也，柴胡桂枝干姜汤主之"。本方证的主症是口渴，胁痛，便溏。方药组成为柴胡、桂枝、干姜、黄芩、天花粉、牡蛎、甘草。

2. 从肝胃不和治疗

胡老主张用四逆散，该方出自《伤寒论》（318条），原文为"少阴病，四逆，其人或咳，或悸，或小便不利，或腹中痛，或泄利下重者，四逆散主之"，药物组成为柴胡、白芍、枳实、炙甘草。胡老在这种情况常与茯苓饮联用。茯苓饮来源于《外台秘要》，方歌为无草四君枳陈（制成）姜。药物组成：党参、茯苓、白术、枳实、陈皮、生姜。

第十二章
肾病（附水肿）

一、急慢性肾炎及肾病综合征

肾病包括炎性肾病（急、慢性肾炎）、肾病综合征、感染性肾病（肾盂肾炎）以及肾结石、肾肿瘤，还有肾功能衰竭等。

肾病多属于中医"水肿病"的范畴，中医学认为肾主水，水为至阴，其本在肾。水可化气，其标在肺，水唯畏土，其治在脾。中医治疗肾病多从肺、脾、肾三脏入手。从中医角度看，西医的肾病多为虚实相兼，有时也可出现"至实有赢状""大虚有盛候"。肾病的中医治疗大法应该为温化水湿、宣肺利水、健脾化浊、凉血化瘀、清热胜湿、调畅三焦、分消利湿、清热解毒、通腑排毒。

从肾治疗，如《金匮要略·水气病脉证并治》载："肾水者，其腹大、脐肿腰痛，不得溺也。阴下湿如牛鼻上汗，其足逆冷，面反瘦。"《金匮要略·妇人杂病脉证并治》载："问曰，妇人病饮食如故，烦热不得卧，而反倚息者何也？师曰，此名转胞，不得溺也。以胞系了戾，故致此病。但利小便则愈，宜肾气丸主之。"肾气丸是治疗肾病肾虚之代表方，它平补阴阳，胡老说该方能提高身体机能。《金匮要略·血痹虚劳病脉证并治》载："虚劳腰痛，少腹拘急，小便不利者，八味肾气丸主之。"肾气丸或八味肾气丸中附子、肉桂，用量不大但能起关键作用，没有附子、肉桂则是六味地黄丸，胡老认为在这种情况下六味地黄丸没有什么大的作用。肾气丸加车前子、牛膝，就是济生肾气丸，该方来源于《济生方》。对肾虚型肾病济生肾气丸为主方，临床上只用肾气丸治疗肾病力量又显单一。对于西医肾炎的治疗，在补益方面黄芪是主要的。国医大师朱良春有一个益气化瘀补肾汤，药物组成为黄芪、淫羊藿、附子、续断、牛膝、石韦、川芎、红花、当归。它是从益气化瘀、温阳利水、补肾培本角度进行治疗的。《金匮要略·水气病脉证并治》说："腰以下肿，当利小便。"对肾病水肿以腰以下肿者当以温肾利水的角度治疗，水肿严重者可酌加防己、大腹皮。

从肺治疗，传统方剂有小青龙汤及小青龙加石膏汤、越婢汤、越婢加术汤。小青龙汤在《伤寒论》中就能治疗小便不利。《伤寒论》（40条）中说："伤寒表不解，心下有水气，干呕，发热而咳，或渴，或利，或噎，或小便不利、少腹满，或喘者，小青龙汤主之。"其药物组成为麻黄、白芍、桂枝、干姜、炙甘草、细辛、半夏、五味子。《金匮要略·肺痿肺痈咳嗽上气病脉证治》中又说："肺胀，咳而上气，烦躁而喘，脉浮者，心下有水，小青龙加石膏汤主之。"其药物组成就是小青龙汤的药物加生石膏。这两个方子都治疗外感风寒，内有痰饮。小青龙加石膏汤方证是在外感风寒、内有痰饮的基础有热证，表现为烦躁、口干。越婢汤在《金匮要略·水气病脉证并治》中描述为"风水恶风、一身悉肿，脉浮不渴，续自汗出，无大热，越婢汤主之"。其药物组成为麻黄、生石膏、生姜、甘草、大枣。越婢加术汤在《金匮要略·水气病脉证并治》中描述为"里水，越婢加术汤主之"，其药物组成为麻黄、石膏、生姜、大枣、甘草、白术。越婢汤和越婢加术汤都可治疗水饮有热，两个方中都有炙麻黄，都有生石膏。这里的炙麻黄主要的作用是宣肺、利水。中药的配伍很重要，麻黄如与桂枝相配，主要作用是祛风散寒，麻黄汤、葛根汤、小青龙汤中皆有体现。而单用麻黄的作用就是平喘，如定喘汤、射干麻黄汤。这两组四个经方都可从肺治水，临床病机表现显然不同，临证使用应详辨之。《金匮要略·水气病脉证并治》中说："诸有水者，腰以下肿，当利小便；腰以上肿，当发汗乃愈。"以上几方都治腰以上肿，特别是头面部浮肿。越婢加术汤治疗肾病浮肿也被胡老所推崇。发汗之药麻黄有时药性太烈，可用荆芥、防风代替，有时也可用杏仁代替。国医大师张琪认为，治疗肾病，麻黄附子细辛汤也有使用机会，如肺肾阳亏、外感寒邪之情况。

从脾角度治疗，裴老用枇山合剂，方歌：枇山黄土二百四。药物组成：枇杷叶、山药、黄芪、菟丝子、芡实、金樱子、百部、党参、白术、茯苓皮、甘草。其中黄芪用生黄芪，茯苓用茯苓皮。芡实、金樱子是水陆二仙丹的组成，具有补肾固精之功能。枇杷叶清上焦之热，菟丝子补下元之虚，百部入肺经，有调肺作用，从宣肺角度治疗，而生黄芪、山药、党参、白术、茯苓、炙甘草以培补中土。该方是裴老从脾治肾的主方。国医大师张琪从中焦治肾病则多用化湿、除

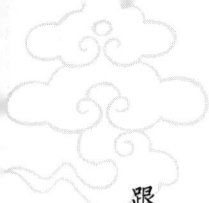

浊、清热、分清之方法，在经方中他常用黄连温胆汤。张老也拟定了一个开胃化浊汤。方药组成为草果、苍术、半夏、砂仁、陈皮、芦根（常用 30 ～ 50 克）、竹茹、茯苓。其中苍术和草果是主要的，草果属于芳香化湿药，它辛温，归脾、胃经，功效主要是燥湿温中。湿浊的特点是舌苔腻，如果苔黄腻就有化热的情况，酌加黄连、黄芩。在临床上，肾病肾衰的病机往往非常复杂，既有脾胃虚弱，又有中焦湿热。《兰室秘藏》中有一个中满分消饮，它具有健脾和胃、清热利湿、消胀除满之功。药物组成为人参、白术、茯苓、炙甘草、干姜、陈皮、砂仁、黄连、黄芩、枳实、厚朴、猪苓、泽泻、知母、姜黄、半夏。张老在治疗肾病肾衰时非常推荐该方。中满分消饮是《黄帝内经》治疗湿热病"分而消之"理论的体现。它实际上可以理解或者记忆为半夏泻心汤、平胃散、四苓散（也就是无桂枝的五苓散）、枳术丸四方之合，再加厚朴、姜黄。中满分消饮是治疗热胀的，治疗寒胀则以实脾饮为主，该方来源于《重订严氏济生方》，药物组成为干姜、附子、茯苓、白术、甘草、木瓜、木香、大腹皮、厚朴、草果。肾病引起的贫血，张老也从健脾补肾角度治疗。健脾推荐归芍六君子汤，健脾益气，补而不燥；补肾则用菟丝子、制首乌、鹿角胶、阿胶。

此外还有从瘀治疗。肾病（主要是肾病综合征）合并高血脂、高血糖、高血压或有中医瘀血证表现应从瘀治疗，裴老选用益肾汤。该方来源于山西省中医研究院，方歌：桃红四物益丹根，二花连翘板蓝根。药物组成为桃仁、红花、当归、川芎、生地黄、白芍、益母草、丹参、白茅根、金银花、连翘、板蓝根。裴老常在这个方剂基础上加三七、水蛭。消尿蛋白常加紫苏梗、蝉蜕。治疗潜血裴老用阿发合剂，方歌：阿发煎麦山丹丹。药物组成为阿胶、血余炭、麦冬、当归、白芍、栀子、牡丹皮、丹参，该方治疗肾病要符合血瘀、血热之病机。裴老说阿发合剂不仅能消潜血，而且能消蛋白，这是因为该方抓住了慢性肾炎热入血分的病机，临证酌加生地黄、玄参、赤芍、紫草这些清热凉血药和地榆、白茅根这些凉血止血药。对于肾炎血尿，施今墨先生有一个方剂："肾炎血尿白茅根、血余六一益母草"。药物组成：白茅根、血余炭、滑石、甘草、益母草。很多中医专家都非常重视清热、解毒、凉血在肾炎治疗中的应用。用益肾汤活血、解毒治疗肾病，我临床常用，而且效果很好，我认为它是现代中医在治疗肾病领域取得的最大成果。

国医大师张琪对于慢性肾病、肾衰的患者，不合并贫血，符合中医血热之辨证的，就用解毒活血汤，该方由桃红四物汤加牡丹皮、黄连、黄芩组成。活血、清热、解毒贯穿在中医治疗肾病的全部过程。它实际上包括三个部分，首先是活血化瘀，用桃红四物汤为主，酌加牡丹皮、丹参、山楂、益母草、水蛭。据张老讲，丹参、山楂、益母草的相关实验表明，三药对于高脂血症引起的肾损害有很好的治疗作用。其次是清热解毒和清热泻火。裴老讲热邪聚则为毒，散则为火。聚则为毒，病变在局部，用清热解毒方法，用金银花、连翘、蒲公英、败酱草，可加用半枝莲、白花蛇舌草。实际上山西省中医药研究院的益肾汤就是金银花、连翘、板蓝根。清热泻火则用黄芩、黄连、黄柏。清热解毒、清热泻火要根据临床表现或分而用之，或合而用之。"有诸内者，必形诸外"，意思是说人体内部的疾病都在外部有相应表现。反过来讲，人体外部表现的解决也就是对人体内部阴阳平衡的调节，就是对内部疾病的治疗。中医讲的水肿、乏力，西医讲的蛋白尿、潜血、血肌酐水平都是外在表现，它们都反映了机体阴阳失调。所以我认为，中医的水肿症状和西医的尿蛋白、尿潜血、血肌酐这些微观指标的意义都是一样重要的，中医疗效不能完全看尿蛋白、尿潜血、血肌酐，还要看水肿等症状是否消除及一般情况是否好转。否则中医容易西化，逐渐失去存在价值。肾病如此，西医其他疾病亦如此。如治疗血尿、尿中有红细胞，以清热、解毒、凉血、止血为主，辨证选用小蓟饮子，该方来源于《济生方》，药物组成为生地黄、小蓟、木通、藕节、淡竹叶、当归、山栀子、生甘草、滑石、蒲黄，可酌加石韦。导赤散、六一散、猪苓汤也可使用，龙胆泻肝汤也有机会。小蓟饮子和龙胆泻肝汤都有清热解毒、凉血止血作用，前者多作用于局部，后者多作用于全身。

二、肾盂肾炎及尿路感染

1. 肾盂肾炎

肾盂肾炎临床以尿频、尿急、腰痛为主要表现。急性期可有发热、畏寒等全身表现。尿常规化验可有血尿，尿中白细胞增多。经方中首选猪苓汤治疗，猪苓汤来源于《金匮要略·消渴小便不利淋病脉证并治》，"脉浮，发热，渴欲饮水，小便不利者，猪苓汤主之"，药物组成为猪苓、滑石、茯苓、泽泻、阿胶。胡老说猪苓汤治疗泌尿系感染的尿频、尿痛，百用百验，效果很好。临床可加炒薏苡仁30克，生大黄3克。炒薏苡仁量不要小，要30克以上，生大黄量不要大，要

3克左右。若尿中红细胞多,可用小蓟饮子,该方来源于《济生方》,药物组成为生地黄、小蓟、木通、藕节、淡竹叶、当归、山栀子、生甘草、蒲黄、滑石。有口苦,烦躁,发热症状明显者就用泻肝胆实火、祛膀胱湿热的龙胆泻肝汤。该方来源于《医方集解》,药物组成为龙胆草、黄芩、栀子、泽泻、木通、车前子、柴胡、甘草、当归、生地黄。白细胞增多,用八正散,该方来源于《太平惠民和剂局方》,药物组成为车前子、瞿麦、萹蓄、滑石、山栀子仁、甘草、木通、大黄。

2. 尿路感染

治疗尿路感染,名中医施今墨有一个方子,方歌:尿路感染六一炭,三草金钱车旱莲。药物组成为滑石、生甘草、血余炭、金钱草、车前草、墨旱莲。该方我在临床应用治疗多例患者,疗效均显著。

三、肾功能衰竭

慢性肾衰属于中医"关格""水肿""肾劳"范畴,病机是脏腑亏虚、湿浊、瘀血内阻,以阳气亏虚为主。其中脾肾亏虚是发病之关键,脾肾气血阴阳衰惫,气机升降失常,三焦气化不利,水湿之邪滞留,邪浊壅滞,三焦气虚日久,浊毒生变,必生瘀血,瘀血又使气更虚、浊更盛。治疗用扶正祛邪法,扶正就是补肾气、健脾气,祛邪就是化瘀血、除浊气。

1. 裴老治疗肾衰的方药

第一个方药,方歌:四对山枸椹,水蛭最可信。药物组成:大黄、附子、半枝莲、白花蛇舌草、车前子、益母草、丹参、黄芪(此为四对)、山茱萸、山药、枸杞子、桑椹、水蛭。该方熔补肾温阳、清热化瘀于一炉,组方精妙,裴老说方中水蛭不可少。

第二个方药,方歌:石杷贯贼木鱼姜,大巴山地当胡羊。药物组成:石韦、枇杷叶、贯众、木贼、鱼腥草、姜黄、大黄、巴戟天、栀子、生地黄、当归、柴胡、淫羊藿。这个方子以清热、攻下为主,佐以温阳、养血。

2. 刘宝厚治疗肾衰的经验

刘老治疗肾病的原则是"急则祛湿清热治蛋白,缓则健脾温肾治肾衰"。他的健脾温肾化浊基本方是加味真武汤,方歌:真肉山三水牡黄。药物组成:附子、干姜、白术、茯苓、白芍、山茱萸、肉桂、三棱、水蛭、大黄、牡蛎，其中牡蛎用到 50 克，先煎。水肿者加车前子、益母草；恶心者加陈皮、竹茹；气血两亏者加黄芪、当归。这个方子是在真武汤基础上加山茱萸、肉桂、三棱、水蛭、大黄、牡蛎。注意附子量必须要大，用到 15 ～ 45 克（先煎 1 小时），牡蛎要用 50 克。刘宝厚治疗肾衰用附子，裴老也用附子，但不主张用乌头，主要用水蛭、大黄、附子。相比裴老的四对合剂以补肾温阳、清热化瘀为主，刘老的加味肾气汤则以温补脾肾为主，佐以化瘀攻下。

国医大师张琪治疗肾衰用脾肾双补、化瘀祛浊之法，方药组成为黄芪、党参、白术、当归、远志、何首乌、五味子、生地黄、菟丝子、女贞子、仙茅、枸杞子、丹参、山楂、益母草、山药。该方攻补兼施，补中有消，消力更大。肾衰患者出现肌肤甲错，张老则在上述药物中加蝉蜕、白鲜皮、苦参。

3. 糖尿病、高血压引起的肾衰竭

这两种肾衰都分为 5 期。1 期、2 期出现病理改变，3 期出现微球蛋白，4 期出现尿蛋白，5 期出现肾功能损害。中医治疗 1 ～ 4 期及 5 期前期有效，大部分能逆转，在辨证基础上注意两点：①中西医结合控制血糖用胰岛素，控制血压用肾素 - 血管紧张素转换酶抑制剂；②中医重用活血化瘀药，首选益肾汤临证加减。2023 年 10 月我接诊一位少数民族朋友，患者有长期高血压、糖尿病病史，感冒后出现尿素氮和血肌酐升高，尿素氮达 25mmol/L，血肌酐达 450mmol/L，血压 160/100mmHg，表现为乏力、咽不适，双脉弦长。我就用益肾汤为主的中药 4 剂治疗，患者尿素氮降至 10mmol/L，血肌酐降至 140mmol//L，血压降到正常，不适症状消失。

四、肾结石及肾癌

1. 肾结石

临床表现为肾绞痛及血尿。中医治疗对大部分患者能做到消除症状，对部分患者有排石作用。裴老有一治疗肾结石方，方歌：五车赤金薏桃牛。药物组成为三棱、莪术、延胡索、川楝子、海藻、昆布、青陈皮、制乳香、制没药、车前子、赤芍、鸡内金、金钱草、海金沙、郁金、生薏苡仁、桃仁、牛膝。这个方子我用过多次，对于小的泥砂样结石效果好。

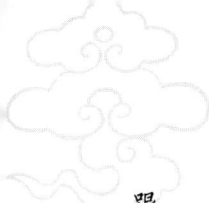

2. 肾癌

我用的方药是"黄山白牛猪"。药物组成：黄芪、黄精、山药、白术、牛膝、猪苓。可以配合西药常规治疗，预防肾癌复发。

五、水肿

一般性水肿，也就是排除西医心、肝、肾等器质性病变的浮肿，如女性特发性水肿，中医治疗效果好。中医认为水肿是由于感受外邪，劳倦内伤，饮食失调，使气化不利、水液输布失常，泛于肌肤，引起头面、眼睑、四肢、腹背以致全身浮肿。

《金匮要略·水气病脉证并治》中有很多关于水肿的论述："病有风水，有皮水，有正水，有石水，有黄汗""风水，其脉自浮，外证骨节疼痛、恶风""皮水，其脉亦浮，外证胕肿，按之没指，不恶风，其腹如鼓，不渴，当发其汗"。风水邪在表，与肺通调水道功能失调有关，临床表现除水肿外，还有脉浮，汗出，恶风。中医方药有两个。一是防己黄芪汤（防己、黄芪、甘草、白术），主要用于风水，表虚（肺气很虚），以汗出、恶风、浮肿为主要临床表现。方中黄芪有补肺利水作用。二是越婢汤（麻黄、生石膏、甘草、生姜、大枣），所治风水表虚不严重，表虚太严重不能用麻黄，麻黄有宣通肺气的作用，胡老说可以用杏仁代替，也有人用荆芥、防风代替。但表不虚的风水都要用麻黄，而且胡老说量要大，一般15克以上。方中石膏泻肺以通水道。这两个方剂特别是越婢汤治疗浮肿，尤其是眼睛浮肿及上半身浮肿效果好。

《金匮要略·水气病脉证并治》载："脉浮而洪，浮则为风，洪则为气，风气相搏，风强则为瘾疹，身体为痒，痒为泄风……气强则为水，难以俯仰，风气相击……此为风水。"经曰"诸痛痒疮，皆属于心"，风强则为瘾疹，气强则为水，外邪内饮。又指出"皮水，其脉亦浮，外证浮肿，按之没指，不恶风，其腹如鼓，不渴"。以上这些经文对临床诊疗水肿都有非常重要的价值。

风水有防己黄芪汤证和越婢汤证。"风水，脉浮身重，汗出恶风者，防己黄芪汤主之"，腹痛者加芍药；"风水，恶风，一身悉肿，脉浮不渴，续自汗出，无大热，越婢汤主之。"它们共同特点是恶风汗出，体表水肿；二者的差异主要在身重，身重者代表病在脾上，脾主肌肉、四肢，患者湿很重停在肌肉，所以身重。防己黄芪汤中有白术、茯苓，所以能治疗身体沉重的风水。里水（正水、石水），一身面目红肿，其脉沉，小便不利，无渴，故令病水，甘草麻黄汤主之；假令小便自利，此亡津液，故令渴也，越婢加术汤主之。里水有脾气亏虚、水饮内停之病机就首选越婢加术汤。相对于风水、皮水，里水的水主要在里。胡老认为，越婢加术汤对肾病之水肿效果也很好，从中西医结合角度看，越婢加术汤现代临床常用于治疗急性肾炎、肾炎初期、慢性肾炎急性发作、不明原因之水肿等属肺胃郁热类型者。

《金匮要略·水气病脉证并治》载："水之为病，其脉沉小，属少阴，浮者为风，无水虚肿为气。水，发其汗即已。脉沉者宜麻黄附子汤；浮者，宜杏子汤。"《伤寒论》（301 条）指出"少阴病，始得之，反发热，脉沉者，麻黄细辛附子汤主之"。少阴表证也可出现水肿，此时只用麻黄发汗不行，还要加附子、细辛。它的表现特征是脉沉。如果脉浮则为风水，从风水治疗。只肿无水为气胀，这种情况下不可汗之。"（脉）浮者，宜杏子汤。"胡老对这句话的解释，风水，身体疼痛用大青龙汤，确切地说是身重疼。而脉浮之风水有两种情况，一是风水，恶风，脉浮，一身尽肿，续自汗出，身无大热用越婢。二是太阳中风脉浮紧，恶寒发热身疼痛，无汗而烦，无汗而喘用大青龙汤。大青龙汤更注重解决身体重、疼的症状。"饮水流行，归于四肢，当汗出而不汗出，身体疼重，谓之溢饮。"即今之风水水肿病也。病之溢饮者，大青龙汤主之。风水、皮水当发其汗，但也要辨证，"厥而皮水者，蒲灰散主之"。皮水兼有血亏，不可发汗，只可利尿，胡老说蒲黄有利水作用。从《金匮要略·水气病脉证并治》中我们可以看出它描述的水肿以及所对应的方证如防己黄芪汤、防己茯苓汤、越婢汤、越婢加术汤都主要针对腰以上肿者，腰以上肿当发其汗。

黄汗病也可出现水肿，《金匮要略·水气病脉证并治》载："问曰，黄汗之为病，身体重，发热汗出而渴，状如风水，汗粘衣，色正黄如药汁，脉自沉，何从得之？师曰，以汗出入水中浴，水从汗孔入得之，宜芪芍桂酒汤主之。"芪芍桂酒汤药物组成：黄芪、白芍、桂枝。煎时放苦酒少许。

黄汗病以水肿（体重）、发热、黄汗出为特征。其病机为表虚湿热，营卫不和，关键使用要点为汗出色黄，抓主症，定病，以病定方。常用方剂除芪芍桂酒汤外，还有茵陈五苓散。

143

六、局限性单肢水肿

局限性单肢水肿的原因是淋巴回流受阻；按之不凹陷可能是手术、放疗、化疗后淋巴组织粘连引起的。

中医对单肢淋巴回流受阻引起水肿的治疗，主方为补阳还五汤，但要在补阳还五汤基础上加强以下四个方面药物的使用：①虫类药物，如蜈蚣、僵蚕、全蝎。②利水药物，如车前子、益母草、防己。③温阳药，如川乌15克，草乌15克，细辛30克。④引经药，如木瓜、桑枝。

裴老治疗血栓性静脉炎有一个经验方，方歌：壁水连姜大地香。药物组成为壁虎（又名守宫，具有祛风、活络、散结之作用，常用2～6克）、水蛭、黄连、姜黄、大黄、地龙、乳香。此外还有三七、水蛭。

七、中医降尿酸

降尿酸西药有许多，除药物治疗外，患者还应注意饮食，鼓励多饮水。

裴老降尿酸有以下方药：

（1）"苍术黄柏独寄豆，晚瓜臭汉土丹虎。"药物组成：苍术、黄柏、独活、桑寄生、赤小豆、晚蚕沙、木瓜、臭梧桐、汉防己、土鳖虫、丹参、虎杖。

（2）"伸山菝石当乳没，二妙刘寄威灵虫。"药物组成：伸筋草、山栀子、络石藤、菝葜、当归、乳香、没药、苍术、黄柏、刘寄奴、威灵仙、地龙、蜈蚣、土鳖虫。

第十三章
排尿异常及男性性功能障碍

第一节　排尿异常

一、前列腺增生肥大与前列腺炎

前列腺增生肥大的发病率占中老年男性的 50%，其临床表现有两个方面：一是引起排尿异常，包括排尿困难，尿线变细，甚至发生尿潴留。二是并发细菌性炎症和非细菌性炎症，临床表现为尿频，尿急，夜尿多。其实前列腺增生肥大与前列腺炎往往共同存在，互为因果。除排尿异常和尿频以外，前列腺疾病尚可出现早泄、阳痿以及头晕、目眩等中医肾亏及西医自主神经功能失调的表现。小便有泡沫多见于正常人，如饮水量少、出汗多者；也可以见于西医的尿糖高或尿中蛋白多者，但不一定有正相关的关系；也见于中医的湿热下注，治疗上可以使用四妙散、导赤散加减；也见于肾阳虚、肾气虚，肾的分清泌浊功能变差的患者，可用萆薢分清饮或程氏萆薢分清饮治疗；也见于脾气下陷者，可用补中益气汤治疗。

西医目前治疗该病有两种药物：一是治疗前列腺增生的坦索罗辛缓释片，1 片／天，效果肯定，偶有血压降低的不良反应，比保列治效果好，保列治不良反应为影响男性性功能。二是抗菌药物，用于合并感染的患者，这类患者尿道口常有分泌物，需做细菌培养和药敏试验，根据结果进行抗感染治疗，或经验性使用阿奇霉素，注意局部消毒。

中医对该病的治疗有以下方法。

温补肾阳，首选肾气丸。《金匮要略·消渴小便不利淋病脉证并治》说："男子消渴，小便反多，以饮一斗，小便一斗，肾气丸主之。"《金匮要略·中风历节病脉证并治》中说："崔氏八味丸，治脚气上入，少腹不仁。"肾气丸药物组成：附子、桂枝、生地黄、山药、山茱萸、泽泻、茯苓、牡丹皮。胡老说它治血痹，少腹不仁。该方用了大量的生地黄滋阴强壮，山茱萸收敛强壮，虽然附子用量较小，但如果没有附子、生地黄、山茱萸这些药，本方的作用会大打折扣，附子不仅能祛寒，更重要的是能振奋身体机能。《伤寒论》（281 条）载"少阴之为病，脉微细，但欲寐也"，这时用四逆汤，就是这个意思。因此胡老认为没有附子、桂枝的肾气丸就补不了肾，《黄帝内经》中也讲过"阳气者，若天与日，失其所，则折寿而不彰"。但也有人持另一种看法，即生地黄是君药，且用量必须大。国医大师颜德馨就很重视生地黄，他的学术思想就是"阴龟地，气黄芪"，生地黄剂量要大，要用 30 克以上。以上说法各有道理，临床应根据每个患者情况灵活应用，但大剂量生地黄碍胃，临证可酌加麦芽、砂仁。

我治疗前列腺增生出现尿频，夜尿，排尿困难或乏力，腿软，脉微沉，首用济生肾气丸，即肾气丸加牛膝、车前子。我体会前列腺增生和糖尿病的多尿，特别是夜尿多合并乏力、畏寒、腰困、消瘦，用肾气丸或者济生肾气丸很有效。这些情况缩尿丸或者裴老的木蝶合剂效果都不好，木蝶合剂主要用于膀胱的排尿不畅，肾气丸在这种情况下可与右归丸合并，补中益气汤、四君子汤也有使用的机会。

治疗前列腺炎，肾气丸可以合并萆薢分清饮。萆薢分清饮药物组成为萆薢、益智仁、石菖蒲、乌药，该方来源为《杨氏家藏方》，有温下元、祛湿浊之作用，用于治疗膏淋，白浊。济生肾气丸合并萆薢分清饮形成了治疗前列腺增生的基本框架，临证可以与坦索罗辛合用，合并感染者配合抗菌药物。临证时若肾虚尿频，上述治疗力量不够，可加菟丝子；有尿道梗阻，瘀血表现可加活血化瘀药及王不留行、荔枝核、橘核、皂角刺；若合并感染有热象加用八正散，或者裴老的下五味消毒饮，药物组成为蒲公英、败酱草、半枝莲、白花蛇舌草、夏枯草；若合并感染有湿热表现，加程氏萆薢分清饮，该方来源于《医学心悟》，它是针对下焦湿热膏淋的，药物组成为萆薢、车前子、茯苓、莲子心、石菖蒲、黄柏、丹参、白术。或与猪苓汤合用。胡老认为，酌加生薏苡仁及小剂量大黄，可以祛下焦湿热。程氏萆薢分清饮与萆薢分清饮的药物组成及功效是完全不一样的，前者针对下焦湿热，后者针对肾虚湿浊。

裴老治疗前列腺疾病除从补肾入手外，还从补气、化瘀两方面入手。补气裴老用小子合剂，方歌：小子参芪丹，药泽二车王。药物组成：小茴香、菟丝子、党参、黄芪、丹参、山药、泽泻、二头尖（又称竹节香附，具有祛风、止痛、消肿之功能）、车前子、王不留行。化瘀用药，方歌：药王山败石母兰，桃红四物丹钩穿。药物组成：山药、王不留行、山栀子、败酱草、石韦、益母草、泽兰、桃仁、红花、熟地黄、当归、白芍、川芎、丹参、钩藤、穿山甲。

　　尿路感染从西医学角度看常有淋球菌、支原体、衣原体、乳头状病毒感染，表现为尿频、尿急、尿痛加尿道口红肿，在临床上淋球菌引起的感染属化脓感染，故尿道常有脓；支原体、衣原体感染脓少一些。这时可以根据病原学检查，配合使用抗菌药物效果更好。

二、肾结石

　　肾结石以肾绞痛、血尿为主要特征，通过 B 超可以诊断。西医治疗以体外碎石、手术为主。裴老主要用"五车赤金薏桃牛"。"五车"为五个对药，药物组成为三棱、莪术、海藻、昆布、木香、枳壳、穿山甲、皂角刺、制乳香、没药、车前子、赤芍、郁金、海金沙、鸡内金、金钱草、生薏苡仁、桃仁、川牛膝。裴老此方以活血、散结、清热、祛湿、理气、通淋为主。这个方子我在临床上用过很多次，治疗泥砂样肾结石效果肯定；也可以配合西医的体外碎石、手术治疗。胡老认为肾结石是下焦湿热转化而来，治疗以四妙散为主方，临证可将四妙散与裴老的经验方联合使用，酌加滑石以滑窍，石韦以清热。

三、血尿

　　血尿的原因有肾脏疾病（肾炎、肾病综合征），全身性疾病（血液、肿瘤、结核），还有药物性原因，常见药物有头孢类、磺胺类、清热镇痛及抗肿瘤类。唐容川《血证论》载："内因，乃心经遗热于小肠，肝经遗热于血室……宜龙胆泻肝汤，加桃仁、牡丹皮、牛膝、郁金。"此方我用于放射性膀胱炎的患者出现血尿有效。故血尿实证用龙胆泻肝汤为主。龙胆泻肝汤出自《医方集解》，药物组成：龙胆草、栀子、黄芩、木通、泽泻、车前子、柴胡、甘草、当归、生地黄。对于膀胱湿热可用小蓟饮子，该方出自《济生方》，药物组成：生地黄、小蓟、滑石、木通、蒲黄、藕节、淡竹叶、当归、栀子、甘草。心火亢盛可用导赤散，该方出自《小儿药证直诀》，药物组成：木通、生地黄、生甘草梢、淡竹叶。肾气亏虚用知柏地黄丸，该方出自《医宗金鉴》卷五十三，药物组成：山药、牡丹皮、茯苓、山茱萸、泽泻、黄柏、熟地黄、知母。瘀血内阻用桂枝茯苓丸，该方出自《金匮要略》，药物组成：桂枝、茯苓、牡丹皮、桃仁、白芍。

裴老有一个治疗尿血的经验方苏杭合剂，方歌：苏杭白云冬生草，陈北黑炭五花童。药物组成为紫苏叶、杭白芍、白及、百部（《药性论》中说百部"治肺家热，上气咳嗽，主润益肺"）、百合、白茅根、大芸（肉苁蓉）、麦冬、生地黄、生甘草、陈皮、北沙参、黑荆芥、陈棕炭、艾叶炭、五味子、红花、童子尿。临床上肾结核、肾肿瘤引起的血尿要中西医结合治疗。血液病血小板减少引起的血尿参考血液病。

四、尿路感染和尿道梗阻

对一般的尿路感染，西医根据细菌培养使用抗菌药物治疗，中医可选用八正散、龙胆泻肝汤。另有施今墨一剂经验方，方歌为尿道感染六一散，三草金钱车旱莲。药物组成：滑石、生甘草、金钱草、车前草、墨旱莲。注意该方中滑石与甘草的比例是6：1。

尿路感染中有一个间质性膀胱炎，它是膀胱无菌性炎症，又称慢性膀胱疼痛综合征，西医无菌可杀，无炎可消。从这几年报道上看，中医认为间质性膀胱炎的病因病机就是本虚标实、虚实相杂，虚主要指肾虚，其次脾虚，实指气滞、血瘀、湿热，瘀热是本病的发病关键，湿热是本病一个重要病机，肾虚是本病的发病基础，其病位在下焦、肾、膀胱。

治疗上针对血瘀可选少腹逐瘀汤、血府逐瘀汤。血府逐瘀汤来源于《医林改错》，其药物组成为红花、当归、生地黄、牛膝、桃仁、赤芍、枳壳、柴胡、甘草、桔梗、川芎。血府逐瘀汤是治疗瘀在胸中的，但它组方中有一个特点，就是方中有四逆散，四逆散是疏肝解郁的，我临床发现许多间质性膀胱炎的患者有焦虑、抑郁等肝气郁滞的表现，气滞加重或引起血瘀。桃核承气汤也可选择，该方来源于《伤寒论》（106条），原文"太阳病不解，热结膀胱，其人如狂，血自下，下者愈，其外不解者，尚未可攻，当先解其外；外解已，但少腹急结者，乃可攻之，宜桃核承气汤"。药物组成为桂枝、桃仁、大黄、芒硝、炙甘草，用于血瘀有热。瘀血严重者用代抵当汤，该方来源于《伤寒论》（124条），原文"太阳病六七日，表证仍在，脉微而沉，反不结胸。其人发狂者，以热在下焦，少腹当硬满，小便自利者，下血乃愈。所以热者，以太阳随经，瘀热在里故也，抵当汤主之。"药物组成：水蛭、虻虫、桃仁、大黄。

疼痛是间质性膀胱炎的一个突出症状，我在临床上常用一些活血止痛药如延胡索、川楝子、制乳香、制没药、姜黄、郁金、蜈蚣、土鳖虫。针对湿热淋证，治疗可选用八正散、龙胆泻肝汤、程氏萆薢分清饮。但临床上本病湿浊证比较多，因为间质性膀胱炎在基层治疗往往就已经用了抗菌药物，抗菌药物用多了会损伤人体阳气，这时就用清湿浊、补肾气的方法，可考虑肾气丸和萆薢分清饮。

尿道梗阻中医治疗首选代抵当汤。腺性膀胱炎造成尿道梗阻，西医用造瘘的办法，治标不治本，还可能引起炎症、梗阻和尿无力。中医治疗重在治本，一是要化瘀清热，用抵当汤；二是要清热祛湿，用龙胆泻肝汤、八正散、五味消毒饮、透脓散。

五、小便不利

小便不利一般按实、虚、郁、瘀四个方面辨证治疗。

1. 实证

实证有下焦湿热，经方是猪苓汤。《金匮要略·消渴小便不利淋病脉证并治》中说："脉浮，发热，渴欲饮水，小便不利者，猪苓汤主之。"猪苓汤药物组成：猪苓、泽泻、茯苓、阿胶、滑石。方中猪苓、滑石、泽泻都是寒性的利尿剂，尤其是泽泻，它还有泄热止渴的性能，猪苓、泽泻需用大量，阿胶既养阴又止血。胡老说在这种情况下猪苓汤应用的范围最广，最好用。但临床要加生薏苡仁，这个药清热利尿，还能排脓散结。此外，胡老加用小剂量大黄，他认为大剂量大黄通大便，小剂量大黄（3克）有清热利湿、通利小便的作用。

对于实证，除猪苓汤以外，还有治疗心火下移小肠的导赤散，局部尿频、尿急、尿痛明显用八正散，血淋加生地黄、大蓟炭、小蓟炭、白茅根，石淋加海金沙、金钱草、石韦，膏淋者加萆薢、石菖蒲。还有一种淋证小便不利，即肺气壅滞证，中医治疗用提壶揭盖法，用清肺饮，该方来源于《症因脉治》卷四，方歌为清肺饮中天花粉，黄芩桔梗草玄参，栀子连翘与薄荷，擅清肺中热炽临。药物组成为桔梗、黄芩、山栀子、连翘、天花粉、玄参、薄荷、甘草。用提壶揭盖法治疗小便不利，我在临床用得少，大家可以进一步在临床中体会。

2. 虚证

虚证主要为脾虚和肾虚。脾虚用补中益气汤，该方出自《内外伤辨惑论》，药物组成：黄芪、白术、陈皮、升麻、柴胡、当归、人参、甘草。肾虚用济生肾气丸，该方出自《张氏医通》卷十六，药物组成：肉桂、附子、牛膝、熟地黄、山茱萸、山药、茯苓、泽泻、车前子、牡丹皮。脾虚还有一个方子是甘草干姜汤，《金匮要略·肺痿肺痈咳嗽上气病脉证治》载："肺痿吐涎沫而不咳者，其人不渴，必遗尿，小便数，所以然者，以上虚不能制下故也。此为肺中冷，必眩、多涎唾，甘草干姜汤以温之。"从这个条文可见，脾虚可以导致尿失禁，此谓土不制水，与此同时，土不生金，故多涎沫。仲景为中焦虚寒引起的多涎沫、小便失禁治疗提供了一个思路。

遗尿多虚证，正如《灵枢·本输》载："虚则遗溺，遗溺则补之。"肾阳不足用巩堤丸，该方来源于《景岳全书》，方歌：白熟三子益补茯。药物组成：白术、熟地黄、菟丝子、五味子、附子、益智仁、补骨脂、茯苓、山药、韭子。肾阴不足（症见颧红唇赤，五心烦热，舌红少苔，脉细数）用知柏地黄丸，该方来源于《景岳全书》，由知母、黄柏、熟地黄、山茱萸、牡丹皮、山药、茯苓、泽泻八味药组成。脾虚气陷用补中益气汤。肺气虚寒用甘草干姜汤。此外还可用缩泉丸，该方来源于《妇人大全良方》，药物组成：乌药、益智仁、山药。也是治疗遗尿很好的方剂，可以与以上方剂联合使用。我在临床上体会，尿失禁虚证较多，女性较多，偏于脾虚我用补中益气汤，偏于肾亏我用巩堤丸，二方可以在临床上灵活交替使用。有名老中医说，"补肾不如健脾，健脾不如补肾"，指的是不可一味健脾，亦不可一味补肾。

3. 郁证

肝郁气滞，疏泄不畅，也可以引起小便不利，用沉香散，该方来源于《三因极一病证方论》卷十二，组成为沉香、石韦、王不留行、当归、葵子、白芍。此外，柴胡疏肝散也有使用机会，经方中小柴胡汤具有畅达三焦之作用，三焦不畅之小便不利也可应用。

4. 瘀证

在经方中有代抵当汤，该方用于顽固性下焦瘀血，如膀胱腺肌症之小便不利。

5. 放射性膀胱炎之小便异常

放射性膀胱炎在临床上有两种情况。一是尿频、尿急、尿痛及血尿。对于尿频、尿急、尿痛，为放射热毒所致，用八正散；对于血尿，则用小蓟饮子去木通加车前子、瞿麦、黄柏、苦参、天花粉，方中蒲黄、藕节均炒用，栀子焦用，这种情况总体属实。二是排尿困难，淋沥不尽，排尿无力，西医叫膀胱失约症，裴老认为这种情况有肾虚和邪实两个方面，治疗上要"补""泻"结合。传统方剂中有一个寒通汤（《医学衷中参西录》），药物组成为知母、黄柏、滑石、生杭芍（裴老此时换为木通）。该方有清热化湿、利水通淋的作用。用于下焦湿热膀胱结石以及前列腺肥大，但古人未经历放射性膀胱炎之治疗，只用经方此时还不够，要创新。

裴老此时就研制了两个方剂，一是木蜈合剂，歌诀：木蜈香桂。药物组成为木香、蜈蚣、小茴香、肉桂。它是针对一般的膀胱不适。如果小便不利严重者则用"蛸蛸大肉"，药物组成为桑螵蛸、琥珀蛸、大将军（螳螂）、肉桂。裴老的两个方子中都有肉桂，肉桂能温肾阳、扶正气；单纯扶正则用肾气丸。胡老说要振奋或者恢复膀胱机能，必须用肾气丸，六味地黄丸则不行。我临证在裴老以上方剂中酌加王不留行、益母草、马鞭草、车前草。寒通汤、木蜈合剂与肾气汤合方，主要用于放射性膀胱炎之小便不通、小便不畅，辨证以肾虚为主者。如果是小便失禁，则用巩堤丸、缩泉丸加味治疗，可酌加沙苑子、黄芪等固摄补气之品。

六、多尿

1. 尿崩症（多为颅脑病变引起）。裴老用"增生白玉芦"药物组成为生地黄、麦冬、玄参、党参、五味子、生石膏、知母、玉竹、芦根。

2. "男子消渴，小便反多，以饮一斗，小便一斗，肾气丸主之。"这里消渴不能与糖尿病画等号，只要由肾阳亏虚引起小便多，均可用肾气丸治疗。从西医角度看，这主要是前列腺病变，有的医家认为肾气丸在糖尿病的多尿证治疗中机会相对少，胡老也是这样认为。

七、少尿

《伤寒论》治疗少尿的方药体系如下。一是五苓散，《伤寒论》（71条）载："太阳病，发汗后，大汗出，胃中干，烦躁不得眠，欲得饮水者，少少与饮之，令胃气和则愈。若脉浮，小便不利，微热，消渴者，五苓散主之。"此为膀胱气化不利、三焦气机不畅引起少尿，小便不利，口干，微热，脉浮。二是真武汤，《伤寒论》（82条）载："太阳病，发汗，汗出不解，其人仍发热，心下悸，头眩，身𤄵动，振振欲擗地者，真武汤主之。"此为心阳虚之少尿，相当于西医学之肺心病。心衰之少尿、肾衰少尿也可以用刘宝厚之方：真肉山三水牡黄。三是猪苓汤，该方主要治疗各种泌尿系感染引起的小便不利，即中医所谓各种淋证。一般热淋加萹蓄、瞿麦、大黄、生薏苡仁；血淋加大蓟炭、小蓟炭、白茅根；膏淋加生薏苡仁、大黄、萆薢、石菖蒲、益智仁、乌药。四是从瘀治疗，主要用代抵当汤，这种情况主要见于膀胱腺肌症等原因引起的膀胱梗阻。在治疗上除上述方药外还要清热解毒治疗。当然方中大黄也能下瘀毒、清热，胡老说这种情况大黄要小剂量使用。

八、排尿不畅合并排便不畅

临床上有时可以遇到既有小便不利，又有大便不畅的情况，中医多从理气祛湿角度治疗。裴老常用疏凿饮子，该方来源于《济生方》，方歌：秦艽商赤目，三皮槟泽通。药物组成：秦艽、羌活、商陆、炒赤小豆、椒目、茯苓皮、生姜皮、大腹皮、槟榔、泽泻、木通。这个方子主要是用了商陆，该药为苦、辛、寒之品，有毒，能泻下利水，消肿散结。通过通利二便来达到消除水肿之作用，常用5～10克。这种情况我遇见较少，大家可以在临床中验证。

第二节　男性性功能下降

中医学认为治疗男性性功能下降，一看年龄，二看体形。一般来讲中老年男性，在性功能下降的同时还有肾上腺皮质功能亢进，表现为阳痿、早泄，同时还有肥胖、乏力。治疗上以脾肾双补为原则，裴老常用三子合剂，药物组成为枸杞子、菟丝子、金樱子、龙眼肉、桑椹、韭子、沙苑子、芡实、龙骨、莲子心、牡蛎、巴戟天、黄芪、党参、陈皮、白术、升麻、柴胡、当归。也有部分中老年性功能下降，没有肥胖、乏力等肾上腺功能亢进之表现，则可以从补肾化瘀的角度治疗。而青年性功能下降多有手淫史，这时不仅有滑精、遗精，还有邪念频起、失眠多梦，头晕，乏力，性格孤僻，治疗上从心脾入手。常用天王补心丹，该方来源于《摄生秘剖》，为归脾汤加柏子仁、天冬、生地黄、桔梗、丹参、玄参、麦冬、五味子、朱砂，其中朱砂是重镇安神药，可用 1.5 克冲服。严重者可用河车大造丸，该方来源于《诸证辨疑》，方歌：紫龟黄地牛，二人杜茯桑。药物组成为紫河车、龟甲、黄柏、生地黄、牛膝、杜仲、茯神、天冬、麦冬、人参、桑螵蛸。方中有人参，有火者不用。天王补心丹心脾双调，河车大造丸滋阴潜阳。对严重神经衰弱者还可配合西医镇静药。

一、男性性功能下降的中医治疗

男性病多从心、肾、肝三脏入手，心为君主之官，肾为先天之本，心肾相交维持着人体阴阳平衡，而肝主疏泄、肝肾同源。现代许多人营养过剩、生活压力过大，近年又多从瘀治疗、从火治疗男性性功能下降。常用方法如下。

（一）从心治疗

《难经·十四难》载"损其心者，调其荣卫"，常用方剂为桂枝加龙骨牡蛎汤。此方出自《金匮要略·血痹虚劳病脉证并治》："夫失精家，少腹弦急，阴头寒，目眩、发落、脉极虚芤迟，为清谷、亡血、失精。脉得诸芤动微紧，男子失精，女子梦交，桂枝加龙骨牡蛎汤主之。"桂枝汤外调营卫、内安脏腑，还能平冲，既治疗下元虚的少腹弦急、阴头寒，又治疗冲气上逆引起的目眩、发落。此时脉从极虚芤迟变为诸芤动微紧，说明有虚阳上亢，故又加生龙骨、生牡蛎。胡老又在此基础上加了附子、白薇，一个温阳振阳气，一个滋阴退虚热，这就形成了桂枝加龙牡二加汤。据说治疗男性性功能下降引起的早泄、遗精等效果好。我该方用得少，大家可进一步体会。

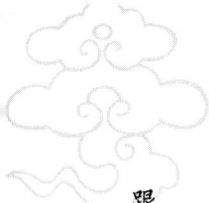

（二）从肾治疗

传统中医学认为"肾无实证"。阳痿、早泄以前被认为是肾虚引起的，所以补肾是中医治疗阳痿、早泄的方法，裴老认为此为最常用的方法。肾阳不足无以纳气即气短乏力，气不化水则有肥胖，肾不固精即阳痿、早泄。裴老补肾阳有以下五个方子。

一是加味二仙汤，方歌：二仙鹿锁菟，六味起云天。药物组成：仙茅、淫羊藿、鹿角胶、锁阳、菟丝子、熟地黄、山药、山茱萸、茯苓、泽泻、牡丹皮、阳起石、肉苁蓉、巴戟天。这是一个温阳补肾的方药，对肾阳虚引起的男性性功能下降尤其是阳痿效果好。其中鹿角胶是血肉有情、温补肾阳上品，剂量可用 20 克，也可加鹿鞭 10 克。

二是裴老之海海合剂，该方适用于男子精子活动度低，精子向前运动差所导致的不育，表现为虽无阳痿、早泄，但不育。裴老说这种患者要长期服药。方歌：海海桂附大羊山，杜枸白韭二巴仙。药物组成：海狗肾 40 克，海马 40 克，桂枝 40 克，附子 40 克，大芸（肉苁蓉）40 克，淫羊藿 40 克，山茱萸 50 克，杜仲 50 克，枸杞子 60 克，白芍 60 克，白术 40 克，韭子 60 克，当归 60 克，熟地黄 60 克，巴戟天 50 克，威灵仙 50 克，羊睾丸 5 对。以上诸药，共研为末，炼蜜为丸，一丸 2 克，一日三丸。

三是"黄山羊肉破五味、仙天鹿杜菟丝归"。药物组成为黄芪、山药、淫羊藿、肉苁蓉、补骨脂（又名破故纸）、五味子、仙茅、巴戟天、鹿角胶、杜仲、菟丝子、当归。

四是治疗不育症的加味五子衍宗丸，药物组成：黄芪、黄精、紫河车、何首乌、五味子、车前子、枸杞子、菟丝子、覆盆子。

五是从专补肾阳入手，方歌：子龙桑韭战巴山。药物组成：附子、菟丝子、五味子、龙骨、桑螵蛸、韭子、巴戟天、山药。治疗滑精、自遗。

其中，第三、第四方主要用于男性不育症。

（三）从"瘀"治疗

这是近几年来中医治疗男性性功能障碍的一个突破，有两个代表方剂。一是施令墨之无欲方，方歌：无欲女贞续麝香，胡芦巴戟没二仙。药物组成：女贞子、续断、麝香、胡芦巴、巴戟天、没药、仙茅、淫羊藿。该方是一个补肾化瘀方，方中有麝香，麝香价格贵，且裴老认为其太辛不能入口，常用全蝎、水蛭代替。二是裴正学老师的至宝丹，由水蛭、鹿茸两味药物组成，其中，水蛭破血力最盛，鹿茸温肾力最强。

（四）从泄肝火治疗

古人曰"肾无实证"，指的是肾病特别是男性病多为虚，多为肾阳虚。然而现代临床上男性性功能下降，不仅有肾阳虚，还有肾阴亏、心火亢，不仅有虚证，而且还有实证。实证除施今墨的无欲方外，还有泻肝胆实火的龙胆泻肝汤，该方来源于《医方集解》，药物组成为龙胆、山栀、黄芩、泽泻、木通、车前子、生地黄、当归、柴胡、甘草。临床使用一是要注意患者有无阳虚，特别是肾阳虚；二是不要长期使用，长期使用会损伤肾阳。

（五）从清心补肾治疗

现代社会压力大，心火亢、肾水亏也是导致阳痿、早泄的常见原因，治宜清心补肾。国医大师路志正针对这一情况有一方，方歌：二黄沙莲蒺、二实（石）麦五味。药物组成：黄连、生地黄、沙苑子、蒺藜、莲子心、芡实、滑石、麦冬、五味子。此方清心补肾、攻补兼施，没有龙胆泻肝汤之弊，临床应用前景很广。

（六）早泄之治疗

现代社会压力大，早泄比较多见，在临床上有虚有实。虚证除治疗肾气虚、相火旺的三才封髓丹外，还有心脾二亏之归脾汤加生龙骨、生牡蛎、芡实、鹿角胶。相当一部分早泄属实证，患者精神很好，无头晕目眩、腰酸腿困之肾虚表现，临证可用龙胆泻肝汤、二妙散、天王补心丹。此外，患者还应注意龟头卫生，保持良好心态。还有一个方子桑螵蛸散，该方来源于《本草衍义》，方歌：桑老板当参龙神志菖。药物组成为桑螵蛸、龟甲、当归、人参、生龙骨、茯神、远志、石菖蒲。

二、其他男科病的治疗

（一）小儿阴茎发育不良之裴老方药

用三紫汤（紫草、紫石英、紫河车）合肾气丸，紫草在这里是滋阴清热的，滋阴以助阳，以防孤阳不长。但这种情况需长期服药，可以做成水丸。

（二）小儿睾丸积液

方歌：里急后重小金通，黄柏苡仁在其中。药物组成：木香、枳壳、槟榔、当归、白芍、小茴香、郁金、路路通、黄柏、薏苡仁。如果湿气很重，此方的后一句为青蒿黄柏六一散，对应药物：青蒿、黄柏、滑石、生甘草。

三、男性性功能下降的总体治疗思路

1. 从年龄形体上看

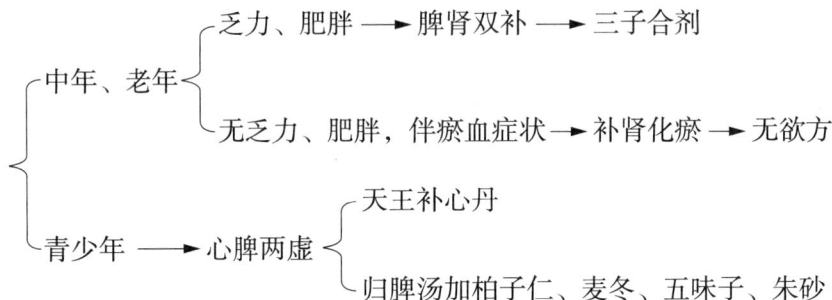

2. 从症状上看

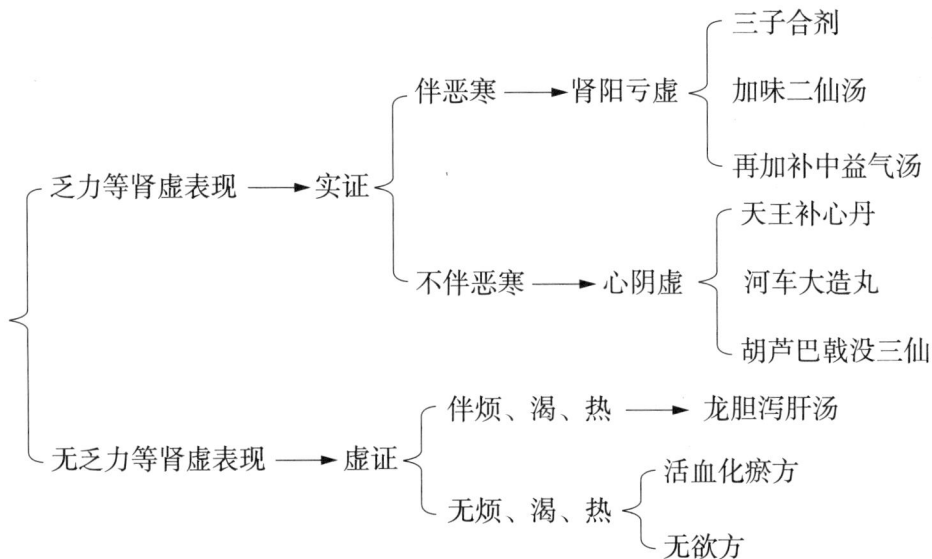

第十四章
妇科疾病

一、裴老对妇科疾病的认识

妇科疾病主要包括经（月经病）、带（带下病）、胎（妊娠病）、产（产后病）等方面。裴老认为，大多妇科疾病都离不开炎症或合并炎症，炎症对女性生殖系统的影响，一是影响内分泌、自主神经及代谢，出现月经不调及全身症状；二是导致输卵管阻塞、不孕、异位妊娠及癌变。因此中医治疗妇科疾病大的原则是消炎和化瘀。

消炎，急性期可用中药配合抗菌药物治疗，慢性期以中药治疗为主。常用方剂有五味消毒饮、四妙散。对全身症状严重者用龙胆泻肝汤，虚实夹杂者用易黄散，白带有血者用清带散。

慢性炎症的病理改变是增生，化瘀非常重要。常用的方剂有少腹逐瘀汤、失笑散。临证时裴老从中西医结合的角度治疗，月经提前为雌激素亢盛，用丹栀逍遥散，月经或前或后用桃红四物汤，延迟多半为雌激素降低，从虚治疗。

消炎和化瘀是裴老治疗妇科疾病的两大原则，在辨证时要根据情况灵活应用。

二、妊娠病

（一）中医经典相关描述

《金匮要略·妇人妊娠病脉证并治》对妊娠病有以下两个描述：一是桂枝汤证，"师曰，妇人得平脉，阴脉小弱，其人渴，不能食，无寒热，名妊娠，桂枝汤主之"。这段话的意思是妊娠时气血多不足，其人可有口渴（多为精血不足）、纳差的情况，此时用桂枝汤。胡老也认为桂枝汤治疗产后中风发热的机会很多，它能外调营血，内安脏腑，在妊娠病中也可使用。

（二）癥病

《金匮要略·妇人妊娠病脉证并治》载"妇人宿有癥病，经断未及三月，而得漏下不止，胎动在脐上者，为癥痼害……桂枝茯苓丸主之"。桂枝茯苓丸组成：桂枝、茯苓、牡丹皮、桃仁、芍药。方中牡丹皮、桃仁祛瘀，桂枝、茯苓治冲气，芍药养阴、祛瘀。这个方剂治疗盆腔淤血综合征效果很好，有化瘀、平冲、祛湿之功用，不仅妇科，其他内科杂症也可以使用。比如肺气肿，我体会冠心病如果气短、气憋，桂枝茯苓丸有很好的效果。

瘀血症有"其人发狂者，以热在下焦，少腹当硬满，小便自利"，这些瘀热在里，严重则用《伤寒论》桃核承气汤或《金匮要略》抵当汤，抵当汤组成：虻虫（辛、微温、小毒、归肝经，功效破血逐瘀消癥，常用1～1.5克）、水蛭（咸、苦、平、小毒、归肝经，破血逐瘀消癥，常用3～10克）、大黄、桃仁。虻虫这个药现代用得少，现在多用䗪虫，䗪虫又名土鳖虫、土别虫，国医大师颜德馨认为它是虫类破瘀之王道药，不良反应小，效果好。䗪虫咸、寒、有小毒，归肝经，它能破血逐瘀，续筋接骨。用于治疗跌打损伤，筋骨折伤，瘀肿疼痛，以及闭经、产后瘀阻、癥瘕积聚等证。近年多用该药治疗异位妊娠及子宫肌瘤，配伍穿山甲、桃仁。用量多为3～10克。胡老说䗪虫这个药在临床上有一个特殊作用就是止痛，它能破瘀散结，类似于水蛭、虻虫。但䗪虫有三个特点：一是止痛效果好。二是药性为寒性。相比之下，䗪虫是寒性，而水蛭是平性，虻虫是温性。三药常用剂量分别是3～10克，3～6克，1～1.5克。三是不良反应轻，是虫类药中的"王道药"。大黄、桃仁、土鳖虫就是《金匮要略》中的下瘀血汤了。

（三）胞阻病（包括先兆流产）

在《金匮要略·妇人妊娠病脉证并治》中有"师曰，妇人有漏下者……有妊娠下血者，假令妊娠腹中痛，为胞阻，胶艾汤主之"的记载。胶艾汤的组成是阿胶、艾叶（温经止血、散寒调经、安胎）、生地黄、白芍、当归、川芎、甘草。用于治疗先兆流产，效果很好，可以与四君子汤合用，加强补气、统血之力。第二条经文是"妇人怀娠，腹中疞痛，当归芍药散主之"。当归芍药散组成：当归、白芍、白术、茯苓、川芎、泽泻。当归芍药散治腹痛效果好，但它治疗的腹痛均要符合血虚水停的病机。或者再全面一点，就是血虚血瘀水停，只要符合这个病机，其他疾病比如肝炎或者其他疾病引起的腹痛均可以使用。抓病机是中医遣方用药的最高境界。

（四）恶阻

《金匮要略·妇人妊娠病脉证并治》中载"妊娠呕吐不止，干姜人参半夏丸主之"。妊娠呕吐严重，病机为脾胃虚寒。用干姜人参半夏丸治疗。有个说法——半夏碍胎，产前应远热，这就走入了中医固定思维的误区。裴老常讲有是证用是方。胡老说对于妊娠患者脾胃虚寒又有痰饮的呕吐，用干姜、人参、半夏没有问题，可以用汤药。

（五）小便不利

《金匮要略·妇人妊娠病脉证并治》载："妊娠有水气、身重、小便不利，洒淅恶寒，起即头眩，葵子茯苓散主之。"对妊娠的小便不利，水湿内停，可以用葵子（又名冬葵子），为冬葵成熟的种子，该药甘、寒，归大肠、小肠、膀胱经。能利水通淋，下乳润肠，常用 10～15 克。葵子与茯苓均有利水通淋之作用，用于妊娠轻度小便不利，身体有水湿之情况。若出现脉浮发热、小便不利就要用猪苓汤了，该方也是《伤寒论》（223 条）的方，原文是"若脉浮发热，渴欲饮水，小便不利者，猪苓汤主之"。药物组成：猪苓（去皮）、茯苓、泽泻、阿胶、滑石（碎，各一两）。

三、产后病

（一）中医经典对产后情况的总体描述

《金匮要略·妇人产后病脉证治》说："问曰，新产妇人有三病，一者病痉，二者病郁冒，三者大便难，何谓也？师曰，新产血虚，多汗出，喜中风，故令病痉；亡血复汗，寒多，故令郁冒：亡津液，胃燥，故大便难。"产后血亏，又汗

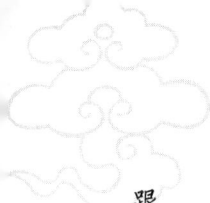

后津亡，津血亏虚，一则外伤风邪，成痉病；二则又伤水邪，发作郁冒；三则津血亏虚，无以润肠而出现便秘。抽搐、眩晕、便秘是产后常见的病证，它们的共同病机大概就是津血亏虚。

《金匮要略》载："产妇郁冒，其脉微弱（此时津血亏虚，可用八珍汤），不能食，大便反坚，但头汗出（情况变化了，出现了以上三种情况，八珍汤就解决不了了）。所以然者，血虚而厥，厥而必冒。冒家欲解，必大汗出。以血虚下厥，孤阳上出，故头汗出。所以产妇喜汗出者，亡阴血虚、阳气独盛，故当汗出，阴阳乃复。大便坚，呕不能食，小柴胡汤主之。"产后出现"不能食，大便反坚，但头汗出"，可用小柴胡汤。使上焦得通，津液得下，胃气因和，身体濈然汗出而解。若服小柴胡汤后便通能食，七八日又发热，这就考虑是产后热，就要从阳明病角度治疗了。

对于产后腹痛，《金匮要略》中有三个方剂：一是"产后腹中疠痛，当归生姜羊肉汤主之，并治腹中寒疝，虚劳不足"，对于产后虚寒、腹痛用当归生姜羊肉汤。二是"产后腹痛，烦满不得卧，枳实芍药散主之"。有气滞血瘀的腹满痛则用枳实芍药散，该方由枳实、白芍两味药组成。三是"此为腹中有干血着脐下，宜下瘀血汤主之"，下瘀血汤由大黄、桃仁、蟅虫三味药组成。此外还有产后腹痛属虚证，再合并四肢酸困者，可以用当归建中汤，该方来源于《千金翼方》卷六。组成为当归、芍药、甘草、桂枝、生姜、大枣。产后腹痛兼有口干，乏力，腹泻，也有用柴胡、桂枝、干姜的机会。

（二）产后风（产后发热）

产后风主要指产后感染引起的发热，由于历史条件之局限，在中医经典著作中对这个问题的认识需要改进。我总结产后发热临床常见五种情况，即二实二虚一瘀。

一实是外感风寒，这一点相当于经典中的产后风，用辛温发汗解表之法，用裴氏麻桂合剂，但不可发汗太过，也可用桂枝汤。邪入少阳出现寒热往来、发热而呕、胸胁苦满、口苦、咽干可用小柴胡汤，郝万山讲小柴胡汤治疗外感发热，柴胡量要在20克以上，要煮后取汁再煎，这一类我于临床深有体会。

二实是无外邪，有疫毒（产后产道感染），用清热解毒法，有裴氏之五味消毒饮（蒲公英、败酱草、白花蛇舌草、半枝莲、龙葵）。有"热入血室，其人如狂"者，用桃核承气汤证、下瘀血汤，邪入阳明者用白虎汤，邪热入营者用清营汤。清营汤出自《温病条辨》，方歌：清营汤治热传营，身热夜甚神不宁，角地银翘玄连竹，丹麦清热更护阴。药物组成：水牛角 30 ～ 40 克，生地黄 15 克，金银花 20 克，连翘 20 克，玄参 15 克，黄连 6 克，竹叶 10 克，丹参 10 克，麦冬 15 克。该方证以身热夜甚神不宁为临床特征。

二虚：气虚用补中益气汤，该方来源《内外伤辨惑论》，它是中医"甘温除大热"之代表方。血虚用四物汤、逍遥散。

一瘀：多见于盆腔积液。《伤寒论》给我们提供了两个很好的方剂代表。一是《伤寒论》（106 条）"太阳病不解，热结膀胱，其人如狂，血自下，下者愈。其外不解者，尚未可攻，当先解其外，外解已。但少腹急结者，乃可攻之，宜桃核承气汤"，药物组成为大黄、芒硝、桃仁、桂枝、甘草。二是《伤寒论》（124 条）"太阳病六七日，表证仍在，脉微而沉，反不结胸。其人发狂者，以热在下焦，少腹当硬满，小便自利者，下血乃愈。所以然者，以太阳随经，瘀热在里故也，抵当汤主之"。药物组成为水蛭、虻虫、桃仁、大黄。胡老说热重加芒硝，以上二方都治瘀热互结下焦，但桃核承气汤偏于攻热，抵当汤偏于祛瘀。

四、带下病

中医学认为带下病发生的机理主要是下焦湿热，传统中医治疗方剂有以下几种。

1. 龙胆泻肝汤

龙胆泻肝汤出自《兰室秘藏》，方由龙胆草、柴胡、泽泻、车前子、木通、生地黄、当归组成。用于肝胆湿热之带下证。除带下黄稠以外，有明显口苦咽干、失眠多梦、胸胁满闷、烦躁易怒之全身症状，为肝胆实火、中焦湿热之表现。

2. 四妙散

该方来源于《成方便读》，药物组成：苍术、黄柏、牛膝、炒薏苡仁。其中薏苡仁在湿热严重、白带量多、舌苔黄腻时剂量要大，常用 30 克以上，大剂量可用到 100 克以上，多炒用；伴乏力者加生龙牡；伴少腹痛，有瘀证表现者与桂枝茯苓丸合用。热瘀重者用桃核承气汤，该方来源于《伤寒论》（106 条）"太阳

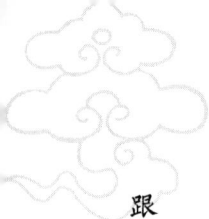

病不解，热结膀胱，其人如狂，血自下，下者愈。其外不解者，尚未可攻，当先解其外；外解已，但少腹急结者，乃可攻之，宜桃核承气汤"。腰痛者加丹参、当归、制乳香、制没药。腰困者酌加杜仲、炒薏苡仁、淫羊藿、续断、鹿角胶、狗脊，腰困重者再加怀牛膝（我常用 30 克）、桑寄生。还可合用青娥丸，青娥丸首载于宋代的《太平惠民和剂局方》，组成为杜仲、补骨脂、胡桃肉、大蒜，以上药物中杜仲是主药，是治疗腰困的主药，用量要大。大蒜则有温胃散寒、抗菌消炎作用。白带味重者，裴老认为多为霉菌感染，用"白马土苦"，即白鲜皮、马齿苋、土茯苓、苦参。局部瘙痒者，裴老认为多为滴虫感染，用止痒七药，即土茯苓、蛇床子、苦参、茵陈、蝉蜕、白鲜皮、何首乌。若瘙痒严重，在止痒七药基础上加用裴老之土地合剂，方歌：土地冬车苦，甘草四二（二妙散）榔，即土茯苓、生地黄、麦冬、车前子、苦参、甘草、当归、川芎、白芍、苍术、黄柏、槟榔。还有一种妇科支原体感染用"黄山七草"，即黄精、山药、紫草、龙胆草、灯心草、金钱草、车前草、茜草、生甘草。其中七草的方歌是紫龙灯车金茜草。当然妇科支原体感染还要结合西医病原学检查，在这种情况下，西医的检查对中医辨证组方有很大的帮助。

3. 全身亚急性炎症按中医少阳证治疗

临床上只要符合少阳之病机以及七大症状，就可以用小柴胡汤，酌与四妙散、桂枝茯苓丸、五味消毒饮以及易黄汤、清带散合用。实际上临床使用小柴胡汤时不一定看是否有七个症，只要能发挥小柴胡汤和气机、畅三焦、解郁热之功能就可以使用。

4. 易黄汤

该方出自《傅青主女科》，药物组成：黄柏、山药、车前子、芡实、白果，该方剂攻补兼施、收利同用，用于肾虚湿热带下。攻用黄柏，补用山药，利用车前子，收用芡实，白果调中祛湿。

5. 清带散

该方出自《医学衷中参西录》，药物组成：生龙骨、生牡蛎、山药、海螵蛸、茜草。方中茜草为凉血止血、化瘀通经药，用于血热夹瘀的出血证。清带散用于赤白带下，具有通利、收湿、止血、止带的作用。

6. 裴氏下五味消毒饮

药物组成：蒲公英、败酱草、半枝莲、白花蛇舌草、夏枯草。此方的作用主要是清热解毒。裴老认为金银花、连翘作用于上焦，蒲公英作用于下焦，常与上方其他药物联合使用，用于带黄质稠，无痒无味之症。带下湿热明显，可选《世补斋·不谢方》中记载的止带方，方歌：止带泽泻猪茯苓，茵陈赤芍丹皮寻，车前黄柏牛膝栀。药物组成：泽泻、车前子、茯苓、猪苓、茵陈、赤芍、牡丹皮、黄柏、栀子、川牛膝。同时可选制霉栓阴道外用。国医大师张志远对于白带过多，在辨证论治的基础上加入白芷 10～20 克，黄柏 6～12 克，鸡冠花 8～15 克，芡实 20～40 克。芡实益肾固精，健脾止泻，除湿止带。鸡冠花能止血、止带、止痢。张炳厚主任也常用益母草、马鞭草治疗妇科病。甘肃名医武权生认为红藤具有通利杀虫、清热解毒、祛风活血的作用，对妇科炎症具有很好作用，常用 10～15 克。

对于宫颈糜烂，裴老有一个宫颈糜烂黄蚣散，方歌：黄蚣散内雄轻冰。药物组成：黄芪 30 克，蜈蚣 1 条，雄黄 1 克，轻粉 0.05 克，冰片 0.1 克。用法：以上诸药共研为末，用纱布包后放入阴道。方中蜈蚣属于熄风止痉药，雄黄属于清热燥湿、杀虫止痒药，轻粉属于外用生肌药，冰片属于开窍药，且有去腐生肌功能。

外阴发痒是妇科炎症常见的症状，除用裴老之止痒七药以及土地合剂外，上海名中医李祥云认为外阴发痒有虚实之分。实则为湿热，虚则为血虚生风，主要与肝脾肾三脏有关。脾虚生湿，肝肾不足，生风化燥。实证湿热下注用龙胆泻肝汤。阴道滴虫或霉菌则宜用中药杀虫止痒。而老年人多为阴亏血燥，可有外阴发白、萎缩、干燥，治宜滋阴养血，祛风止痒，方用当归饮子加减。该方出自《重订严氏济生方》，由四物汤合荆芥、防风、黄芪、白蒺藜、何首乌组成。适用于心血凝滞、内蕴风热、皮肤瘙疹，或肿或痒。有医家认为补骨脂对治疗外阴色素减退有效；有一个外阴洗方就有补骨脂，药物组成：蛇床子、土茯苓、苦参、百部、白矾、蜂房、白鲜皮、黄柏、鸦胆子、皂角刺、补骨脂。

施今墨老前辈治疗妇科包块，有一个方歌：妇科包块薏乌梅。也就是对于妇科包块用炒薏苡仁、乌梅治疗。这个经验我用得少，请大家验证。

高危型人乳头瘤病毒（HPV）感染是宫颈癌发生、复发的主要因素。HPV感染常见宫颈炎症、糜烂，此时也出现腹痛及带下症状。西医治疗主要用 α - 干扰素外用或肌注，至少用 1 个月，转阴后可再用 2 周。中成药有派特灵。该药属中药外用药，主要用于皮肤黏膜、外生殖器及肛门周围 HPV 感染导致的扁平疣。派特灵不仅对 HPV 有抑制作用和杀灭作用，而且对金黄色葡萄球菌、白色念珠菌等细菌也有一定的杀灭作用。据报道 HPV 的成年女性感染率达 78%，通过锻炼、休息，必要时服用提高免疫功能的药物，大多可自愈。裴老治疗 HPV 感染有两个方药，可辨病、辨证使用。一是桂枝茯苓丸，针对 HPV 感染出现的腹痛。二是贯众合剂，方歌：贯众板公射大威。药物组成：贯众、板蓝根、蒲公英、射干、大黄、威灵仙。裴老也将此方用于治疗口唇黏膜疱疹病毒感染。武权生认为，治疗 HPV 感染应抓住湿邪致病的病机。上海名中医王大坤治疗老年人 HPV 感染用知柏地黄合水陆二仙丹（芡实、金樱子）。

五、经病

（一）经期发热、感冒

《金匮要略·妇人杂病脉证并治》载："妇人中风，七八日续来寒热，发作有时，经水适断，此为热入血室，其血必结，故使如疟状，发作有时，小柴胡汤主之。"反复实践证实，小柴胡汤是治疗经期感冒、寒热往来之良方。如果里热烦躁重则加大黄、黄连或用大柴胡汤；邪气入里，热瘀互结用桃核承气汤、下瘀血汤，上海中医王辉萍治疗肝郁气滞之经期感冒，选择柴胡剂与香苏散合用（香苏散来源于《太平惠民和剂局方》，药物组成为香附、紫苏叶、甘草、陈皮）。气血两虚型，用玉屏风散合香苏散加当归、白芍。肝肾亏虚用四物济阴汤（出自《陈素庵妇科补解》）合银翘散加减，二方药物组成：当归、白芍、麦冬、牡丹皮、知母、荆芥、生地黄、杜仲、牛蒡子、金银花、连翘、淡豆豉、柴胡、甘草。

（二）经期烦躁

《金匮要略·妇人杂病脉证并治》载："妇人中风，发热恶寒，经水适来，得七八日，热除脉迟，身凉和，胸胁满，如结胸状，谵语者，此为热入血室也，当刺期门，随其实而取之。"热入血室有两种情况。第一种，寒热往来，即所谓经期感冒，用小柴胡汤。第二种，"胸胁满，如结胸状，谵语"，治"当刺期门"。在方药的选择上，胡老认为一般用大柴胡汤合桂枝茯苓丸，桃核承气汤、下瘀血汤、抵当汤也可以。"妇人经水不利下，抵当汤主之"，"太阳病六七日，表证仍在，脉微而沉，反不结胸，其人发狂者，以热在下焦，少腹当硬满，小便自利者，下血乃愈，所以然者，以太阳随经，瘀热在里故也，抵当汤主之"，抵当汤组成为水蛭、虻虫、桃仁、大黄，条文中小便自利是与五苓散证的鉴别点。抵当汤治疗妇人行经瘀热在里导致的烦躁。

（三）崩漏与子宫腺肌病、子宫肌瘤及痛经

《金匮要略·妇人杂病脉证并治》载："问曰：妇人年五十所，病下利（下血）数十日不止，暮即发热，少腹里急，腹满，手掌烦热，唇口干燥，何也？师曰：此病属带下，何以故？曾经半产，瘀血在少腹不去。何以知之？其证唇口干燥，故知之，当以温经汤主之。"温经汤方歌：人甘阿桂（去）丹麦，它药夏姜芎茱归。药物组成：人参、甘草、阿胶、桂枝、麦冬、牡丹皮、白芍药、半夏、生姜、川芎、吴茱萸、当归。

这个方子有三点需要注意，一是该方以无生地黄、艾叶的胶艾四物汤为基础。胶艾四物汤是治疗虚寒性的血瘀下血主方，温经汤中去了碍胃之地黄，胡老也说地黄碍胃，特别是熟地黄碍胃严重，胃口不好不要用。比如清胃散是治疗胃火的，但如果患者胃口不好我就去掉生地黄，清胃之虚火用黄连或者胡黄连就可以了。还有强肝汤、扶正化瘀胶囊，这些方剂都要考虑到生地黄碍胃。二是方中有麦冬，《金匮要略》载"大逆上气，咽喉不利，止逆下气者，麦门冬汤主之"，在温经汤中麦冬养胃阴，胡老认为麦冬养胃阴效果好，半夏、人参健脾气以达到"脾统血"之作用。三是方中有吴茱萸汤，《伤寒论》中说"干呕，吐涎沫，头痛者，吴茱萸汤主之"。吴茱萸汤能在方中起到暖肝、健脾的作用。以方测证，结合"曾产半产，瘀血少腹不去，其证唇口干燥"，温经汤即治疗脾胃虚寒、瘀血不去之崩漏，脾胃虚寒、水不化津导致口舌干燥。当然这时可加鹿角胶、高良姜、艾叶等，效果更好。

与温经汤对应的有一个大温经汤，该方来源于《古今医鉴》，主治妇人气血虚弱、经水不调，或赤白带下，或如梅汁淋漓，或成片，有隔两三个月，渐生潮热、饮食少，四肢乏。《妇科指归》中说：大温经汤治冲任虚损、月候不调，或来多不已，或过期不行。或崩中去血过多。或经损娠血停留，少腹急痛，五心烦热，皆并治之。方歌：八珍砂三香，元吴陈鹿（角）霜。药物组成：人参、白术、茯苓、甘草、当归、白芍、川芎、熟地黄、砂仁、小茴香、香附、沉香、延胡索、吴茱萸、陈皮、鹿角霜。它是治疗妇人气血两虚的，或有赤白带下，或有

第十四章　妇科疾病

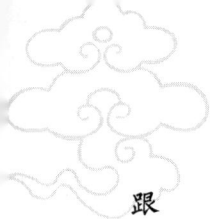

月水不尽，或过期不行，或全身食少、乏力、恶心烦热。陈修园认为大温经汤为妇科第一方，诸方无出其右者。在临证中抓住气血虚弱这一关键病机即可。方中鹿角霜含雄激素，裴老说它是止崩圣药，余临证使用确实如此。

还有一个治疗崩漏非常有效的方剂，就是固冲汤。该方来源于《医学衷中参西录》，方歌：固冲术骨生山萸，五芪牡蛎到海棕。注意，这个"生"是指生白芍。固冲汤组成为白术、生龙骨、生白芍、山茱萸、茜草、五倍子、煅牡蛎、黄芪、海螵蛸、棕榈炭。用于气虚冲脉不固，方中的主药是黄芪、白术。

中医治疗崩漏还有一个方剂，就是胶艾四物汤，该方出自《金匮要略·妇人妊娠病脉证并治》；药物由阿胶、艾叶、当归、白芍、地黄、川芎、甘草组成；用于血虚崩漏，月经过多。《古今医鉴》中也记载了一个胶艾四物汤，药物组成为阿胶、艾叶、当归、白芍、熟地黄、川芎、蒲黄、黄连、黄芩、生地黄、栀子、地榆、白术、甘草。它在《金匮要略·妇人妊娠病脉证并治》胶艾四物汤基础上增强了清热止血之作用。在中医方剂中，出处不同的同名方剂，如胶艾四物汤、萆薢分清饮，出处不同，药物组成就不同，其功效亦不同。学习者要记住，要比较，从中体会中医发展之脉络。

温经汤、大温经汤、固冲汤、胶艾四物汤、归脾汤均用于虚证崩漏，但作用侧重点不同。温经汤病机复杂，用于中焦虚寒（不仅是脾虚，还有肝寒，方中有吴茱萸汤用于肝寒胃虚），又有瘀血情况，故用了无生地黄的胶艾四物汤，方中还有半夏、党参、麦冬调补中焦，气阴双补。大温经汤就是治疗气血两虚之崩漏，它以八珍汤为基础，又加砂仁、木香、沉香、香附以开胃理气，再加一个鹿角霜，画龙点睛，加强止血作用。固冲汤的关键就是健脾，固涩。胶艾四物汤则是治疗血虚出血，出血血虚。归脾汤用于心脾两虚之崩漏，它的病机是心脾两虚，主症为头晕，乏力，失眠，纳差。在经病上表现为量多、色淡、无块。但这都不是绝对的，血瘀可以导致月经血块，气虚亦可以导致血块，气为血之帅。有个姓梅的女性患者月经量多、有块，有心脾两虚之表现，我就用归脾汤加减治疗，后来月经过多的症状消失了，血块也没有了。心气虚也可导致血瘀。中医最怕单一的线性思维。

中医治疗崩漏，本人根据经典及名师经验，结合自己的实践，认为辨证时当抓病机，辨虚实、辨气血、辨脏腑，先问经色、经量，再结合全身症状，"审证求因"方可"药中病除"，不可偏执一方。以下是《常见症状鉴别诊断学》一书对崩漏之症的辨证，供大家参考。

表1　崩漏的辨证论治

月经量、色、质	全身症状	辨证	方药
色淡，量可多	纳差，乏力	脾不统血	固冲汤重用黄芪、白术，面色苍白酌加鹿角霜
色淡，量可少	乏力，面色苍白，脉沉细	气血双亏，冲任虚寒	温经汤、归脾汤、补中益气汤
色淡，量可多	畏寒，肢冷，头晕，目眩，腰膝酸软	肾阳亏虚	济生肾气丸或温阳止血方（鹿含草、党三七、鹿角霜）
量一般，有血块	面色苍白或者紫，有膝痛，舌紫，有瘀血之表现	血虚血瘀	胶艾四物汤
色黑，可有血块	纳差，口干，乏力，经量多，经期或前或后	肝寒胃虚，瘀血内阻	温经汤（炙甘草、人参、阿胶、桂枝、牡丹皮、麦冬、半夏、生姜、川芎、吴茱萸）
色黑，有块	有瘀血的表现	血瘀	生化汤（当归、川芎、桃仁、大枣、干姜）
色红或鲜红	口干，烦躁	血热妄行	胶艾四物汤（《古今医鉴》，组成为阿胶、艾叶、当归、川芎、生地黄、白芍、蒲黄、黄连、黄芩、栀子、地榆、白术、甘草、熟地黄）
色红、紫，有黏液	带黄稠、黏，身重，胸脘痞闷，口干咽干，烦躁易怒	湿热下注	龙胆泻肝汤

《丹溪心法附余》中提出治崩三法"初用止血以塞其流，中用清热凉血以澄其源，末用补血以还其归"。《傅青主女科》又说："止崩之药不可独用，必须于补阴之中行止崩之法。"余治崩漏先问其质，问其量，问其周期，问其精神、饮食，再选方，常用固冲汤、芎归四物汤（胶艾四物汤）、归脾汤，都是从"气能摄血，养血止血"角度入手。然丹溪强调从肝肾治疗，以还其本。上海妇科中医王辉萍对崩漏之症则用山茱萸、续断、菟丝子、杜仲、桑寄生以补肾阳，熟地黄、当归、白芍以滋肾阴。虽然在《常见症状鉴别诊断学》一书上有济生肾气丸或温阳止血方，但过于简单。上海名中医王大增在补肾阳滋肾阴的同时还要用茜草炭、藕节炭凉血止血。若肝气不畅，可加佛手、牡丹皮理气止痛，特别对崩漏

日久，伤在肝肾之治疗可以借鉴。

现在绝经期崩漏比较多，国医大师张志远将绝经期崩漏分为四型：实热伤冲宜用白头翁汤加地榆、贯众等治疗；虚火灼任宜选黄连阿胶汤；瘀阻冲任则用桂枝茯苓丸、佛手散；脾肾阳虚则用黄土汤、胶艾汤之类。张志远常用四物汤加黄连、黄芩治绝经期崩漏。鹿角胶或鹿角霜是治疗崩漏的主药，严重的崩漏也可配合西药地屈孕酮片、炔诺酮片治疗，该药为复方短效口服避孕药，对月经过多、淋漓不尽也有疗效。严重崩漏必要时可行手术治疗。

子宫腺肌病是子宫肌瘤的前期病变，出血症状突出者可按崩漏治疗，腹痛严重者按痛经治疗。痛经的治疗大法是散寒化瘀，辨证选用方剂为少腹逐瘀汤、桂枝茯苓丸、温经汤及大温经汤。痛经总体讲是寒多热少，故重用散寒药。主要有以下几组。一是乌药、延胡索、干姜。二是附子、肉桂、吴茱萸。三是沉香、肉桂、紫石英（紫石英能镇心安神、降逆气、暖子宫）、胡芦巴。中医治疗痛经效果好。在内服中药的同时，可将中药药渣外敷或外贴暖宫贴。

治疗痛经还有一经方，当归白芍散，此方来源于《金匮要略·妇人妊娠病脉证并治》，原文为"妇人怀妊，腹中疗痛，当归芍药散主之"，药物组成为当归、芍药、茯苓、白术、泽泻、川芎；方子中白芍用了一斤，也就是150多克。胡老认为此为绞痛。但以方测证也可能为隐痛，其病机为肝木过亢，肝木克土，土虚生浊，浊阻脉络，土虚血亏，脉络失养。故为隐痛，方中芍药抑肝，当归、川芎活血止痛，白术、茯苓、泽泻健脾化浊。该方证除腹部隐痛、绞痛外，还可有月经量少、头晕目眩、乏力纳呆等情况，当归、白芍是经水同调，水是水湿，脾主湿，故用白术、茯苓健脾化湿。

子宫肌瘤若痛经或出血可用桂枝茯苓丸调理。50岁以上的子宫肌瘤或子宫腺肌病，裴老认为与雌激素缺乏有关，用裴老之增雌合剂治疗。方歌为参桂阿冬吴，丹皮葛二蛇。药物组成：党参、桂枝、阿胶、麦冬、吴茱萸、牡丹皮、葛根、紫石英、紫河车、蛇床子、女贞子、墨旱莲。《常见症状鉴别诊断学》将"经期腹痛"分为以下几种：①肝郁气滞用柴胡疏肝散。②肝郁化火用宣郁通经汤，此方出自《傅青主女科》，药物组成：柴胡、当归、白芍、牡丹皮、栀子、黄芩、郁金、白芥子、香附、生甘草。③血瘀用桂枝茯苓丸、少腹逐瘀汤、下瘀血汤。④湿热郁结用丹栀逍遥散加炒薏苡仁、砂仁。⑤冲任虚寒用当归四逆汤。⑥肝肾亏虚用当归地黄汤。⑦气血两虚用大温经汤。在辨证上，少腹（两侧）痛多为气滞，小腹痛多为血瘀。痛连腰骶部，甚至全身痛，为脾胃不和，经前痛多实，经后痛多虚。

（四）月经提前

《傅青主女科》认为，月经先期、经量多属血热，经量少属血虚。不可但见月经提前而一味泻火使水火两虚，病情加重。对月经提前中医治疗上要重视经量，重视虚实寒热。

一般来讲，血热型月经量多，有血热症状用芩连四物汤。肝郁型量可多，有肝郁症状，用逍遥散、丹栀逍遥散。阴虚型、量少用二地汤，出自《辨证录》卷六，药物组成：生地黄、熟地黄、当归、黄连、人参、肉桂。该方为治疗火热如焚、自觉火起，即入小肠之经，辄欲小便，急性遗溺，大便随时而出，气虚型，月经量少，有气虚症状，用归脾汤、补中益气汤。血瘀、有块、全身瘀血用桂枝茯苓丸。若血瘀量多并有血虚用胶艾四物汤。裴老认为月经提前首推丹栀逍遥散，月经错后首推大温经汤，或前或后可用桃红四物汤。胡老认为或前或后用小柴胡汤去半夏加瓜蒌、柴胡桂枝干姜汤、柴胡疏肝散、当归芍药散。

（五）月经过少、月经后期、提前闭经、卵巢早衰及少女发育不良

随着人们对生活质量的要求提高及现代女性生活压力增大，这类患者很多。西医对卵巢早衰多用芬吗通治疗，该药是雌二醇和地屈孕酮的复方制剂。但中医的整体调节仍有很大优势。

1. 辨证分型

可分为四型。多为肾虚所致，也有气血两虚、肝郁和血瘀之情况。

（1）肾虚型 多为经量少，色淡，症见头晕目眩、神疲乏力、腰膝酸软、性欲下降，从以下方剂治疗：①《景岳全书》中的当归地黄饮，药物组成熟地黄、山药、山茱萸、当归、杜仲、川牛膝、炙甘草。②《摄生众妙方》中的五子衍宗丸，方歌：五车枸菟覆，香桑早衰行。药物组成：五味子、车前子、枸杞子、菟丝子、覆盆子。③裴老经验方增雌合剂，方药组成：党参、桂枝、阿胶、麦冬、吴茱萸、牡丹皮、葛根、紫石英、紫河车、蛇床子、女贞子、墨旱莲。

（2）肝郁型 症见月经或前或后、量少、有血块，伴烦躁、失眠、口苦咽干、胸胁不适、脉弦，用丹栀逍遥散、当归芍药散。

（3）气血两虚型　多为量少色淡，伴面色㿠白，不思饮食，乏力神疲，脉沉细无力，用大温经汤。

（4）瘀血内阻型　用桂枝茯苓丸、当归芍药散。多为经色暗黑，有血块及全身瘀血之表现。

2. 名医经验

（1）上海名中医王大增之经验：人工流产使冲任胞宫直接受损，从而出现月经量少、闭经，此为胞脉瘀滞、耗伤肾之元气经血，又恐伤肾导致肾气紊乱。用药为黄芪、肉桂、当归、赤芍、女贞子、墨旱莲、丹参、香附、熟地黄等。

（2）上海名中医王辉萍对多囊卵巢综合征之少经治疗：明代万全在《万氏妇人科》中提出"瘦人经水来少者，责其血虚少也……肥人经水来少者，责其痰碍经隧也"。多囊卵巢综合征多为痰湿。临床可分为肾气虚型、痰湿阻滞型、气滞血瘀型和肝经湿热型。其中肾虚和痰浊型临床最为常见，治疗用杜仲、续断、桑寄生、狗脊、菟丝子，配合茯苓、石菖蒲、木香理气化痰，再加白芍、当归养血活血，使肾气得补、湿邪得化、血行而行经。以上证型在辨证时均加郁金，入血则活血，入气则解郁。总之，对月经稀少临证治疗以补养为主。从肾、肝、脾三脏调理，肾主生殖，贮藏先天之精气。月经到来有赖于肾气充盈到一定程度产生的天癸，故补肾为治疗的根本。肝藏血，主疏泄，肝气不畅则月水先后不定期，经水量少，此时疏肝养血为第一要务。补益脾土则月经生化有源。

（3）月经突然不来（排除早孕），裴老用活血化瘀药。方歌：刘金山。即刘寄奴破血通经，散瘀疗伤。

（4）输卵管阻塞外用方：热敷方，透骨草30克，川乌、草乌各30克，威灵仙20克，肉桂10克，乳香20克，没药20克，红花10克，丹参30克，赤芍15克。外敷。

六、不孕症

（一）裴老治疗不孕症之经验

裴老认为80%的不孕症是继发性的，是炎症导致了输卵管粘连、梗阻，这时要用西医检查判断输卵管是粘连不通还是完全梗阻，若为完全梗阻则先用西医方法治疗。中医治疗输卵管粘连以化瘀消炎为主。化瘀可选用桂枝茯苓丸、少腹逐瘀汤，酌加三七、土鳖虫。消炎酌用龙胆泻肝汤、四妙散、易黄散。其中前阴部有异味用"白马土苦"（白鲜皮、土茯苓、马齿苋、苦参）。发痒用止痒七味（白鲜皮、土茯苓、苦参、蛇床子、蝉蜕、茵陈、何首乌）。无味无痒用蒲公英、败酱草、半枝莲、白花蛇舌草、蚤休。原发性不孕包括妊高后不孕，用培林汤，方歌：八珍杜菟胶椒。药物组成：党参、白术、茯苓、甘草、当归、白芍、川芎、生地黄、杜仲、菟丝子、阿胶、椒目。待怀孕用中药预防高血压，此时用裴老之石冬合剂，方歌为石冬风菊二丹藤，药物组成为生石膏、麦冬、防风、菊花、半夏、陈皮、茯苓、甘草、丹参、牡丹皮、何首乌（夜交藤）。此外裴老认为对输卵管梗阻要用西医，对通畅不好用中医。

（二）不孕症的中医辨证治疗

1.肾虚型以温补肾气为主，我临床常用这个方子，方歌：仙芽灵脾巴戟天，二二土柴广木香。药物组成：仙茅、淫羊藿（仙灵脾）、巴戟天、山药、山茱萸、当归、白芍、菟丝子、柴胡、木香。

2.气血两虚用大温经汤。

3.阴虚有热用赤芍、柴胡、牡丹皮、生地黄、当归、黄柏。

4.肝气郁结用丹栀逍遥散：当归、白芍、白术、茯苓、牡丹皮、栀子、香附、甘草、薄荷、柴胡、生姜。

5.痰湿型多见形体肥胖，痰浊素盛，经来推后，月经色淡、浓稠、质黏。用苍附导痰汤，该方来源于《叶氏女科证治》，药物组成为苍术、香附、半夏、陈皮、茯苓、甘草、枳壳、胆南星。可用归芎二陈汤，出自《医学入门》卷八，药物组成为川芎、当归、半夏、陈皮、赤茯苓、甘草、人参、阿胶、五味子、细辛、白芍，或者二陈汤酌加振奋肾阳之品，如巴戟天、菟丝子。

6.血瘀型，用桂枝茯苓丸。

（三）名家经验

1.上海名中医王辉萍按西医学分类方法将不孕症分为三大类型：输卵管梗阻，免疫性不孕和卵巢不排卵。从中医观点看，肝气郁结之不孕较为常见。其特点一是无西医器质性病变，二是临床有肝郁表现。治疗主方为开郁种玉汤，此方来源于《傅青主女科》。方歌：无柴逍遥牡丹，香花川断杜寄生。药物组成：当归、白芍、白术、茯苓、牡丹皮、香附、天花粉。王主任指出，现代药理研究认为天花粉有杀胎作用，但不孕症的治疗可以用，肝郁气滞严重者天花粉稍稍与之，解郁除燥。

2.上海名中医曹玲仙认为输卵管不通畅，实证虽多，但多为实中夹虚，故在活血通络、软坚散结、疏理冲任的同时，不要忘益气养血。至于化瘀，也要分清邪实致瘀、正虚致瘀、寒凝致瘀、郁热致瘀、气滞致瘀、内热煎津致瘀等病机。

七、多囊卵巢综合征

多囊卵巢综合征是指卵泡太多，功能不良，多见于未婚女子，有三大临床特征：①闭经或月经不规则；②肥胖；③多毛。西医治疗用避孕药，如毓婷。裴老从补充雌激素出发，用增雌合剂，药物组成：党参、桂枝、阿胶、麦冬、吴茱萸、牡丹皮、葛根、紫石英、紫河车、蛇床子、女贞子、墨旱莲。

武权生教授治疗多囊卵巢综合征并胰岛素抵抗，用中药辨证联合二甲双胍，总有效率为80%。停经第5天服用补肾健脾化瘀方到第19天，停一天，再服理气清热化瘀方到第38天，经期继服。到第38天重新开始第二疗程。补肾健脾化瘀方：巴戟天、菟丝子、黄芩、党参、白术、茯苓、当归、升麻、柴胡、鸡血藤、胆南星、石菖蒲、泽泻、陈皮、炙甘草。方歌：天子胆石泻陈草。理气清热化瘀方：桃红四物汤＋二陈汤＋枳实、胆南星、泽泻、石菖蒲、竹茹。

上海名中医曹玲仙治疗卵巢内膜囊肿，总则是健脾疏肝，活血化瘀，调理冲任。具体而言，可以在经期以调经为主，非经期以消散为主，辨证求因，分虚实两大类，虚者为精血不足，血海空虚，无血可下，实者为邪气郁阻，脉道不通。

八、妇科杂症

（一）经期恶心

《金匮要略·妇人杂病脉证并治》载："妇人中风，七八日续来寒热，发作有时，经水适断，此为热入血室，其血必结，故使如疟状，发作有时，小柴胡汤主之。"从中医经典看，小柴胡汤是治疗经期呕吐的基础方。

胡老对于经期呕吐也主张用半夏泻心汤，此方出自《伤寒论》（149条）："伤寒五六日，呕而发热者，柴胡汤证具，而以他药下之，柴胡证仍在者，复与柴胡汤。此虽已下之，不为逆，必蒸蒸而振，却发热汗出而解。若心下满而硬痛者，此为结胸也，大陷胸汤主之。但满而不痛者，此为痞，柴胡不中与之，宜半夏泻心汤。"其药物组成：半夏、黄连、黄芩、干姜、甘草、大枣、人参。这时姜半夏、干姜是主要药物，这两味药物组成了半夏干姜散。它来源于《金匮要略》"干呕，吐逆，吐涎沫，半夏干姜散主之"。药物组成：半夏、干姜各等分。还有半夏茯苓汤，此方来源于《千金要方》卷二，药物组成：半夏、生姜、茯苓、旋覆花、陈橘皮、人参、桔梗、白芍、甘草（炙）、细辛、地黄、川芎。

《中医症状鉴别诊断学》对经行呕吐进行了进一步辨证。肝气犯胃用左金丸合四七方，四七方来源于《太平惠民和剂局方》，药物组成为紫苏叶、姜半夏、茯苓、厚朴、大枣、生姜。这个四七汤与半夏厚朴汤组成相似。半夏厚朴汤组成为紫苏叶、茯苓、生姜、半夏、厚朴。痰饮伏胃选用旋覆代赭汤，该方为《伤寒论》治疗胃虚饮停之"心下痞硬，噫气不除"。脾胃虚弱以香砂六君子汤为主，偏寒者方选理中汤加豆蔻、砂仁，偏热者用橘皮竹茹汤。经期反胃，首选小柴胡汤。

（二）经期烦躁

"妇人中风，发热恶寒，经水适来，得七八日，热除脉迟，身凉和，胸胁满，如结胸状，谵语者，此为热入血室也，当刺期门，随其实而取之。"

热入血室的烦躁有三种情况：一个是恶心用小柴胡汤。一个是烦躁谵语，胸胁苦满，胡老建议用大柴胡汤合桂枝茯苓丸。还有一个是烦躁，少腹硬满但是小便自利，用代抵当汤、桃核承气汤。

（三）经期头痛

这里介绍一位老中医方，方歌：山地银花石决明，白牛泽泻麦芽草。药物组成为山茱萸、熟地黄、银僵蚕、菊花、石决明、白术、牛膝、泽泻、麦芽、甘草。此方临证有效，还要辨证。此病的中医辨证有血瘀经行头痛用血府逐瘀汤；肝阳上亢用天麻钩藤饮；肝火上炎用龙胆泻肝汤；血虚用四物汤加味。

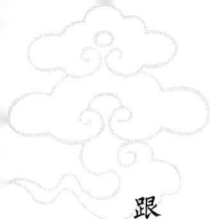

（四）妇人脏躁，脏失所养

轻证见于《金匮要略·妇人杂病脉证并治》"妇人脏躁，喜悲伤欲哭，像如神灵所作。数欠伸，甘麦大枣汤主之"。药物组成为甘草、浮小麦、大枣。这种脏躁为轻证。脏躁重证见于《伤寒论》（124 条）"……其人发狂者，以热在下焦，少腹当硬满，小便自利者，下血乃愈，所以然者，以太阳随证，瘀热在里故也，抵当汤主之"。抵当汤组成为水蛭、大黄、桃仁、虻虫。

（五）妇人小便不利及阴吹

《金匮要略》对妇人小便不利，两次都提到了肾气丸，一是在《金匮要略·妇人杂病脉证并治》中说："问曰，妇人病，饮食如故，烦热不得卧，而反倚息者，何也？师曰，此名转胞不得溺也。以胞系了戾，故致此病。但利小便则愈，宜肾气丸主之。"二是在《血痹虚劳病脉证并治》中提到"虚劳腰痛，少腹拘急，小便不利者，八味肾气丸主之"。

妇女因其特殊的生理解剖情况容易出现小便难，这里的小便难主要是指小便不利，点滴而出，尿失禁，夹不住尿，烦热不得卧。可以辨证使用补肾的办法，用肾气丸，即六味地黄丸加附子、桂枝。裴老在此基础上又加了"木蜈香桂"，即木香、蜈蚣、小茴香、肉桂。严重时加"蛸小大肉"，即琥珀蛸、小茴香、大将军、肉桂。这里的大将军指的是螳螂，功效清热，消肿散结。有湿热者与寒通汤合用，该方出自《医学衷中参西录》，药物组成为知母、黄柏、滑石、白芍。

值得注意的是，妇女小便不利，有四种情况：一是膀胱腺肌症，尿道堵塞，用活血化瘀法。二是膀胱无力，尿不出来，用肾气丸及裴老的两个经验方，上面的内容实际上是针对这种情况。三是尿失禁，虚证居多，有脾虚的补中益气汤、甘草干姜汤，但肾虚更多，有肾阳不足的巩堤丸证，该方来源于《景岳全书》，方歌是白熟三子益补苓，药物组成为白术、熟地黄、菟丝子、五味子、附子（用量15 克，先煎）、益智仁、补骨脂、茯苓、韭子、山药。肾阴不足的用知柏地黄丸，当然《校注妇人良方》中缩泉丸是基础方，它由益智仁、乌药、山药三味药组成。

（六）经期身痛（常见症状鉴别诊断）

有少阳证，用小柴胡汤；类似伤寒，身疼痛，可予桂枝加芍药汤、新加汤。

血虚行经身痛，用血府逐瘀汤，加重当归、白芍剂量，酌加菟丝子。外恶风寒，经期身痛，可用麻桂合剂合四物汤。

（七）外阴白斑

外阴白斑是癌前病变，其病机为肝、脾、肾不足，精血两虚或阳气不足，局部脉络瘀阻，湿热下注。以肝肾亏虚、血虚化燥最为关键，其临床表现为瘙痒，或疼痛。

分型有以下几类。肝郁气滞，局部表现为外阴瘙痒，干燥，灼痛。全身有肝郁表现，用黑逍遥散，即逍遥散加生地黄、川芎。湿热下注，局部奇痒，灼热疼痛，溃破流水，全身有湿热表现，用龙胆泻肝汤。肝肾亏虚，外阴干燥，夜间加重，色斑萎黄，用知柏地黄汤。脾湿下注，外部皮肤发白，增生肥厚，溃疡流水，白带多，用萆薢分清饮（《医学心悟》卷四），药物组成是萆薢、石菖蒲、茯苓、白术、黄柏、莲子心、丹参、车前子。全身肝肾亏虚表现严重用左归丸合二至丸。其中左归丸来源于《景岳全书》，药物组成为熟地黄、山茱萸、山药、枸杞子、菟丝子、鹿角胶、龟甲胶、川牛膝。二至丸来源于《医方集解》，由女贞子、墨旱莲两味药组成。血亏化燥，外阴干燥发痒，全身血亏燥热表现，用四物汤合二至丸，酌加鸡血藤、川续断。脾肾阳虚，外阴发痒，全身有脾肾亏表现，用右归丸合佛手散，右归丸来源于《景岳全书》，药物组成为熟地黄、山药、杜仲、菟丝子、鹿角胶、山茱萸、枸杞子、当归、制附子、肉桂。佛手散来源于《古今医鉴》卷十二，药物组成为当归、川芎、益母草。或丹参、当归、赤芍、紫菀、白芷、巴戟天、淫羊藿各15克，鸡血藤30～40克，牡丹皮20克，桂枝10～15克。水煎服，日一剂，分两次口服。肝经湿热，阴部红肿而痛，用龙胆泻肝汤。血虚肝旺，女阴刺痛，奇痒，发白，无弹性，兼有血亏，用四物汤加白蒺藜、鸡血藤、续断、紫草、百部。补骨脂单味药对外阴白斑也有效。

（八）卵巢巧克力囊肿

卵巢巧克力囊肿大多由子宫内膜异位症引起，裴老说异位妊娠也可以引起。卵巢囊肿一般通过B超发现。一般来讲，B超发现卵巢囊肿大小在5厘米×5厘米时可以先药物治疗。大于5厘米则可以手术。当然还要结合临床表现，参考肿瘤标志物等检查结果。

子宫内膜异位症在临床上表现为痛经及鼻出血等。以前认为没有癌变可能，现在有人认为有1%癌变可能。

西药治疗包括避孕药，促性腺激素释放药等。

裴老对卵巢巧克力囊肿的治疗大法是辨证论治。"条条大路都治本。"一般讲，以活血化瘀为大法，以桂枝茯苓丸为主方，酌加三棱、莪术、海藻、昆布。有倒经情况用桂枝茯苓丸加圈龙汤（养阴清肺加大蓟炭、棕榈炭、牡丹皮炭、薄荷炭、血余炭）。经期少腹疼痛按痛经治疗。治疗卵巢巧克力囊肿，胡老用柴胡疏肝散，有热加三黄泻心汤，无热加牛膝。经少或不孕可用增雌合剂，这种情况裴老认为是雌激素不足，裴老说雌激素减少的临床表现有经量减少、白带减少、畏寒、兴趣减少、厌恶性交。中医认为胞宫虚寒，可加肉桂、紫河车、紫石英温肾补精，益气养血。紫石英能镇心、安神、降逆、暖宫。裴老认为宫寒是肾阳虚的一种，但宫寒与肾阳虚不能画等号，此时不能用附子。可见裴老临证用药之细微。

武权生教授认为，在北方卵巢巧克力囊肿属肾虚、寒凝、血瘀。治疗时经前温经、散寒。经后温肾健脾。小腹疼痛者用少腹逐瘀汤，不痛者用四逆散加三棱、莪术、土鳖虫、紫石英。武教授说，子宫内膜异位症可以引起卵巢巧克力囊肿。若无症状就以经后补血、养气为法，参考处方：鸡血藤、枸杞子、菟丝子、淫羊藿、续断、羌活、升麻、巴戟天、党参、白术、陈皮、黄芪、当归、防风、柴胡、熟地黄、赤芍、白芍。经前以软坚散结、通络、养血为大法。药物组成：荔枝核、橘核、三棱、莪术、海藻、昆布、王不留行、鳖甲、枳壳、香附、黄芪、白术、赤芍、熟地黄、厚朴、茯苓、柴胡、乌梅、瓜蒌、桂枝、路路通、益母草、续断、皂角刺。以上方药和治法是基于西北地区巧克力囊肿多为阳虚、寒凝、血瘀的认识，若患者不是寒，服药以后上火、烦躁、月经提前，则需变方。

上海名中医李祥云认为，子宫内膜异位症是由于肝郁气滞、寒湿凝滞、冲任损伤所致。辨证以实证为多，或虚实夹杂；实以瘀为主，虚以肾虚为主。实的方面兼有寒、痰、热、气郁。在治疗上，活血化瘀之药物除月经期以外可一直应用。但裴老说，治疗经病药物越是月经期越要使用。武教授治疗类似疾病时也强调经前活血化瘀，经后温补脾肾。至于经期怎么办，具体问题具体分析。

李祥云在治疗卵巢囊肿时也提出要结合月经周期的不同阶段。经前期是阳长的时期，治疗以温肾阳、疏肝气，活血调经为主，帮助经水顺利来潮；行经期要照顾经血顺利排出，故以活血止痛为主；经后以益气助阳为主。

第十五章
睡眠障碍及心理疾病

第一节　睡眠障碍

随着现代生活压力日益增大，以失眠为主要表现的睡眠障碍发病率日益升高，包括入睡困难、多梦、睡眠质量不良及早醒等。多见于西医之神经官能症、抑郁症、焦虑症、精神失常。治疗上应中西医结合，快慢结合，标本兼治。以中药治疗为主，必要时给予西药镇静药、抗抑郁药物、抗焦虑药物等。在中医汤剂的服用方法上裴老主张晚上中药要早点喝，甚至放在下午四五点喝。但有的医家则提倡睡前喝，这个我试过了，如果胃肠功能不好。睡前喝了以后反而睡不好。裴老说胃肠是自主神经的大本营，睡前喝至少对胃肠功能不好的效果不好。对睡眠障碍，中医治疗要辨别虚实、气血、痰湿、寒热，还要注意男女老幼、患者职业等情况。脏腑辨证应从心、肝、脾、肾入手。关键是辨虚实，以"虚则补之，实则泻之"为治疗大法。

一、实证睡眠障碍

主要表现为夜间失眠，白天精神好，多见于青年及身体素质好的人，又分为肝火上炎（肝阳上亢）、痰火扰心、邪客少阳及肝郁失眠等。

肝火上炎之失眠表现为口苦咽干、失眠多梦、烦躁易怒、胸胁苦满，用裴氏龙胆泻肝汤，其主要药物组成为龙胆、黄芩、茵陈、栀子，裴老认为这四味药是龙胆泻肝汤之核心，此外还有茯苓、泽泻、车前子、滑石、木通、生甘草。其与《医宗金鉴》之龙胆泻肝汤相比多了清热祛湿之茵陈、茯苓、滑石，少了柴胡、

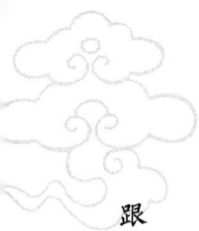

生地黄、当归。故裴氏龙胆泻肝汤重在泻肝火，除湿热；而《医宗金鉴》之龙胆泻肝汤则为攻补兼施。胡老说生地黄是一种强壮性的化瘀凉血药，同时它是寒凉药，能退虚热，解烦。关于生地黄这个药，各家看法不尽相同，张炳厚老的学术思想就是"阴龟地、气黄芪"。阴龟地就是说阴虚重用生地黄、龟甲，张老主张生地黄用到 30 克以上，临床上一般来讲地黄类方剂的君药是生地黄。而胡老认为，生地黄虽然是强壮性滋阴凉血药，但它碍胃，肾气丸临床使用机会多于六味地黄丸。在生地黄碍胃这个问题上，裴老与胡老看法相同，裴老常用砂仁反佐生地黄。总体来讲，《医宗金鉴》龙胆泻肝汤治疗肝火上亢之失眠作用全面，裴氏龙胆泻肝汤作用专一，但对失眠这一标证治疗时常和其他中药联合使用。若表现为肝阳上亢，以头晕目眩、烦热失眠为特征，则用镇肝熄风汤，该方源于《医学衷中参西录》，方歌：五牛玄天，川麦陈草。药物组成：生龙骨、生牡蛎、生龟甲、生代赭石、川牛膝、白芍、玄参、天冬、川楝子、炒麦芽、茵陈、生甘草。

　　痰火扰心之失眠，以胆怯失眠，特别是早醒、舌苔厚腻、脉滑数为特点，符合中医痰热内扰之表现（如伴有痰湿的四大症状，腹满、便黏、身重、苔腻，再加口苦、心烦等热证表现），用黄连温胆汤，该方来源于《六因条辨》，即二陈汤（茯苓改为茯神或二茯同用）加枳实、竹茹、黄连。对于黄连温胆汤治失眠，清代张秉成在他的《成方便读》中说："治胆虚痰扰，惊悸不眠等证。夫人之六腑，皆泻而不藏，惟胆为清净之腑，无出无入，寄附于肝，又与肝相为表里，肝藏魂，夜卧则魂归于肝，胆有邪，岂有不波及肝哉！且胆为甲木，其象应春，今胆虚则不能遂生长发陈之令，于是土得木而达者，因木郁而不达。土不达，则痰湿易生。痰为百病之母。所虚之处，即受邪之处。故有惊悸之状。此方纯以二陈、竹茹、枳实、生姜乃和胃豁痰，破气开郁之品，内中并无温胆之药，而以温胆之名，亦以胆为甲木，常欲其得春气温和之意耳。"现在人营养过剩，压力大，易焦虑，失眠，胆怯，这个黄连温胆汤效果好。治疗胆怯又可从养心气角度用养心汤，此方出自《仁斋直指方论》卷十一。也有从补益气血、补肾角度治疗的方药。有一个乳腺恶性肿瘤患者，肿瘤已手术，但就是失眠、胆怯，特别是晚上，她觉得如在悬崖边，难以入睡，白天精神很好，情绪也可以，不乏力，肾亏、气血双亏都不大存在。我就用黄连温胆汤加炒枣仁、磁石、远志、石菖蒲治疗，开始效果一般，后面我改用朱砂 1.5 克冲服，患者胆怯症状明显好转，睡眠症状也有所好转。在温胆汤基础上加党参、熟地黄、远志、枣仁为十味温胆汤，温胆汤方证因虚而得，以致梦遗、惊悸，呈现虚多邪少之象。在二陈汤基础上加代赭石、生龙骨、生牡蛎、龙眼肉、炒酸枣仁，即为安魂汤，该方来源于《医学衷中参西录》，用于气血不足、痰饮内阻之失眠。治疗痰火扰心的失眠时要注意，这种情况的病机是痰郁化火，邪火扰心，邪火又可耗伤阴血。传统中医学认为阴虚更易失眠，《伤寒论》（61条）载"下之后复发汗，昼日烦躁不得眠，夜而安静，不呕，不渴，无表证，脉沉微，身无大热者，干姜附子汤主之"，肾阳主一身之阳，肾阳衰表现为白天烦躁，夜而安静。从这个条文看，阳虚夜间失眠较少，但临床也有。本人的体会是，从痰火扰心角度治疗失眠、早醒、胆怯时，要注意病机、证型之演变。如果患者腹满、苔白腻明显时就用黄连温胆汤；若出现口干、烦躁、苔有点黄的情况，还要加黄芩、生地黄、当归，严重时加栀子、淡豆豉，这时候黄连、黄芩苦寒泻火，生地黄、当归滋阴养血。生地黄、当归加二陈汤，这就是金水六君煎，方中生地黄、当归与二陈汤看似矛盾，其实不然。《景岳全书》中张景岳认为痰湿内生，肾精亏虚，非用金水六君煎不可，特别是生地黄能大补血衰，滋补肾水，提出"阴虚而水邪泛滥者，舍熟地何以自制；阴虚而真气散失者，舍熟地何以归原"。裴老对该方也很肯定，他认为生地黄、当归与二陈汤是"车走车路，马走马路"，既互不影响，又互相支持，使金水相生，补肝肾之阴血的扶正与化脾胃痰浊之祛邪相得益彰。这一点初学者需在临床上好好体会，方可认识。中医有"胃不和则卧不安"之说。后世医家在这一理论指导下，制定了从调理脾胃、祛痰化浊角度治疗失眠的一系列方剂，有裴老的"半羌香米"，药物组成为半夏、羌活、香附、炒薏苡仁，这个方子我用过多次，对失眠伴有舌苔厚腻、脘腹胀满、大便黏、纳差等痰湿中阻表现的效果很好。类似还有国医大师朱良春的一个方子：姜半夏12克，夏枯草12克，薏苡仁60克，珍珠母30克。水煎，一日一剂，分服。但要注意珍珠母咸寒，具有清肝泻火、平肝明目之作用，胃寒失眠者用之会加重病情。中医从脾胃治疗失眠的理论与西医最新发现的"脑－肠轴"之说不谋而合。从中医角度讲，病机是脾虚生湿，痰阻心窍。国医大师何任治疗失眠的经验是鸡内金10克，焦神曲12克，川厚朴12克，焦栀子12克，当归10克，秦艽10克，炙甘草6克，远志6克，麦冬9克，何首乌12克，白术10克。一日一剂，水煎，分服。这也体现了这一思路。还有一种失眠就是早醒，凌晨3点到5点醒，这个时段是肺经所布，早醒或为气血不足，肺输布乏源，或为胆热内扰，或为脾胃不和。中医治病是审证求因，辨证论

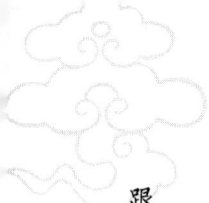

治，治病求本。早醒的治疗要根据情况补气血，疏胆热，调脾胃，万不可一味使用安神助眠方法，犯了头痛医头之弊。

心虚怔忡兼有痰湿之失眠，用二陈汤与定心汤加减，定心汤来源于《医学衷中参西录》，药物组成为酸枣仁、柏子仁、龙眼肉、山茱萸、生明乳香、生明没药、生龙骨、生牡蛎。再加生赭石、钩藤，此为裴氏安魂散。在《医学衷中参西录》中也有一个安魂汤，组成为酸枣仁、龙眼肉、生龙牡、代赭石、半夏、茯苓，其中代赭石有"导心阳下沉，使之归止于阴"之功效，该方用于心脾气血俱虚，兼有痰湿内扰之失眠、心悸、健忘。

少阳病兼证也有失眠。《伤寒论》（107条）载："伤寒八九日，下之，胸满烦惊，小便不利，谵语，一身尽重，不可转侧者，柴胡加龙骨牡蛎汤主之。"药物组成：柴胡、黄芩、半夏、人参、生姜、大枣、桂枝、龙骨、牡蛎、大黄、铅丹、茯苓。上方是在小柴胡汤去甘草（或党参也可去）之基础上加桂枝，再加生龙骨、生牡蛎、大黄、铅丹。其中铅丹可能引起铅中毒，故郝万山主张用琥珀代替，琥珀属重镇安神药，能定惊安神，活血散瘀，利尿通淋。《别录》说它"安五脏，定魂魄……消瘀血，通五淋"。裴老认为也可以用生铁落代替，而且用龙齿代替龙骨，重镇作用更好，严重者加朱砂1.5克。柴胡加龙骨牡蛎汤是治疗邪在少阳，兼有胸满烦惊，小便不利，谵语，一身尽重，不可转侧之失眠多梦的主方。郝万山将柴胡桂枝龙骨牡蛎汤与黄连温胆汤、益气聪明汤（该方来源于《东垣试效方》，药物组成党参、远志、石菖蒲）一起治疗抑郁症及抑郁症之失眠，取得了很好的效果。

肝郁失眠，肝木克土首选逍遥散，该方来源于《太平惠民和剂局方》，药物组成为白芍、白术、柴胡、茯苓、当归、甘草、生姜、薄荷，有热象者加牡丹皮、栀子。若为肝郁而无肝木克土则用柴胡疏肝散，兼血虚者裴老用"白首杞天"（白芍20克，何首乌6克，枸杞子15克，天麻20克），逍遥散临证常与酸枣仁汤合用。此时必须用大剂量合欢皮、合欢花，特别是女性失眠。合欢皮，解郁安神，活血消肿。合欢花与合欢皮作用相似，在解郁安神方面合欢花优于合欢皮。

失眠兼有血瘀表现，可用血府逐瘀汤，该方来源于《医林改错》，药物组成为红花、当归、生地黄、牛膝、桃仁、赤芍、枳壳、柴胡、甘草、桔梗、川芎。其实王清任在他的血府逐瘀汤所治的九大病证中就有失眠多梦这一条，裴老认为这种情况青少年多见。国医大师颜德馨也非常推崇用血府逐瘀汤加黄连、石菖蒲治疗多梦、失眠。现代人压力大，肝郁气滞，瘀血内阻，这种情况比较多。但血府逐瘀汤用赤芍，不是白芍。"久病必有瘀。"我临床体会失眠日久，肝郁日久，不乏力，无痰湿表现，无肝郁表现，就可以考虑血瘀，但血瘀也可导致乏力。所以判断是否为血瘀，可以看看舌底有无静脉曲张；切脉看看是不是弦脉，而不是沉脉、细脉；问问有无消化道症状，排除一下痰；再问问有无口苦咽干、烦躁易怒的情况。心主血，病到血分才能扰心失眠，情志性失眠也从血瘀治疗，这个方法我用过，非常有效。

二、虚证睡眠障碍

此类失眠主要包括肝血不足、心血亏虚、心脾两虚等。其中肝血不足更常见，其他两个证型也常合并肝血不足。肝血不足的表现为失眠心悸，头晕目眩，神疲乏力，面色无华。女子以肝为先天，女子易郁，这种情况女子多见，治疗上以酸枣仁汤为主。该方来源于《金匮要略·血痹虚劳病脉证并治》"虚劳虚烦不得眠，酸枣汤主之"。该方治疗肝血不足，阴虚内热之失眠为历代医家所推崇。《古今名医方论》中说："枣仁酸平，应少阳木化，而治肝极者，宜收宜补，用枣仁至二升，以生心血，养肝血，所谓以酸收之、以酸补之是也。故肝郁欲散，散以川芎之辛散，使辅枣仁通肝调营，所谓以辛补之。肝急欲缓，缓以甘草之甘缓，防川芎之疏肝泄气，所谓以土葆之。然终恐劳极，则火发于肾，上行至肺，则卫不合而仍不得眠，故以知母崇水，茯苓通阴，将水壮金清而魂自宁，斯神凝魂藏而魄且静矣。此治虚劳肝极之神方也。"酸枣仁是治疗失眠很好的药物，特别对肝血亏虚之失眠效果很好。在《金匮要略》的酸枣仁汤中，酸枣仁用到2升，按仝小林院士的研究成果换算成现代的单位是180克，而现行教科书酸枣仁用量一般在30克以下。仝小林院士说中医治疗的步骤是理、法、方、药、量，我认为目前临床用药量一般偏少。我对于重用酸枣仁治疗失眠颇有心得，酸枣仁除养血安神外，还有养心敛汗作用。我用炒酸枣仁一般从30克用起，最大用到100克，仝小林院士也用到120克。但有时量大了，患者会出现便溏腹胀。有人说镇静催眠用炒酸枣仁，治疗嗜睡用生酸枣仁，胡老认为生用、炒用均能治疗失眠。此外，裴老说炒酸枣仁有降血脂的作用，这个大家可以体会。

裴老根据他多年的临床经验，在酸枣仁汤的基础上研制了裴氏复方酸枣仁汤，组成：酸枣仁、柏子仁、合欢皮、何首乌、川芎、知母、茯神、夏枯草、甘草、生龙骨、生牡蛎。这个方子的核心除酸枣仁外，还有柏子仁。两味药一个补肝血以安神，一个补心阴以安神，是中医安神之核心药物。合欢皮这个药有疏肝安神之作用，对失眠伴有肝郁的效果非常好。知母能清虚热、破郁结，茯神有很好的安神作用，胡老说酸枣仁汤中第二个君药就是茯神。胡老治失眠也首推酸枣仁汤，临证时烦甚者加天麻、钩藤；血虚者加当归、白芍；阴虚者加生地黄、麦冬。彭静山老中医治疗失眠用炒酸枣仁40克，配合枸杞子30克，五味子10克。水煎服，日一剂，分两次服。

中医认为"心主神明"，思虑易伤心，思虑、劳心引起的心阴血亏虚也是失眠常见的原因，这种情况首选方剂是天王补心丹，此方来源于《校注妇人良方》。方歌：天王补心柏酸仁，二冬生地与归身，三参桔梗朱砂味，远志茯苓养心神。药物组成：柏子仁、酸枣仁、麦冬、天冬、生地黄、当归、人参、丹参、玄参、桔梗、朱砂、五味子、远志、茯苓。该方用于劳思过度导致心肾阴亏之失眠，具有养阴清热、养血安神之功。方中生地黄为君，该药为强壮性的滋阴化瘀药，临证使用量要大，配以酸枣仁、柏子仁；朱砂为天王补心丹必用之药，它属重镇安神药，《神农本草经》中说朱砂能"养精神，安魂魄，益气明目"，它甘寒能镇心安神，清热解毒，我一般用1～1.5克。酸枣仁汤与天王补心丹均为养血滋阴、清热安神之方。然其归经不同，酸枣仁汤归于肝经，天王补心丹归于心肾二经。酸枣仁汤证的病因是肝血亏损，而天王补心丹证则为劳思伤心所致。

心肾阴虚导致失眠除天王补心丹外还可用柏子养心汤，来源于《中医妇科治疗学》，药物组成：柏子仁4钱，酸枣仁2钱，茯神4钱，熟地黄3钱，丹参4钱，枸杞子3钱，泽兰5钱，夏枯草3钱，郁金2钱。水煎服，日一剂，分两次口服。还有孔圣枕中丹，该方来源于《千金要方》，药物组成为远志、石菖蒲、龟甲、生龙骨。三方相比，天王补心丹偏于补心阴，柏子养心汤心肾同补，孔圣枕中汤偏于潜心阳，补肾阴。

虚性失眠除肝血亏虚、心阴亏虚外，还有气血亏虚，心脾两虚，症见乏力，头晕，纳差，失眠。这种情况以女性特别是年轻女性多见，可用归脾汤。归脾汤来源于《济生方》，药物组成为黄芪、当归、人参、白术、茯神、炙甘草、炒酸枣仁、远志、木香、龙眼肉，是一个气血同补、心脾双调的方剂，临床所治主症包括乏力、头晕、纳差、失眠。因此它是治疗虚性失眠的。总体来讲，虚性失眠以酸枣仁汤为基础方，以酸枣仁、柏子仁为双君药。劳思伤心、心肾不调者，酸枣仁汤与天王补心丹、柏子养心汤、孔圣枕中丹合用。久病体虚、气血两虚、心脾两虚就用归脾汤。

现代医家对虚性失眠的治疗方法有很多。如裴老经验方"白首杞天"，组成方药：白芍、何首乌、枸杞子、天麻，用于血亏阳亢失眠。再如金寿山老中医的加味甘麦大枣汤，药物组成：炙甘草、浮小麦、大枣、紫石英、白芍，用于紧张性失眠，紧张性手抖。还有一个裴老治疗气阴两虚、心血瘀阻失眠的方子，歌诀为金牛山水酸，冠二生脉散，药物组成为郁金、牛膝、山茱萸、水蛭、酸枣仁、赤芍、川芎、红花、降香、丹参、党参、麦冬、五味子。裴老的金牛合剂不仅能治疗失眠，而且能治疗青年女性的心肌炎、自主神经功能紊乱等疾病。此外还有国医大师朱良春的两个治疗失眠的方剂，一是甘芪磁石汤，方药组成：甘草6克，浮小麦30克，黄芪20克，淫羊藿12克，五味子6克，磁石15克，枸杞子12克，丹参12克，远志6克，茯神15克。该方具有温阳镇潜、引火归原之作用。临床上阴虚失眠很多，但也有阳虚，主要是肝肾阳虚的失眠，针对这个情况朱良春有一个培补肾阳汤，方药组成：淫羊藿15克，仙茅10克，山药15克，枸杞子10克，紫河车6克，甘草6克，生熟地黄各12克，玉竹12克，海螵蛸18克，茜草6克。水煎分服，两日一剂。临床上确实有这种情况，结合施今墨的扶阳抑阴治失眠，我体会到对于阳虚主要是脾肾阳虚，临床除失眠外，还有畏寒乏力的表现，临床上问一下患者是不是有纳差、腹胀等消化道症状即可判断。从阳气生于脾之角度，用党参、黄芪、白术健脾补阳。没有消化道症状则用仙茅、淫羊藿、菟丝子温补肾阳。但不论有无消化道症状都用鹿角胶10～15克，附子6克，桂枝20克，这一点很重要。在这种情况下，酸枣仁、柏子仁、合欢皮这些养血药物是次要的，要用生龙骨、生牡蛎、代赭石这些潜阳安神药。我接诊过一位山西的女性患者，失眠、畏寒多年，吃中药多年无效，我用扶阳安神法有效。但我临床体会对脾胃阳虚失眠用鹿角胶最好，其次是菟丝子、巴戟天，附子有点燥，一般不用。

三、特殊类型失眠

（一）中风后失眠

中医在辨证的前提下多从瘀从痰治疗。从瘀治疗用血府逐瘀汤、通窍活血汤。其中，通窍活血汤来源于《医林改错》，药物组成为赤芍、红枣、老葱、鲜姜、桃仁、红花、川芎、麝香，裴老认为麝香这个药不入汤剂，临床可用石菖蒲、胆南星、细辛代替。我在临床上遇到患者有热象的情况则用冰片代替麝香，冰片一剂药0.1克，冲服。从痰治疗用裴老之半荆合剂，方歌为半荆香肉天附川，即半夏、荆芥、香附、肉桂、天麻、附子、川芎。该方中半夏与附子同用，但"十八反"中有"半蒌贝蔹及攻乌"之说，其实在临床上半夏与附子，不仅裴老同用，其他名医也同用。《金匮要略·腹满寒疝宿食病脉证》载："腹中寒气，雷鸣切痛，胸胁逆满，呕吐，附子粳米汤主之。"组成：附子、半夏、粳米、甘草、大枣。这时附子与半夏就是在一起用。所以这个"十八反""十九畏"现代需要进一步研究。我近年来经常把附子与半夏、瓜蒌放在一起，尚未出现问题。裴老这个方子治疗中风后失眠，偏于温燥。如果患者有瘀热的情况，也可用裴老另一个方药，半羌香米草独芩。药物组成为半夏、羌活、香附、生薏苡仁、甘草、独活、黄芩。中风后失眠属痰者还可以使用温胆汤、黄连温胆汤、十味温胆汤。十味温胆汤来源于《世医得效方》，药物组成为半夏、枳实、陈皮、茯苓、酸枣仁、远志、五味子、熟地黄、人参、甘草。

（二）老年痴呆性失眠

老年痴呆性失眠分为血管性和非血管性。裴老认为血管性多为中风引起，治疗除上面的从痰从瘀治疗以外，裴老还有一方，孔圣三虫三藤冬天益，龙栀四参加二石。药物组成：龟甲、生龙牡、远志、石菖蒲、地龙、僵蚕、全蝎、青风藤、海风藤、忍冬藤、麦冬、天冬、益智仁、龙胆草、栀子、党参、太子参、人参须、北沙参、灵磁石、石决明。很多医家表示这种情况无理想办法，要借助西医抗抑郁治疗。本人也用中药治疗过两例，效果不好，以后如何提高疗效，大家考虑。

（三）更年期失眠

更年期失眠有其特殊性，我体会从病因病机上看本病以肾气亏虚、肝气郁结、心火上亢为多，治疗上除中药随证治之以外，还从调节女性内分泌的角度治疗。裴老用增雌合剂，方歌：参桂阿冬吴，丹皮葛二蛇。药物组成：党参、桂枝、阿胶、麦冬、吴茱萸、牡丹皮、葛根、紫石英、紫河车、蛇床子、女贞子、墨旱莲。我在临床用药的体会：对于更年期的各种病证，在辨证基础上加紫河车，效果非常好。

四、多梦

《杂病源流犀烛·不寐多寐源流》载："凡人形接则为事，神遇则为梦。神役乎物，则魂魄因而不安，魂魄不安，则飞扬妄行，合目而多梦。又况七情扰之，六淫感之，心气一虚，随感而应。谚云：日之所接，夜之所梦，洵有然也。"从这句话可看出多梦为心肝病变，可及脾肾，虚实夹杂，以心虚为主。

《中医症状鉴别诊断学》将多梦分为四个类型。第一型是心脾两虚之归脾汤证。第二型是心肾不交之黄连阿胶汤证，《伤寒论》（303条）载："少阴病，得之二三日以上，心中烦，不得卧，黄连阿胶汤主之。"该方是治疗心肾不交、阴虚火旺之多梦方。方中黄连、黄芩苦寒，阳有余必以苦泻之；白芍、阿胶性甘，阴不足必有甘补之。经曰："君火之下，阴精承之""阴平阳秘，精神乃治。"第三型，心胆气虚用安神定志丸，此方来源于清代程国彭《医学心悟》，方歌为孔圣参二茯，组成茯苓、茯神、人参、远志、生龙骨、石菖蒲，治疗惊恐不安，睡卧不宁，梦中惊醒，又治健忘遗精。第四型，痰火扰心用黄连温胆汤。该书中讲心胆气虚用安神定志丸以外，还可用酸枣仁汤，可以成为一个主要的独立证型，酸枣仁汤为《金匮要略》治疗"虚劳虚烦不得眠"之方。关键在虚，但这个虚不是胆气虚，而是肝心阴血亏虚，常可加柏子仁补益心血，有郁闷者加合欢皮、何首乌。酸枣仁、柏子仁、合欢皮、何首乌均可用到30克以上。多梦之症也可由胸中血瘀引起。在血府逐瘀汤所治病证中除血瘀所致的胸痛、头痛外，还有呃逆、水呛、干呕、内热瞀闷，心悸怔忡，失眠多梦，急躁易怒，入暮潮热，唇暗或两目暗黑。这九个病证，中医讲究异病同治，审证求因。我临床体会中医治疗多梦一要重镇安神，用磁石、生龙齿、朱砂；二要苦寒泻火，用黄连、黄柏、栀子。

裴老认为，睡眠障碍包括失眠和早醒。一般来讲，失眠属重度睡眠障碍，而早醒则为轻度睡眠障碍。睡眠障碍也要分男女老幼。一般来讲，中老年男性脑力劳动者睡眠障碍多用天王补心丹，青年女性多用归脾汤，少年多用血府逐瘀汤，而酸枣仁汤、甘麦大枣汤则是所有睡眠障碍的共同治疗方剂。

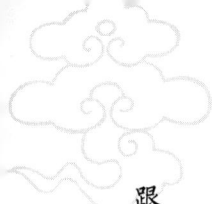

五、百合病

《金匮要略·百合狐惑阴阳毒病证治》中说:"论曰,百合病者,百脉一宗,悉致其病。"其临床有各种各样的临床表现,"口苦,小便赤"是一种,它是一种虚热型的神经、精神病变。虚热型病变慎用汗、下、呕法,否则可以出现一系列变证。《金匮要略·百合狐惑阴阳毒病证治》中说:"百合病,发汗后者,百合知母汤主之。"百合甘寒,养阴清热,补虚;知母祛燥热。该篇又说"百合病,下之后者,滑石代赭汤主之"。虚热型疾病用下法而导致下利又小便涩者,用滑石分利,利小便实大便;代赭石收敛降胃气。百合病,吐之后者,用百合鸡子汤,吐伤津液,用鸡子黄汤。对于百合病证治,该方指出"百合病,不经吐、下、发汗,病形如初者,百合地黄汤主之"。百合地黄汤方由百合、生地黄组成。生地黄是滋补性的凉血化瘀药。这符合百合病是虚热性疾病的病机。易惊是神经衰弱的表现,主要是心胆气虚,用四君子汤、桂枝加龙骨牡蛎汤,有痰者可用温胆汤,痰而化火、痰火内扰用黄连温胆汤,火盛扰心用泻心汤和导赤散,阴血亏虚用归芍地黄汤。归芍地黄汤来源于《症因脉治》,药物组成为当归、白芍、生地黄、山茱萸、山药、牡丹皮、泽泻、茯苓。我临床体会对于易惊患者安神很重要,易惊乏力用养血安神法,易惊不乏力用重镇安神法,重镇安神之朱砂效果最好,可以用 1.5 克冲服。

六、嗜睡

《常见中医症状鉴别诊断学》中嗜睡有以下分型,湿困脾阳用胃苓汤,心脾两虚用归脾汤,肾阳虚用右归丸,肾精不足用左归丸,痰浊闭窍用涤痰汤。涤痰汤来源于《奇效良方》,方药组成:二陈汤加胆南星、枳实、化橘红、石菖蒲、人参、竹茹。这是对嗜睡的一般看法,认为嗜睡是阳虚和痰浊导致的。但也有阴虚火旺,阴虚火旺不一定导致失眠,也有可能导致嗜睡。2022 年 8 月我去天水,当时当地官员带他父母来看病。其母亲上腹胀痛,我辨证选用了半夏泻心汤加味治疗,我觉得应该有效,但就是无效。后来我看 B 超结果,患者有胆囊炎,改为胆胰合症方有效。他父亲病情复杂,西医诊断为强直性脊柱炎,有嗜睡,腰痛,口干,多饮,我完全按照中医辨证给予活血清热药,养血只加一味石菖蒲,一开始我心中无底，但患者服药后嗜睡症状明显好转。通过这两个病例我体会有两点，一是要有西医诊断，如B超提示胆囊炎，就为胆胰合症方使用提供了一个重要依据。我临床也用养心汤治疗嗜睡，该方来源于《仁斋直指方论》，方歌是养心汤中草黄参，二茯归川柏子寻，夏曲远志加桂味，再加枣仁安心神。以方测证，养心汤不仅有补益气血、养血安神之效，还有祛痰之功，它用了茯苓、茯神、半夏，这样作用更全面。我用养心汤治疗了好几例心脾两亏的嗜睡、心悸、乏力患者，多为女性、青少年，用脑过度，效果很好。二是中医辨证分型的问题。以前中医经典著作中没有现在中医那样的辨证分型，现在为了教学科研方便，辨证分型大为兴起。但它与临床实践有一定差异。中医是高度个体化的实践医学，临床应在"观其脉证，知犯何逆，随证治之"的原则下，"一人一方、一时一方"。不能拘泥于几个证型。现代中医有时要辨病为主，有时要辨证为主，这是现代中医发展之机遇，也是难点。

七、施今默治疗失眠十一法

1. 交通心肾法

用黄连阿胶汤、磁朱丸（《千金要方》，组成为磁石、朱砂、神曲）、交泰丸（《韩氏医通》，组成为黄连、肉桂）或孔圣枕中丹。

2. 养血安神法

用八珍汤和朱砂安神丸、天王补心丹。

3. 补肾壮髓法

用六味地黄汤、杞菊地黄汤、麦味地黄汤、十全大补汤（《太平惠民和剂局方》）。十全大补丸药物组成为人参、肉桂、川芎、地黄、茯苓、白术、甘草、黄芪、当归、白芍，酌加炒枣仁、生龙牡，或加三才封髓丹。三才封髓丹来源于《医学发明》，药物组成为人参、砂仁、黄柏、天冬、甘草和熟地黄。

4. 滋阴宁神法

常用天冬、麦冬、生地黄、熟地黄、女贞子、墨旱莲、玄参、阿胶、天花粉、石斛以滋阴，还有百合地黄汤，天王补心丹加龙骨、牡蛎、龟甲、鳖甲。

5. 扶阳抑阴法

用于阳虚无以制阴，宜用党参、黄芪、山药、莲子从脾胃入手，此谓阳虚之所以虚，统属于脾，再酌加紫河车、鹿角胶、淫羊藿、沙苑子、五味子等。

6.导痰和胃法

胃热、胃实皆令人不得卧，宜用黄连温胆汤，酌加青皮、莱菔子、厚朴，可与酸枣仁汤合用。下焦湿热用猪苓汤合酸枣仁汤。

7.建中益气法

中气不建，清阳不升，浊气内滞，则神疲难寐，用归脾汤、补中益气汤。

8.调肝宁胆法

施今墨认为这种类型最为常见。五志过极、不及导致肝失条达，胆热则肝阳上亢，上扰清窍，方用龙胆泻肝汤。胆寒则阳虚阴抑，血不归肝，用十味温胆汤。胆虚则决断无权，神无所归，入睡困难，常用逍遥散、柴胡加龙骨牡蛎汤。对于少阳阳明合证，胡老用大柴胡汤。

9.调和营卫法

用桂枝加龙骨牡蛎汤。

10.化瘀通络法

瘀血体质或久病入络，用旋覆花汤、逍遥散。旋覆花汤出于《金匮要略·妇人杂病脉证并治》，组成为旋覆花、葱、新绛，兼冲任不固用胶艾四物汤，还有桂枝茯苓丸、桃核承气汤、当归白芍散、血府逐瘀汤。

11.镇惊潜阳法

用磁朱丸、珍珠丹丸、旋覆代赭汤。

第二节　心理障碍（精神病）

心理障碍是现代社会发病率日益升高的疾病，大体可分为心理障碍和精神病两种，其中心理障碍包括焦虑症、抑郁症，二者在临床上可以同时存在，相互影响。心理障碍多见于高文化、高收入、大城市人群，多发于毕业后、受孕后或退休后。精神病多发于低文化、低收入、小城市人群。西医治疗主要是镇静类药物，主要包括治疗抑郁症的舍曲林，治疗焦虑、强迫症的奥沙西泮等。西医治疗的不足是疗效有限，有不良反应。

一、焦虑症

很多患者少时家人陪伴少，缺乏安全感，迷茫，中医治疗以疏肝、活血、滋阴潜阳、和解少阳、补益心脾为治疗大法，可选择的方剂有：①血府逐瘀汤，该方来源于《医林改错》，药物组成：红花、当归、生地黄、牛膝、桃仁、赤芍、枳壳、柴胡、甘草、桔梗、川芎。心中瘀血可致烦躁、焦虑，用血府逐瘀汤，焦虑失眠者加黄连、石菖蒲。②柴胡加龙骨牡蛎汤，该方来源于《伤寒论》（107条），原文："伤寒八九日，下之，胸满烦惊，小便不利，谵语，一身尽重，不可转侧者，柴胡加龙骨牡蛎汤主之。"药物组成：柴胡、半夏、人参、生姜、黄芩、大枣、生龙骨、生牡蛎、桂枝、茯苓、大黄、铅丹。该方治疗少阳枢机不利导致的"胸满烦惊，一身尽重"。该方以小柴胡汤为基础，加生龙骨、生牡蛎能重镇安神；加桂枝、茯苓利三焦、破结气；大黄导热下行；铅丹目前不常用，裴老常用生铁落代替，郝万山教授常用琥珀代替。③天王补心丹，该方来源于《校注妇人良方》，药物组成为生地黄、五味子、当归身、天冬、麦冬、柏子仁、酸枣仁、人参、玄参、丹参、白茯苓、远志、桔梗。君药是生地黄，必须是大剂量。还有朱砂也很重要，裴老和我都用1.5克冲服，用于劳神焦虑。④归脾汤，该方来源于《济生方》，药物组成为白术、当归、茯神、黄芪（炒）、远志、龙眼肉、酸枣仁（炒）、人参、木香、甘草，该方用于心脾两虚之焦虑、失眠等症。以头晕、乏力、失眠、纳差为辨证要点。⑤桃核承气汤，该方来源于《伤寒论》，药物组成为桂枝、桃仁、大黄、芒硝、炙甘草，主治"热入膀胱，其人如狂"。胡老说对于女性狂躁伴月经不来，或有盆腔瘀血的表现，用这个药方很好。⑥甘麦大枣汤，该方来源于《金匮要略》，原文"妇人脏躁，喜悲伤欲哭，像如神灵所作，数欠伸，甘麦大枣汤主之"。药物组成：炙甘草、浮小麦、大枣。该方以甘缓立方。

焦虑症的突出症状有失眠、多梦、早醒。这种情况多由肝血亏虚引起，可以用酸枣仁汤，该方来源于《金匮要略》，原文"虚劳虚烦不得眠，酸枣汤主之"，药物组成为酸枣仁、茯神、知母、川芎、甘草，其中有两味药要重视。一是炒酸枣仁，我临床用炒酸枣仁大多从30克用起，该药很贵，可以打碎冲服。彭静山老中医治心血不足、肾阴亏虚之虚烦心悸，夜寐不安，梦遗健忘时，用酸枣仁、枸杞子、五味子。其中的酸枣仁用到40克，打碎。二是茯神，胡老说它是酸枣仁汤的第二个重要药物，一般用20克。此外还有疏肝之川芎，散结之知母，缓中之炙甘草。裴老在这五药的基础上加柏子仁、合欢皮、何首乌、生龙骨、生牡蛎，组成了裴氏复方炒枣仁汤。胡老使用酸枣仁汤治疗失眠，血虚患者加当归、白芍，烦者加天麻、钩藤。对于焦虑症失眠属实证者，郝万山推荐柴胡加龙骨牡蛎汤，治疗"胸满烦惊，一身尽重"。此方中无甘草，以免补气生火，加桂枝破结，茯神化浊，生龙骨、生牡蛎潜阳。在这个方子基础上再加温胆汤［该方来源于《三因极一病证方论》，药物组成为半夏、竹茹、枳实（麸炒）、陈皮、甘草（炙）、茯苓］、孔圣枕中丹（远志、石菖蒲、龟甲、龙骨），就形成了治疗实证焦虑的有效方剂。小柴胡汤有疏三焦、和气机、破郁结、清胆热之作用，加生龙骨、生牡蛎、琥珀、桂枝、茯神以增加重镇安神之力量，酌加酸枣仁养肝血安神，柏子仁养心阴安神，合欢皮解郁安神（有人认为合欢皮解郁安神效果比合欢花更好一些），代赭石、磁石重镇安神，栀子豉汤清热安神。这个方剂我在临床使用有效，是我治疗焦虑症的常用方。

二、抑郁症

生活目标太理想是主要原因，主要表现为低体重、低情趣、低爱好。有自杀倾向。中医治疗以疏肝解郁、养血安神为大法，常用方剂有：①抑肝散，该方来源于《保婴撮要》，药物组成为甘草、当归、茯苓、白术、柴胡、川芎、钩藤，该方对肝经虚热导致的心因性疾病有效，特别是对心因性厌食有效，这个我在临床使用了多例，疗效肯定，可酌加炒麦芽、鸡内金、佩兰、佛手。②柴胡加龙骨牡蛎汤。③血府逐瘀汤，该方来源于《医林改错》，药物组成为红花、当归、生地黄、牛膝、桃仁、赤芍、枳壳、柴胡、甘草、桔梗、川芎。④天王补心丹，主要针对抑郁症失眠。

在临床上，抑郁症和焦虑症往往同时存在，在中医治疗方面其实也没有多大区别。选方上均以酸枣仁汤、复方炒枣仁汤、柴胡加龙骨牡蛎汤、血府逐瘀汤、天王补心丹、逍遥散或抑肝散为主，温胆汤及孔圣枕中丹也有机会使用。

裴老对抑郁症及抑郁症服西药后、焦虑症服西药后出现肥胖、呆滞之治疗，选用以下方剂，按主次如下：

①妙香散，该方来源于《太平惠民和剂局方》，药物组成是在归脾汤基础上

加山药、朱砂、桔梗、石菖蒲、麝香。②抑肝散。③柴胡加龙骨牡蛎汤。④石冬合剂，该方为裴老自拟方，方歌为石冬风菊二陈参，药物组成：石膏、麦冬、防风、菊花、半夏、陈皮、茯苓、党参。⑤孔圣枕中丹。⑥甘麦大枣汤。

名家经验方有安神达郁汤，该方来源于《首批国家级名老中医效验秘方精选》，药物组成：炒枣仁 30 克，合欢花 15 克，生龙骨、生牡蛎各 15 克，栀子 15 克，郁金 12 克，夏枯草 10 克，柴胡 10 克，佛手 10 克，白芍 12 克，川芎 10 克，甘草 6 克。

三、小儿多动症

中医学认为小儿多动症属风证，为风邪内动，多合并热，合并毒。中医在治疗上一是"治风先治血，血行风自灭"，以桃红四物汤为基础。二是风为阳邪，风火相扇，故用五味消毒饮、黄连解毒汤，或裴老之五味白土汤（药物组成为二花、连翘、蒲公英、败酱草、半枝莲、白花蛇舌草、白蒺藜、生地黄、地肤子、赤芍、防风、土茯苓、牡丹皮、益母草、蝉蜕、紫苏梗、萆薢）。三是用大定风珠，该方来源于《温病条辨》，功能育阴潜阳，平肝息风，方歌：草地龟胶牡麻仁，别麦无味芍鸡。药物组成为鸡子黄、阿胶、生地黄、麦冬、白芍、麻子仁、龟甲、鳖甲、牡蛎、炙甘草、五味子。治疗小儿多动症时常在此基础上加三黄泻心汤、五味消毒饮。四是用甘麦大枣汤，常与他方配伍使用，单独使用机会很少。在临床上对小儿多动症要辨是瘀，是热，是毒，是阴亏，临证时首用桃红四物汤或五味消毒饮、三黄解毒汤加僵蚕、全蝎、蜈蚣（入络搜风）。

四、更年期综合征

传统中医治疗更年期综合征有许多好的方剂，如逍遥散类、甘麦大枣汤、龙胆泻肝汤、天王补心丹、黄连温胆汤。有人对甘肃省名中医武权生教授治疗更年期综合征的常用药物进行了数据分析，得出黄连—半夏、厚朴—枳实、陈皮—半夏、牡蛎—珍珠母、白蒺藜—夏枯草是常用药对。

第十六章
汗证及抽搐、手抖

第一节　出汗异常

一、汗证之辨证

中医学认为多汗是人体阴阳失常、营卫不和，表虚不固，里热炽盛，湿热熏蒸，阴虚火旺、阳气衰微，正邪相争的结果。一般讲阳虚自汗，阴虚盗汗，临证应注意出汗时间、部位、诱因、全身整体情况以辨别虚实、表里。

自汗多为营卫不和，表虚不固所致。营卫不和见于《伤寒论》（12条）"太阳中风，阳浮而阴弱，阳浮者，热自发，阴弱者，汗自出，啬啬恶寒，淅淅恶风，翕翕发热，鼻鸣干呕者，桂枝汤主之"，又见于《伤寒论》（2条）"太阳病，发热，汗出，恶风，脉缓者，名为中风"。桂枝汤外调营卫，内安脏腑，就能治疗自汗，特别是表虚自汗。在此方证基础上可出现三种变证，一是桂枝加附子汤证，《伤寒论》（20条）载"太阳病，发汗，遂漏不止，其人恶风，小便难，四肢微急，难以屈伸者，桂枝加附子汤主之"，这种情况临床多见，用桂枝加附子汤大的方向是对的，经常与玉屏风散、人参败毒散、归脾汤联用。我认为将附子改鹿角胶更好一些，附子有点燥，鹿角胶温润。二是一紧张就出汗，多伴有失眠，用桂枝加龙骨牡蛎汤，如《金匮要略·血痹虚劳病脉证并治》载："夫失精家，少腹弦急，阴头寒，目眩，发落，脉极虚芤迟，为清谷、亡血、失精。脉得诸芤动微紧，男子失精，女子梦交，桂枝龙骨牡蛎汤主之。"失眠，紧张，汗出，病位在心，然《难经》曰"损其心者，调其荣卫"，在这种情况下，桂枝加龙骨牡蛎汤多与甘麦大枣汤联用，再加紫石英，紫石英有镇心安神、降逆气、暖胞宫之作用，对紧张性出汗效果较好。这种患者从西医角度讲有自主神经功能紊乱的情况，让他有一个好的睡眠非常重要，紧张性多汗用炒酸枣仁非常合适，它既能安神，又能止汗，特别对虚人紧张汗出效果好，这种情况天王补心丹、朱砂安神丸、归脾汤也有使用机会。三是玉屏风散证，表虚不固，证见多汗，动则益甚，伴有恶风、体乏，用玉屏风散。该方来源于《究原方》，药物组成：防风、白术、黄芪。汗多加麻黄根、浮小麦、生龙骨、煅牡蛎；气虚甚者加党参、炙甘草。

自汗主要指白天出汗，动则甚，除营卫不和、表虚不固外，还有里热蒸迫，症见蒸蒸汗出，或但头汗出，或手足多汗，多伴面赤，发热，气粗，口渴，或便秘，或不便秘，脉洪大，或滑数、浮数、沉实，舌红苔黄腻。治疗上无大便秘结但有虚证用竹叶石膏汤，该方源于《伤寒论》（397条）"伤寒解后，虚羸少气，气逆欲吐，竹叶石膏汤主之"。此为瘥后余热未清，形气两伤证。方中竹叶、生石膏清其余热，党参、麦冬补其气阴，半夏、甘草降逆和胃。若无虚象用白虎汤，生石膏60克（先煎），知母30克，粳米10克，炙甘草6克。水煎，日一剂，分两次服。生石膏、知母治疗里热熏蒸之多汗效果是肯定的。比如一活动就出汗，但是精神很好，无其他症状，用生石膏40克以上，先煎，加知母效果很好。但是对于气虚出汗、阳虚出汗不要用，用了以后会加重病情。临床上有一女性患者，多汗伴失眠、纳差、乏力，我用了归脾汤、玉屏风散，效果很好。来复诊时正值三伏天，患者又有鼻塞，我加了生石膏、知母，出汗反而加重了。后来我又去掉了生石膏、知母，出汗等症状基本消除。三伏天从中医角度看很多人往往有气虚于内的情况，这时加生石膏、知母犯了虚虚实实之弊。宿食在胃，里热蒸汗的汗出，多有伤食的汗出可用黄连保和丸。如大便秘结，潮热（下午发热）汗出，脉沉实者可用调胃承气汤、大承气汤。

盗汗，有四种情况。一是阴虚火旺，可用当归六黄汤，该方来源于《兰室秘藏》，药物组成：当归、生地黄、黄芩、黄柏、黄连、熟地黄、黄芪。这里黄柏，再加砂仁、甘草就是封髓丹，黄柏泻相火，要大剂量，但大剂量又伤胃，故用砂仁护胃。封髓丹治疗相火妄动出汗，我经常用于治疗女性更年期出汗，以及女性乳腺癌、卵巢癌患者的出汗，常与地骨皮、鸡血藤合用。若气虚、肺肾阴虚可合用麦味地黄汤加生龙牡，骨蒸潮热者可合用青蒿鳖甲汤。方歌：青蒿鳖甲地骨皮，二胡秦艽牡丹皮。药物组成：青蒿、鳖甲、牡丹皮、知母、生地黄。二是心气不足，用柏子仁汤或归脾汤，柏子仁汤来源于《类证治裁》，药物组成为人参、白术、炒枣仁、半夏、牡蛎、五味子、麻黄根、柏子仁。归脾汤来源于《济生方》，药物组成：白术、茯神、黄芪、龙眼肉、酸枣仁、人参、木香、甘草、当归、远志。三是湿热，盗汗不光是阴虚，湿热也可引起。湿热阻滞气机也可引起盗汗乃至自汗，它是在湿热或脾虚生湿的基础上出现的盗汗，这时候的临床表现相对于前面的阴虚内热有两个特点，即舌体大，苔白厚腻或黄厚腻；和少食纳呆。它的病位是中焦，阳明经法当多汗，用藿朴夏苓汤，该方来源于《医原》，方歌：藿朴夏苓三仁猪，外加泽泻淡豆豉。药物组成为藿香、厚朴、半夏、茯苓、杏仁、白豆蔻、炒薏苡仁、猪苓、泽泻、淡豆豉、通草。四是邪客少阳，正邪相争，出现盗汗自汗用小柴胡汤加味治疗。

二、特殊汗证

1. 黄汗

《金匮要略·水气病脉证并治》载："问曰，黄汗之为病，身体肿，发热汗出而渴，状如风水，汗沾衣，色正黄如柏汁，脉自沉，何从得之？师曰：以汗出入水中浴，水从汗孔入，得之，宜芪芍桂酒汤主之。"药物组成：黄芪、白芍、桂枝、苦酒适量。但后世医家主张用茵陈蒿汤或者茵陈五苓散，从湿热治疗。十多年以前有一个漳县少年，出黄汗，我从清热除湿角度治疗见效，故还应个体化辨证选方治疗。

2. 但头汗出

《伤寒论》中对但头汗出的治疗有三条论述：一是见于111条，"太阳病中风，以火劫发汗……阳盛则欲衄，阴虚小便难。阴阳俱虚竭，身体则枯燥，但头汗出，剂颈而还"。这一段说的是火盛、气虚可以导致但头汗出。也就是说但头汗出有三黄泻心汤方证。这个我临床常用，斟酌加增液汤。二是见于148条，"阳微结……今头汗出，故知非少阴也，可与小柴胡汤"。少阳病枢机不利，也可导致但头汗出。三是见于134条，"若不结胸，但头汗出，余处无汗，齐颈而还"。这一段讲的是湿热发黄、大柴胡证及阳明腑实均可导致胸膈脘腹疼痛，但湿热发黄，有一个特点就是"但头汗出，齐颈而还"，这是湿热相合之特点，换一句话就是，"但头汗出，齐颈而还"若又有全身湿热之表现，则可以从清热除湿治疗，宜茵陈蒿汤。湿与热结，如油入面，难解难分，湿热致病是中医的顽疾之一。由上看出，《伤寒论》中的"但头汗出"之原因有热甚伤气，少阳病证及湿热互结三种。而《中医症状鉴别诊断学》的"但头汗出"有两个原因，一是湿热互结，用茵陈五苓散、茵陈蒿汤。二是火虚气虚，用党参、黄芪、黄连、黄柏、黄芩，加生龙骨、煅牡蛎。

3. 心胸汗出

《类证治裁·汗证》载"当心一气，津津汗出，名心汗"，指出心胸汗出当从心治疗，这里又分为心脾气虚和心肾阴虚，心脾气虚用归脾汤加生龙骨、生牡蛎；心肾阴虚也可用天王补心丹，该方来源于《校注妇人良方》，方歌：天王补心柏酸仁，二冬生地与归身，三参桔梗朱砂味，远志茯苓养心神。药物组成：柏子仁、酸枣仁、天冬、麦冬、生地黄、当归、人参、玄参、丹参、桔梗、朱砂、五味子、远志、茯苓。其中生地黄是君药，用大剂量。这时麦味地黄汤亦有使用的机会。

4. 手足出汗

手足出汗见于《伤寒明理论》，该书指出"胃主四肢，手足汗出者，阳明之证也"。故对于手足出汗中医要从脾胃治疗，可选用的方剂有以下几个。脾胃有湿用连朴饮或胃苓汤。其中，连朴饮出自《霍乱论》，药物组成：川黄连、厚朴、石菖蒲、半夏、香豉、焦山栀、芦根。胃苓汤出自《丹溪心法》，药物组成：苍术、陈皮、厚朴、茯苓、猪苓、泽泻、白术、桂枝、甘草。脾胃气虚用参苓白术散，出自《太平惠民和剂局方》，药物组成：人参、茯苓、白术、山药、白扁豆、莲子、薏苡仁、砂仁、桔梗、甘草。此外心脾两虚用归脾汤；脾肺阴虚用沙参麦冬汤；阳明腑证用大承气汤；阳明经证用白虎汤。《伤寒论》曰"阳明法当多汗"。我体会治疗汗证特别是手足出汗，且有消化道症状或者消化道病机，当从阳明病论治，我用该思路治疗了多例手足汗出的患者都取得了显著疗效。

5. 半身出汗

裴老认为半身出汗1/3是器质性的，多见于脑梗，2/3是功能性的，按汗证、麻木处理。气血两虚的用人参养荣汤，该方来源于《三因极一病证方论》，方歌：无芎四物异功散，五味黄肉加远志。药物组成：黄芪、当归、桂枝、炙甘草、橘皮、白术、人参、白芍、熟地黄、五味子、茯苓、远志。风湿痹证用蠲痹汤，该方来源于《杨氏家藏方》，方歌：二活桂秦，二草海香。药物组成：羌活、当归、甘草、姜黄、白芍、黄芪、防风。营卫不和用桂枝汤加味。注意功能性半身汗出，裴老一般不用补阳还五汤。

6. 其他特殊情况出汗

病重出汗可用玉屏风散加知柏地黄丸，知柏地黄丸出自《医宗金鉴》卷五十三，药物组成：山药、牡丹皮、茯苓、山茱萸、泽泻、黄柏、熟地黄、知母。糖尿病出汗可用桂枝加龙骨牡蛎汤，这时要用大剂量煅牡蛎。肺病出汗可将四君子汤、玉屏风散、牡蛎散联用，牡蛎散来源于《金匮要略》，药物组成为黄芪、煅牡蛎、麻黄根、浮小麦。

7. 无汗的治疗

中医主要从寒治疗无汗，主要有风寒表实、表寒里热以及寒湿束表。风寒表实证用麻黄汤。表寒里热实证用葱豉桔梗汤，该方来源于《通俗伤寒论》，药物组成：鲜葱白、淡豆豉、栀子、桔梗、薄荷、连翘、竹叶、甘草。或用大青龙汤，该方来源于《伤寒论》(38条)，原文为"太阳中风，脉浮紧，发热恶寒，身疼痛，不汗出而烦躁者，大青龙汤主之"。大青龙汤是外感风寒入里化热之主方。这个方子是麻黄汤加生石膏、生姜、大枣。方中麻黄用了六两，是《伤寒论》中麻黄用量最大的方子。以方测证，大青龙汤以散风寒为主，清里热为辅。寒湿束表用麻杏薏甘汤，该方来源于《金匮要略·痉湿暍病脉证》："病者一身尽疼，发热，日晡所剧者，此名风湿，此病伤于汗出当风，或久伤取冷所致也，可与麻黄杏仁薏苡甘草汤。"药物组成为麻黄、杏仁、炒薏苡仁、甘草。此时羌活胜湿汤也有使用机会。

8. 更年期汗证

更年期汗证主要是指女性在绝经期前后出现的以阵发性出汗为主要症状的一组临床症候群。包括自汗和盗汗。其表现是烦躁汗出，时作时止，不分昼夜，面颊及胸颈潮热，往往可同时伴有月经周期紊乱、腰酸乏力、心悸、失眠等症。其产生的原因，西医认为是性激素分泌失调引起的。从中医角度看，绝经前后，肾阳日衰，冲任失调，阴不能系阳，虚阳上越，致烦热汗出；或阴阳失衡，营卫不和，致乍寒乍热，烘热汗出。绝经之年，肾气渐衰，若素体阳虚，阳气虚衰无力行血而致瘀，出现肾虚血瘀的症状。患者绝经前后，月经紊乱，经量增多或减少，或夹血块，经色紫暗或暗红，也是血瘀的表现。所以治疗上一是从瘀治疗，方用桃红四物汤加味。二是从虚治疗，虚包括肾阴虚和心气虚。人至中年，肾精不足，气血亏虚，形体渐衰，乃其自然生长规律，不可避免。肾主骨生髓，其华在发，肾精亏虚，则出现骨质脆弱、发鬓白；冲任之本在肾，肾精不足，冲任失调可见月经不调、潮热盗汗；肾阴不足，水不济火，心肾不交可致失眠多梦、心悸多汗。肾阴虚方可用知柏地黄丸加减，这种情况用大剂量黄柏效果很好，我体会了多次。心藏神，汗由神统，失神则汗泄，神足则汗统；心经火旺，逼津外泄可为黄汗；心之阳气不足，不能卫外而为固可为自汗；血不足，则气无所归，气泄为汗；心阳欲脱，阳不敛阴可为脱汗；心之阴虚，不能内营而退藏可为盗汗；阴虚火旺，热迫津液外出亦可为盗汗。心气阴虚可用生脉饮加减以益气养阴止汗。

三、名家止汗方

孙一民孙老从滋阴、收敛、清热角度治疗，滋阴用生地黄、麦冬、玄参、石斛、沙参；收敛用生龙骨、煅牡蛎、五倍子；清热用栀子、连翘、淡竹叶。

四、止汗常用药物配伍

黄芪、附子治疗阳虚出汗；黄芪、浮小麦治疗气虚出汗；生龙骨、煅牡蛎、桑叶、五味子、五倍子治疗各种汗证；五味子、酸枣仁养心、安神、止汗；白薇、桑叶治盗汗；黄柏（成人用 20 克以上）、砂仁治疗相火妄动出汗；生石膏、知母治疗里热汗出。

五、手足心热

手足心热多为肝肾阴虚、血虚、热入营分、火郁等原因引起。肝肾阴虚，症见手足出汗，兼有肝肾阴亏表现。主方清骨散，该方来源于《证治准绳类方》，药物组成为银柴胡、胡黄连、秦艽、鳖甲、地骨皮、青蒿、知母、甘草；肺阴虚者加北沙参、麦冬；肝阴虚者加女贞子、墨旱莲；肾阴虚加生地黄、山茱萸。地骨皮用于有汗骨蒸为宜，牡丹皮用于无汗骨蒸为宜。

血虚，症见手足心热，面色萎黄，头晕乏力，主方用补肝汤，来源于《医宗金鉴》，方歌：四物木仁茯。药物组成：当归、川芎、熟地黄、白芍、木瓜、酸枣仁、炙甘草。

热入营分，用清营汤，该方来源于《温病条辨》，方歌：清营汤治热传营，身热夜甚神不宁，角地银翘玄连竹，丹麦清热更护阴。药物组成：犀角（水牛角代替）、生地黄、金银花、连翘、玄参、黄连、竹叶、丹参、麦冬。

火郁，有少阳枢机不利用小柴胡汤。有恣食生冷，木郁土虚用升阳散，该方来源于《伤寒瘟疫条辨》，药物组成：升麻、葛根、柴胡、党参、白芍、羌活、独活。

更年期五心烦热，伴有白带减少，潮热盗汗，裴老认为是雌激素减少所致，用增雌合剂（裴氏），方歌：参桂阿冬吴，丹皮葛二蛇。药物组成：党参、桂枝、阿胶、麦冬、吴茱萸、牡丹皮、葛根、肉桂、紫石英、紫河车、女贞子、墨旱莲、蛇床子。

还有手足心热日久，可以从活血化瘀治疗，中医认为久病必瘀。我治疗了一个手足心热的患者，五心烦热 20 年了，用身痛逐瘀汤有效。

第二节　抽搐、手抖

抽搐、手抖常见于西医的两类疾病，一类是西医诊断的危症、重症，这种情况以西医治疗为主，中医可辅助对症治疗。另一类是西医诊断的某些慢性病，如自主神经功能紊乱、帕金森病等，中医在这类疾病的治疗中可发挥主要作用。

抽搐、手颤、身摇动、筋惕肉瞤，都属于中医风证范畴。在治疗上大同小异，故合而述之。

《素问·至真要大论》载："诸风掉眩，皆属于肝。"中医学认为，抽搐、手抖常见原因有水不涵木、阳亢生风、血虚生风、热极生风。其中水不涵木的情况多首选二甲复脉汤，该方来源于《温病条辨》，方歌：二甲白归麦阿仁。药物组成：生牡蛎、白芍、麦冬、阿胶、麻子仁、炙甘草、干地黄、生鳖甲。还有裴老的三甲复脉散，方歌：三甲阿冬地，菖沙五芍草。药物组成：生龙骨、生牡蛎、生龟甲、生鳖甲、阿胶、麦冬、生地黄、石菖蒲、北沙参、五味子、白芍、炙甘草。这两个方主要用于肝肾阴虚、肝阳上亢，此时肝肾阴虚是主要问题；若肝阳上亢是主要问题则用天麻钩藤汤，该方来源于《中医内科杂病证治新义》，方歌：

天麻钩藤益母桑，栀黄清热石潜阳，杜仲牛膝补肝肾，茯神交藤安神良。药物组成：天麻、钩藤、石决明、黄芩、山栀子、益母草、川牛膝、杜仲、桑寄生、何首乌、茯神。若热极生风则用羚角钩藤汤，该方来源于《通俗伤寒论》，方歌：羚羊钩藤茯菊桑，白芍甘草贝茹黄。药物组成：羚角片、桑叶、川贝母、生地黄、钩藤、菊花、茯神木、白芍、甘草、淡竹茹。羚羊角属息风止痉药，咸、寒，归心、肝经，能平肝息风，清肝明目，清热解毒。治疗肝热惊风、肝阳上亢头晕、肝火上炎之目赤，常用 1～3 克，单煎 2 小时以上。肝藏血，血虚亦可生风。症见在血虚包括心血亏虚的心悸、头晕和肝血亏虚的头晕、目眩、面色无华基础上出现的抽搐、手抖。以四物汤为基础方，胡老说四物汤中生地黄、白芍性偏寒，其中生地黄寒于白芍。生地黄是寒性的强壮性的祛瘀药，它也能解除郁结，如天王补心丹，它就用了大剂量的生地黄为君，生地黄是治疗心肾阴虚的首选药物。国医大师张炳厚就主张滋阴重用生地黄、龟甲，补气重用黄芪。白芍也偏凉但没有生地黄寒，所以胃寒腹胀的人可以用白芍，但不能用生地黄，白芍亦能治痹证。《伤寒论》（62 条）载："发汗后，身疼痛，脉沉迟者，桂枝加芍药生姜各一两人参三两新加汤主之。"白芍能柔肝、缓急。"虚劳里急……腹中痛……小建中汤主之。"生地黄能滋阴止血，如黄土汤。而当归、川芎则性偏温，用于血虚血瘀偏寒者。当归养血活血、定痛，川芎祛瘀散结。对血虚抽搐，四物汤是基础，在四物汤基础上还有发展。一是大定风珠，该方来源于《温病条辨》，方歌：草地龟胶，牡麻仁鳖麦五味芍鸡。药物组成：炙甘草、生地黄、龟甲、阿胶、牡蛎、麻子仁、鳖甲、麦冬、五味子、白芍、鸡子黄。该方为温病后期，真阴大亏，虚风内动。症见神倦瘛疭，脉虚弱，舌绛少苔。二是我自拟的一个定抖汤，方歌：荆防风四物全天秦，黄芪白术威灵仙。药物组成：荆芥、防风、当归、生地黄、川芎、白芍、全蝎、天麻、秦艽、黄芪、白术、威灵仙。该方以四物汤为基础，加防风祛内风，天麻平肝潜阳，全蝎、威灵仙通络，秦艽退虚热，黄芪、白术补气。心悸、健忘、失眠、多梦是心血亏虚的主要证候。若在此基础上出现五心烦热、潮热盗汗、抽搐、手抖就是心肾两虚，还可用天王补心丹，该方来源于《摄生秘剖》，药物组成：生地黄、五味子、当归、天冬、麦冬、柏子仁、酸枣仁、人参、玄参、丹参、茯苓、远志、桔梗、朱砂。发热也可以导致抽搐，此为"热极生风"，用羚角钩藤汤治疗。

寒极也可生风。《伤寒论》（82 条）载"太阳病，发汗，汗出不解，其人仍发热，心下悸，头眩，身𥆧动，振振欲僻地者，真武汤主之"。临证也可用四逆汤。裴老说阳虚生风的震颤常表现为小震颤。

肝阳上亢、肝阴亏虚、心肝血虚、热极生风、寒极生风是风证的常见类型。此外，中医治疗风证还可以从以下角度辨证治疗。

痰浊生风用导痰汤，该方来源于《济生方》，药物组成是二陈汤加天南星、枳实。

风邪阻络生风，用大秦艽汤，该方来源于《素问病机气宜保命集》，药物组成为四物汤加羌活、独活、防风、白术、白芷、秦艽、生石膏、黄芩、茯苓、细辛、甘草、川芎、当归、白芍、细辛、生地黄、熟地黄。

风痰互结用五虎追风丸，药物组成：天南星、天麻、蝉蜕、全蝎、僵蚕。

脾虚生风，在脾虚证候，如面色萎黄、食欲不振、神疲乏力、少气懒言，或怕冷、腹胀、便溏，基础上出现震颤，用香砂六君子汤加当归、白芍、钩藤。

阳虚外感风寒生风，用黄芪桂枝五物汤，该方来源于《金匮要略·血痹虚劳病脉证并治》："血痹阴阳俱微，寸口关上微，尺中小紧，外证身体不仁，如风痹状，黄芪桂枝五物汤主之。"药物组成为黄芪、桂枝、芍药、大枣、生姜。

气滞血瘀生风，用补阳还五汤加巴戟天、天麻、蜈蚣、丹参、木瓜。其中补阳还五汤来源于《医林改错》，药物组成：黄芪、当归、赤芍、地龙、川芎、红花、桃仁。

上海名医金寿山治疗精神紧张的经验：以加味甘麦大枣汤为主方，药物组成为甘草、浮小麦、大枣、白芍、紫石英。伴失眠属阴血亏虚者酌加酸枣仁、柏子仁、合欢皮、何首乌、远志、茯神、丹参；属肾阳亏虚者加仙茅、巴戟天、菟丝子、鹿角胶、附子；易惊突出者加生龙骨、生牡蛎、磁石；抽搐症状突出者重用白芍、甘草，酌加阿胶、枸杞子、女贞子、丹参、鸡血藤；有梅核气者加紫苏梗、半夏、陈皮、厚朴；舌苔腻者加黄连、竹茹。

第十七章
紫癜及血液病

一、紫癜

紫癜从西医学角度讲分为过敏性紫癜和血小板减少性紫癜。前者血小板数量正常，为免疫因素引起毛细血管通透性改变，后者为血小板减少，亦因免疫因素引起，又称免疫性血小板减少症。二者在中医病机、治疗上大同小异，大都为热毒、湿热、阴虚、脾虚、肾虚和血瘀所致，实际上以上两种紫癜可以表现在同一患者的不同时期，故放在一起讨论。此外脾功能异常引起的血小板减少暂不讨论。近年来，从许多中医名家特别是裴老的经验看，中医治疗紫癜有以下方法。

（一）清热解毒法

本法主要用于过敏性紫癜，特别是青少年过敏性紫癜、使用过激素的紫癜，主要方剂有：①裴氏五味二白合剂，方歌为五味二白又二地，赤防土丹益蝉苏。药物组成为金银花、连翘、蒲公英、败酱、半枝莲、白花蛇舌草、白蒺藜、白鲜皮、生地黄、地肤子、赤芍、防风、土茯苓、牡丹皮、益母草、蝉蜕、紫苏梗。方中地肤子有清热利湿、抗过敏之作用。该方是裴老治疗过敏性紫癜的首选方。过敏性紫癜主要表现为双下肢内侧皮下紫癜，可伴有关节痛、腹痛和紫癜肾。关节痛者，用该方加木瓜、桑枝；腹痛者加小茴香、蒲黄；针对蛋白尿，方中有紫苏梗、蝉蜕、益母草。除紫苏梗、蝉蜕、益母草外，裴老消尿蛋白还有两组药，一是益丹赤果，即益母草、丹参、赤芍、草果。实际上在五味二白合剂中加上丹参、草果即可；二是石葶白茵，即石韦、葶苈子、白芍、茵陈，其中石韦要用大剂量，可先煎取汁再煎其他药。②裴老另一个经验方五虎丹丹草。药物组成为金银花、连翘、蒲公英、败酱草、紫花地丁、牡丹皮、丹参、仙鹤草、紫草、茜草、甘草。③《名老中医经验大全方》五根饮，药物组成为北豆根（与山豆根相似，苦、寒、有小毒，常用剂量3～9克）、板蓝根、白茅根、紫草根、茜草根。以上三个方中，五味二白合剂是清热解毒治疗过敏性紫癜的主方，而五虎丹丹草药味较少，常与其他方联合应用。三方中五根饮力量大，不良反应也大，主要有消化道不良反应。中医认为"凡出血者，皆为火盛气虚，火盛迫血妄行，气虚无以统血"。此方法是针对火盛、热迫血行的。另外从消风凉血，散瘀宁络，佐以固表角度，还有一个曹向平老中医的消风络宁饮，药物组成：防风10克，黄芪15克，赤芍10克，生地黄15克，牡丹皮10克，槐花15克，炙甘草6克，水牛角50克（先煎）。水煎服，日一剂，分两次温服。该方主要用于结节性红斑，结节性红斑是皮肤出现指头大小的出血点，颜色淡。此种情况下也可用裴老之红牛合剂，方歌：红牛赤草，鸡桂菟，威归细。药物组成：红花、牛膝、赤芍、炙甘草、鸡血藤、桂枝、菟丝子、威灵仙、当归、细辛。相对于过敏性紫癜，结节性红斑重在活血，红牛合剂是裴老从活血角度治疗自身免疫性疾病的主方，它不仅可以用于治疗结节性红斑，还可以治疗强直性脊柱炎、免疫性肌腱炎。还有一种大片瘀斑，颜色不红，偏暗，这时候就要温阳化瘀治疗，用裴老之参芪桂合剂，方歌为参芪桂附仙，乌牡山地仙，红鸡白灵舞，三术巴戟天。药物组成为党参、黄芪、桂枝、附子、淫羊藿、乌梢蛇、牡蛎、穿山甲、地龙、威灵仙、红花、鸡血藤、白芷、当归、制乳香、制没药、三棱、莪术、白术、巴戟天。除活血外还有养血，表现为血小板减少性紫癜呈现阴血亏虚症状，血去气伤，这时有个崔文彬之养血止衄汤，组成：生地黄、当归、白芍、川芎、鳖甲、黄芪、肉苁蓉、龟甲、牡丹皮、艾叶炭、阿胶。

（二）清热祛湿法

用清热祛湿法治疗紫癜，裴老有两个方剂，一是赤泽薏黄丹滑通，药物组成为赤芍、泽泻、薏苡仁、黄柏、牡丹皮、滑石、木通。二是裴老之黄花合剂，方歌：黄花草地薏苦蝉，药物组成：黄柏、花椒、甘草、生地黄、薏苡仁、蝉蜕、苦参。

传统方剂还有四妙散，该方来源于《仙拈集》，药物组成为苍术、黄柏、牛膝、薏苡仁，该方不仅能清热祛湿治疗紫癜，而且常用于治疗妇女带证及蜂窝织炎。

（三）健脾益气、泻火止血法

本法主要用于治疗血小板减少性紫癜属脾虚有热者。用裴氏之参白芪合剂，方歌为参白芪三黄泻心，蒺藜乳没土大黄。药物组成为党参、白术、黄芪、大黄、黄连、黄芩、白蒺藜、制乳香、制没药、土大黄，方中土大黄，味苦、辛，性凉，归肺、大肠经。功效清热解毒，凉血止血。目前是治疗血小板减少性紫癜和过敏性紫癜的常用药，此时常用 20 克，裴老对此也非常推崇。中医认为"气虚无以统血""脾胃为气血生化之大源""脾统血"，从脾胃入手治疗本病，用党参、白术、黄芪补益脾胃，同时要泻心。裴老在这里用了三黄泻心汤，泻心汤来源于《金匮要略·惊悸吐衄下血胸满瘀血病脉证治》，原文："心气不足，吐血，衄血，泻心汤主之。"泻心汤组成：大黄二两，黄连、黄芩各一两。对于"心气不足"，裴老说应改为"心气有余"，有余为实，实则泻之。胡老这时用泻心汤。有个经验就是用大黄泡过的水煮黄连、黄芩。这时泻心，但不泄热，不泻下。不论裴老还是胡老，应用泻心汤主要是泻心火，裴老偏于实火，胡老偏于虚火。瘀血可以导致出血，化瘀在这种情况下很重要。唐容川说，"凡吐衄，无论清凝鲜黑，总以祛瘀为先"，故方剂中有乳香、没药以活血化瘀。除裴老之参白芪合剂外，治疗紫癜还有传统归脾汤加紫草、山药，也是从健脾益气角度治疗。

（四）滋阴止血法

传统方剂有犀角地黄汤。该方来源于《千金要方》，药物组成为犀角、生地黄、赤芍、牡丹皮，该方为治疗热入营血的有效方剂。其中犀角可用水牛角代替，关于水牛角常用剂量，裴老用 30 克，其他专家用到 40 克以上，我也用到40 克，可以加到 50 克，对于血热妄行的紫癜有效，也没有发现不良反应。滋阴治疗紫癜，裴老还有一方，名为玉黄合剂，方歌为玉黄大地翘大板，药物组成为玉竹、黄精、大枣、生地黄、连翘、土大黄、板蓝根。作用也是清热、养血、滋阴，比犀角地黄汤平稳。2019 年在长沙的中医血液病会议上，有中医血液病专家说，血小板减少是在"火盛气虚"基础上的，但是否会出现阳虚的情况，我认为肯定有。血小板减少之中医证型是多样化的，胡老也谈过，"紫癜并非全属热，温阳利水也可用"。但总体上讲，阳虚易治，阴虚难调。这时候裴老有一个方剂，这就是兰核三黑合剂，方歌为兰核三黑二二宝，茯神首乌仙鹤草。药物组成为熟地黄、山药、山茱萸、北沙参、人参须、太子参、党参（以上为兰州方核心）、黑芝麻、黑桑椹、黑枸杞、女贞子、墨旱莲、鹿角胶、龟甲胶、白术、黄芪、茯神、何首乌、仙鹤草，这个方子就没有清热的药物，但有补肾、益气、温阳的药物。在温阳药中，裴老在这种情况下选用鹿角胶，该药味甘、咸，性温，归肝肾经。功效为补肝肾，益精血，治疗肾阳不足，精血亏虚。为血肉有情之品。在这种情况下使用鹿角胶比附子强，附子有点燥。我治过一例河西血小板减少的患者，他的主要表现就是头皮发凉，我就用兰核三黑合剂治疗，重用鹿角胶，酌加菟丝子、巴戟天效果很好。对于紫癜肾以济生肾气丸为主方，该方来源于《严氏济生方》，药物组成为肉桂、附子（制）、牛膝、熟地黄、山茱萸（制）、山药、茯苓、泽泻、车前子、牡丹皮。有蛋白尿者常加紫苏梗、蝉蜕、益母草或石韦、葶苈子、白蒺藜、茵陈。血尿多可用阿发煎合剂，药物组成为阿胶、血余炭、当归、白芍、麦冬、山栀子、牡丹皮、丹参。

（五）补肾法

"肾主藏精""精血同源"。从肾治疗紫癜，特别是血小板减少性紫癜，是裴老的方法之一。常用方剂为土地核花蒲茜犀（方歌中的核是指兰核），药物组成为土大黄、地榆炭、熟地黄、山药、山茱萸、党参、太子参、北沙参、人参须、花生红外衣3～6克，蒲黄、茜草、水牛角。该方以补肾为主，兼以健脾、清热、化瘀。

二、骨髓增生异常综合征

骨髓增生异常综合征为骨髓造血系统中红系、粒系、巨噬系中一系或两系异常增生，而其他的两系或一系受抑制。它可以导致难治性贫血。西医按白血病治疗，效果不好。中医治疗包括三个部分，一是扶正治疗，主用兰州方核心，药物组成为党参、太子参、北沙参、人参须、熟地黄、山药、山茱萸。必要时可用完整的兰州方，药物组成为在兰核基础上加桂枝、白芍、炙甘草、浮小麦、大枣、黄芪、当归。有时也从补肝入手，用强肝汤核心，即黄芪、丹参、当归、白芍、女贞子、墨旱莲。脾胃虚弱者也可用香砂六君子汤。二是祛邪治疗，常用七味药，方歌为八石红喜半白蒟，药物组成：八月札、石见穿、红豆杉、喜树果、半枝莲、白花蛇舌草、蒟蒻。蒟蒻即花魔芋，该药辛，寒，有毒，能消肿散结，消肿止痛，可用于肿瘤、颈淋巴结核，它的食疗品种就是魔芋。三是对症治疗，如红系低，用当芎鸡丹红，药物组成：当归、川芎、鸡血藤、丹参、红花。或补血四神，药物组成为土大黄、生地黄、何首乌、墨旱莲。如白系低，酌选这个方歌中的药物，方歌为鸡骨车杖黄花鹿，参穿阳（装）桂附人。所指药物是鸡血藤、地骨皮、紫河车、虎杖、黄芪、天花粉、鹿角胶、党参、穿山甲、阳起石、肉桂、附子、人参。其中温热性药有紫河车（助阳益精、补气养血）、黄芪、鹿角胶、穿山甲、阳起石、肉桂、附子；偏凉性药有鸡血藤、地骨皮、虎杖、天花粉。以上药物是裴老总结有升白作用的药物，可以临证辨证使用。血小板减少参考相关章节。

三、再生障碍性贫血

再生障碍性贫血是由各种原因引起的骨髓造血功能障碍，形成三系细胞减少，引起出血、发热、感染、贫血等症状的疾病。西医治疗主要采取骨髓造血干细胞移植、输血纠正贫血、控制感染、提高机体免疫功能等。

裴老认为再生障碍性贫血从中医角度看，有三种类型。一是脾肾亏虚。脾主运化，为气血生成之大源，为后天之本，肾主骨生髓，为先天之本，脾肾亏虚势必血液生化无源。二是"久病必瘀"，瘀血内阻也是导致再生障碍性贫血的一个原因。三是热毒伤阴。治疗再生障碍性贫血，裴老有以下方法。

（一）调补脾肾法

裴老常用方剂为归脾汤与兰州方核心，方药为归脾三子桂，龟补兰皂鸡。药物组成为黄芪、当归、党参、白术、茯苓、炙甘草、木香、龙眼肉、炒酸枣仁、远志、菟丝子、枸杞子、女贞子、桂枝、龟甲、补骨脂、北沙参、人参须、太子参、熟地黄、山茱萸、山药、皂矾、鸡血藤。此由归脾汤调补心脾，兰州方核心脾肾双补，再加菟丝子、补骨脂温补肾阳，桂枝交通心肾，鸡血藤养血，还加了一味皂矾。

老中医刘际汉有一个填精生血方，也是培补脾肾入手，方药组成：当归、黄芪、龟甲各 30 克，鹿角胶、山茱萸、枸杞子各 25 克，白术 20 克，女贞子、何首乌、龙眼肉、阿胶各 15 克，炙甘草、花生红外衣各 6 克，木香 5 克。水煎服，日一剂，分两次口服。

（二）活血化瘀法

裴老有个方药，歌诀为当川三子鸡丹红，黑山龙马四神云，药物组成为当归、川芎、菟丝子、枸杞子、女贞子、鸡血藤、丹参、红花、黑芝麻、山药、龙眼肉、马钱子、土大黄、生地黄、墨旱莲、何首乌、肉苁蓉（大芸）。方中土大黄、生地黄、墨旱莲、何首乌有很好的补血作用，为补血四神。

（三）清热养阴法

裴老有个方药，方歌为鹤大鸡小黄山草，生母丹丹加连翘。药物组成为仙鹤草、土大黄、鸡血藤、赤小豆、黄柏、山栀子、茜草、通草、益母草、生地黄、知母、牡丹皮、丹参、连翘。

四、多发性骨髓瘤及白血病（裴老治疗经验）

多发性骨髓瘤又称浆细胞性白血病，是以浆细胞病态造血为特征的疾病。西医的化疗效果不佳。裴老认为此时中医扶正祛邪有优势，扶正用兰州方、兰州方核心。祛邪用裴氏青叩系列。青叩 1 号，药物组成为青黛、雄黄、蝉蜕；青叩 2 号，药物组成为青黛、雄黄、蝉蜕、小剂量砒霜；青叩 3 号，药物组成为青黛、雄黄、蝉蜕、中剂量砒霜。裴老说一般人用青叩 2 号即可。对于一般急性白血病，中医认为应在西医化疗和输血治疗基础上加中药扶正固本，有时也用中药辨证治疗。对于慢性粒细胞白血病，裴老有一个金车合剂，方歌为金车丹芪首乌山，三板秦曲泻核蝉，桑椹桃米黄白草。药物组成为郁金、紫河车、丹参、黄芪、何首乌、山豆根、山楂、三棱、莪术、板蓝根、秦艽、神曲、泽泻、兰核七药（党参、太子参、北沙参、人参须、熟地黄、山药、山茱萸）、蝉蜕、桑椹、桃仁、生薏苡仁、黄精、白花蛇舌草，有时还要加红花、当归、赤芍。

五、其他专家治疗血液病的经验

1. 养血止衄方（崔文彬）——治疗白细胞减少

崔老认为血小板减少早期多属实证，一是热毒内伏营血，用犀角地黄汤加减治疗；二是火气逆乱，用三黄泻心汤加减治疗。久则阴血亏虚。而阴血亏虚兼有虚热之血小板减少，则用养血止衄方，方歌为胶艾四物有二甲，黄肉丹皮炙甘草。药物组成有阿胶、艾叶、生地炭、白芍、川芎、当归、鳖甲、龟甲、黄芪、肉苁蓉、牡丹皮、炙甘草。

2. 生血增白汤（方剂来源于梁贻俊名老中医经验方）——三系减少方

梁老认为三系细胞减少与中焦脾胃及肾关系最为密切，治疗上以补肾、健脾为主。他有一个经验方，方歌：女人赤仙肉，黑菟术枸杞。药物组成为女贞子、人参、赤芍、淫羊藿、肉桂、何首乌、菟丝子、白术、枸杞子。方中以淫羊藿、菟丝子、肉桂为君，温肾阳；何首乌、枸杞子、女贞子为臣，滋肾阴；人参、白术健脾，赤芍养血为佐。注意：治疗血液病非用人参不可，党参不能代替。

3. 益气补血汤（来源于国医大师周信有）

根据中医"阴阳互根""脾肾相生"之理论，治疗再生障碍性贫血用党参、黄芪、黄精（属滋阴药，功能滋阴润肺，补脾益气）健脾益气，用淫羊藿、巴戟天、山茱萸、鹿角胶补肾助阳。

4. 生生丹（来源于黑龙江老中医胡青方）

药物组成为青黛（4/10）、天花粉（3/10）、牛黄（2/10）、芦荟（1/10）。以上药物按比例共研为末，制成水丸，每日服3克，分两次口服。此方主要适用于慢性粒细胞白血病。

5. 利血养肝健脾方（来源于邵京明老中医方）

药物组成：当归12克，白芍12克，生地黄12克，牡丹皮10克，阿胶9克，墨旱莲12克，白术12克，茯苓12克，炙甘草6克。水煎口服，每日一剂，分2次服。该方补血滋肾，养肝健脾，益气补中，主要用于原发性血小板减少性紫癜。

第十八章
痹证

一、实痹

1.风寒湿痹的治疗

经曰，"风寒湿三气杂至，合而为痹"，"痛者，寒气多也，有寒故痛也"，从以上经文我们可以看到，痹证发生的外因主要是风、寒、湿，有时也有热，其中寒邪是北方主要之邪，痹证在内的主要病因是脏腑气血失调，其中肾阳亏虚是主要的。

治疗风湿寒实证痹证的方剂首选桂枝芍药知母汤。《金匮要略·中风历节病脉证并治》中说："诸肢节疼痛，身体尪羸，脚肿如脱，头眩短气，温温欲吐，桂枝芍药知母汤主之。"药物组成：桂枝、白芍、知母、麻黄、白术、防风、附子、甘草、生姜。裴老把方中的附子改为川乌、草乌各15克，细辛20～30克，先煎1小时，并加入马钱子一枚油炸。马钱子有散结消肿、通络止痛之功效，主治跌打损伤，骨折肿痛，痈疽疮毒，咽喉肿痛，风湿顽痹，麻木瘫痪。该药有毒，裴老认为必须油炸，一剂药用一枚（2克），若用两枚，则用开水先煎两小时。川乌、草乌都有大毒，裴老常用制川乌、草乌各15克。此外裴老认为苍术祛表湿优于白术。胡老说草乌毒性太大，他一般用川乌。但不论是从《伤寒论》的角度，还是从近代医家裴正学、胡希恕、刘渡舟、朱良春的经验看，治疗寒痹都重用乌头。

刘老说乌头、附子的适应证有三点：①形寒肢冷；②要有舌苔（不论白黄），没有苔者慎用；③尺脉不大不长。朱良春说，制川乌、制草乌一般从12克用起，最大可以用到各20克，必须先煎。我临床上也将制川乌、制草乌用开水先煎1小时，剂量一般都是15克，慎重的话从各12克开始，我用前着重注意患者的血压及胃肠情况。白芍为养血除痹药；知母苦寒反佐，但胡老说它有破结气之作用。西北高寒阴冷，故川乌、草乌、细辛、桂枝芍药知母汤使用机会很多。细辛也要量大，裴老一般用30克，先煎一小时，胡老、刘老也说细辛味厚质重，是安全的，细辛不过钱指的是散剂。细辛中有毒成分是一种挥发油，煎药的时候可以把锅盖去掉。桂枝芍药知母汤治疗关节疼痛遇寒加重的痹证效果明显，胡老说它还可以治疗脉管炎。

若有痛有定处、关节变形、舌质青紫之瘀血表现，则加用活络效灵丹、身痛逐瘀汤，并酌加白花蛇、乌梢蛇、蜈蚣、全蝎，其中白花蛇、乌梢蛇都属于辛温类祛风湿药，白花蛇力猛，乌梢蛇力缓，常用剂量为15克，但许多医家认为白花蛇一次可用3～5条，按条用效果更好，但这个药很贵。

对于风寒湿痹临证常与复方桑枝汤联用，复方桑枝汤是裴老从风湿治疗关节炎的经验方，药物组成：桑枝、羌活、独活、青风藤、海风藤、防风、威灵仙、木瓜。桑枝祛风湿，性较平，偏于上肢；羌活也偏于上肢和背部；独活偏于下肢，又能治伏痰；防风走表；青风藤、海风藤祛风湿；威灵仙通十二经脉，走而不守；木瓜祛风湿，通经络，化浊气。若风寒湿痹严重则再加雷公藤，雷公藤也有毒性，裴老常用雷公藤去皮20克，先煎一小时，可以与川乌、草乌一起先煎一小时。

桂枝芍药知母汤和复方桑枝汤在临床应用时，祛湿邪除用羌活、独活、苍术外，朱良春主张用白芥子、泽泻、泽兰、穿山甲、胆南星。其中白芥子能祛皮里膜外之痰，这个辛温之品至少在理论上治寒湿痹是没有问题的，泽泻能除下焦湿浊，泽兰化瘀祛湿。朱良春说泽泻、泽兰各用30克对关节肿胀好，对南方地区湿邪较重的病证有效。穿山甲通络，价格很贵，油炸后冲服，这样减少剂量，保证药效，防止过敏。

在化瘀方面，可用活络效灵丹，该方来源于《医林改错》，药物组成为当归、丹参、制乳香、制没药。这时加用虫类药效果更好，如僵蚕、蜈蚣、全蝎、穿山甲、白花蛇、乌梢蛇、土鳖虫。土鳖虫这个药，张炳厚说它是破血王道，效果很好，不仅用于病证瘀血，凡病瘀血都可用。当然治疗冠心病还是水蛭更好一些。在虫类药中止痛效果最好的是蜈蚣。地龙是平肝息风药，它有清热、息风、平喘、通络、利尿的功效，它是治疗热痹的。肾阳虚突出者用仙茅、淫羊藿、巴戟天。在植物类化瘀药中制乳香、制没药是常用一对，还有延胡索，延胡索是活血化瘀止痛药，用量要大，朱良春说要用到 30 克。这个我在临床试过，大剂量延胡索止痛效果很好，剂量小了不行。我体会，治疗各种病证，化瘀止痛非延胡索不行。还有辛夷，它在大学教材中属于辛温解表药，具有发散风寒、宣通鼻窍的作用，但在《本草别录》中有"温中解肌、利九窍"之作用。朱良春说它对类风湿关节滑膜炎有效，常用剂量为 20 克。

胡老的经验是在桂枝芍药知母汤中加生石膏，这样也可以治疗风寒湿痹有化热倾向者，或者风寒湿热痹。

在《伤寒论》中另一个治疗风寒湿痹的方剂是葛根汤，《伤寒论》（31条）指出"太阳病，项背强几几，无汗恶风，葛根汤主之"。葛根汤的药物组成：葛根四两，麻黄三两，桂枝二两，白芍二两。胡老说葛根汤治颈椎病效果很好，但要加附子、苍术。我用葛根汤治疗落枕效果也很好，临床上治疗了很多颈椎病患者，效果也都比较理想。

桂枝芍药知母汤所治疗的风寒湿痹是疼痛较重，关节变形，脚肿如脱，伴有头眩短气，温温欲吐。除桂枝芍药知母汤外，《伤寒论》还有四个方剂。

一是《伤寒论》（316条）"少阴病，二三日不已，至四五日，腹痛，小便不利，四肢沉重疼痛，自下利者，此为有水气。其人或咳，或小便利，或下利，或呕者，真武汤主之"。该方药物组成：茯苓、白术、附子、白芍、生姜。真武汤所治疗的风寒湿痹有两个特点，一为四肢沉重，二为全身有心肾阳虚之表现。

二是《伤寒论》（305条）"少阴病，身体痛，手足寒，骨节痛，脉沉者，附子汤主之"。附子汤药物组成：茯苓、白术、附子、白芍、人参。附子汤与真武汤在理、法、方、药上相似，附子汤中有人参无生姜，两个方子都有白术、附子，一个白术祛湿，一个附子散寒。

三是《伤寒论》（35条）"太阳病，头痛发热，身疼腰痛，骨节疼痛，恶风，无汗而喘者，麻黄汤主之"。麻黄汤所治的痹证，显然是风寒束表、周身疼痛的情况。

四是"发热，汗出，恶风，脉缓"之营卫不和桂枝汤，症见周身疼痛麻木兼有营卫不和之症，胡老说此时汗多应加黄芪，兼寒湿者加附子、苍术。出汗多则不加附子，甚至去麻黄。这种情况还有桂枝加党参白芍新加汤。

2. 风湿痹证之治疗

风湿痹证在《伤寒论》中有很多的论述，第一个就是麻黄汤，《伤寒论》（35

条）说："太阳病，头痛，发热，身疼腰痛，骨节疼痛，恶风，无汗而喘者，麻黄汤主之。"该经文中出现了四个疼痛，中医认为"不通则痛"，风湿外侵，不通则为痹。麻黄汤也是《伤寒论》治疗外痹之方。

在麻黄汤的基础上出现了两个方向的变化，一个是兼有化湿者用麻黄加术汤，《金匮要略·痉湿暍病脉证》载："湿家，身烦疼，可与麻黄加术汤，发其汗为宜，慎不可以火攻之。"麻黄加术汤药物组成：麻黄、桂枝、杏仁、甘草、白术。胡老说此时用苍术更好，在汉代白术、苍术不分，但苍术更走表，桂枝芍药知母汤中用苍术更为适宜。国医大师颜德馨也推崇苍术，认为它在祛外湿的作用上优于白术，祛内湿也优于白术，且能升脾气、防止药物碍胃、促进药物吸收。麻黄加术汤是治疗风寒表实兼有伤湿的情况，症见身体烦疼无汗，还有可能兼有苔腻，脉滑，腹胀。这种情况可以利小便，可发小汗，但不可发大汗，更不可汗出当风。此外，胡老认为理疗属于中医火攻之范围，治不了关节炎，这个说法我不做评论。

另一个是麻杏苡甘汤，出自《金匮要略》，药物为麻黄、杏仁、炒薏苡仁、甘草。该方是对风湿热痹。无论是麻黄加术汤还是麻杏苡甘汤，这个麻黄作用不是散寒，而是宣通肺气，肺主皮毛。这两个方子都走表，而桂枝芍药知母汤是既走里也走表。它能治疗"身体尫羸……头眩短气，温温欲吐"。

以上两类痹证在内服药物的同时可以将川乌草乌各 30 克、桂枝 30 克、细辛 30 克、红花 10 克、仙鹤草 30 克水煎 1 小时，泡手、泡足。注意红花在二煎时放。这是常见恶性肿瘤并发症的中医治疗项目中的方法，这个方法我用了多次，效果很好。还有一个方法，治疗寒湿痹将白芥子 50 克研末，置于陶瓷碗中，将沸水 50 毫升左右倒入碗中，并迅速用竹筷子搅拌均匀，用无纺布封口并扎紧碗口，迅速将瓷碗倒扣在湿冷的黄土上，2 小时打开封口，撒上 5 克硫黄搅拌均匀，取适量敷于膝关节双侧，12 小时后取下，每日一次。

3. 热痹的治疗

热痹外寒里热，关节疼痛，用麻杏苡甘汤。该方出自《金匮要略·痉湿暍病脉证》："病者一身尽疼，发热，日晡所剧者，名风湿，此病伤于汗出当风，或久伤取冷所致也，可予麻黄杏仁薏苡甘草汤。"该方治疗风湿并重，兼有里热之情况。

局部红肿用麻黄连翘赤小豆汤，该方出自《伤寒论》（262 条）："伤寒瘀热在里,身必黄,麻黄连翘赤小豆汤主之。"药物组成:麻黄、连翘、杏仁、赤小豆、大枣、生梓白皮、生姜、甘草。该方具有解表散邪、清热除湿之作用,是治疗湿热痹证之经方代表方。

还有一个方子就是宣痹汤,出自《温病条辨》,方歌:防栀连翘蚕沙薏,滑夏杏仁赤小豆。药物组成:防己、杏仁、滑石、连翘、山栀、薏苡仁、蚕沙、半夏、赤小豆。该方治疗重点是湿、热、郁,对湿热郁关节痹效果好,对喉痹属湿热郁的效果也好,我在临床多次验证。

治疗热痹,除清热祛湿外,还需活血化瘀,国医大师颜德馨说局部自觉发热,特别是四肢局部发热,就算没有瘀血表现,只要病久、顽疾就要活血,用丹参、当归、乳香、没药、鸡血藤,这个方法我用过多例,局部发热,西医查不出原因就用活血化瘀有效。

西北地区患者关节疼痛多属寒,经曰:"痛者,寒气多也,有寒故痛也。"有时是假热真寒。比如我看了一个女性患者,关节红肿疼痛,晨僵,我先后使用宣痹汤、麻黄连翘赤小豆汤、麻杏苡甘汤无效,后在上方中加川乌、草乌有效。胡老对类似情况也主张用桂枝芍药知母汤加生石膏。朱良春也有类似观点,他治疗南方的热痹常在白虎加桂枝汤中加羚羊角,该药属平肝息风药,具有平肝息风、清肝明目、清热解毒作用,常用1～3克,煎两小时以上,犀角可用水牛角代替。

二、虚痹

虚痹指的是既有痹痛,又有肝肾亏虚,筋骨无力,常选用巴戟天、仙茅、淫羊藿、狗脊;气血两虚加黄芪、当归。在方药选择上考虑以下方剂。

1. 独活寄生汤

该方来源于《千金要方》,方歌:独活寄生秦防心,八珍汤加牛杜细。药物组成:独活、桑寄生、秦艽、防风、人参、肉桂心、茯苓、炙甘草、当归、川芎、白芍、生地黄、牛膝、杜仲、细辛。该方用于痹证日久,肝肾两虚,气血不足,下肢痿软。北京市中医医院常用此方治疗骨转移癌。

2. 肾气丸

《金匮要略·血痹虚劳病脉证并治》载:"虚劳腰痛,少腹拘急,小便不利者,肾气丸主之。"肾气丸(附桂八味丸)是补肾之中医总方。胡老说六味地黄丸补不了肾，肾气丸可以补气，它能振奋身体各种机能。该方以下肢痿弱酸困、头晕目眩、腰膝酸软、阳痿早泄为辨证使用要点。

3. 蠲痹汤

该方来源于《医学心语》，方歌：二活桂秦，二草海香。药物组成：羌活、独活、肉桂、秦艽、当归、炙甘草、海风藤、乳香、桑枝、川芎、木香。该方熔养血、通阳、祛湿、化瘀于一炉，用于痹痛活动加重，主要是背痛，劳后加重。治疗背痛还有一个方剂，即羌活胜湿汤，该方来源于《内外伤辨惑论》，方歌：川芎独荆藁防草。药物组成：川芎、羌活、独活、蔓荆子、藁本、防风、炙甘草。临床治疗风湿在表，头身重痛，表证不明显。二方相比，前者治疗风湿在表，内有血虚，湿痹又有血瘀；后方单纯治疗风湿在表，专门祛风除湿治疗背痛。张炳厚名老中医治疗肩背疼痛常用姜黄，这味药是化瘀止痛药，这个药我在临床多次应用，效果很好。

三、顽痹

顽痹多为痹证日久，关节变形，虚实相杂，病情顽固，有以下方证。

1. 活络效灵丹及五个逐瘀汤

久病必瘀，病证更是如此，活血化瘀为第一大法，常用活络效灵丹及五个逐瘀汤。活络效灵丹源于《医学衷中参西录》，药物组成为丹参、当归、乳香、没药。用于瘀血阻滞、心胀疼痛、腿臂疼痛。

《医林改错》中有五个逐瘀汤。通窍活血汤，药物组成为川芎、赤芍、桃仁、红枣、老葱、鲜姜、红花、麝香。该方芳香走窜，上行头目；特别是麝香为大辛之品，但是裴老说麝香太辛，不能入汤剂入口，临床常用胆南星、石菖蒲、细辛代替。通窍活血汤主要是治疗血瘀头痛的，治疗头痛川芎至少用到30克。有专家对于风寒头痛川芎用到60克，国医大师颜德馨在化瘀时也将川芎用到30～60克。当然风热头痛则用蔓荆子、生石膏。

血府逐瘀汤在胸痹中应用较多。这里胸痹不只是冠心病，还包括了胸中气血逆乱、闭塞等许多疾病。《医学衷中参西录》中说血府逐瘀汤能治疗胸痛、头痛、呃逆日久不止、饮水即呛、干呕、内热烦闷、心悸怔忡、失眠多梦、急躁易怒、入暮潮热、唇暗或两目暗黑等病证。我在临床上用血府逐瘀汤治疗过一妇人，她自觉有一股气在胸中不停乱窜，服之有效。还有乳腺癌术后胸、腋疼痛，也服之有效。血府逐瘀汤是能活血化瘀，但功效不仅限于活血化瘀，它内含四逆散，能够治疗阴阳之气不顺接。方中还有牛膝、桔梗，一升一降，有些书上说桔梗是载药上行于胸中，我认为不完全如此，它主要还是调节气机升降，因此能治呃逆日久不止，治失眠多梦，治心悸怔忡。国医大师颜德馨特别推崇这个方药，认为它气血双调，可以治疗各种顽症，如颜老介绍用血府逐瘀汤加大量桔梗治失音，加桑叶、桑白皮治疗色斑，加韭子、蛇床子治疗男性性功能减退。颜老把此方称为"天下第一方"。

膈下逐瘀汤方歌：桃红四物汤，五胡黑皮枳壳香。药物组成就是在桃红四物汤基础上加乌药、香附、甘草、五灵脂、延胡索、牡丹皮、枳壳。该方具有活血逐瘀、破癥消结之功效。主治积聚痞块，痛不移处，卧则腹坠，以及久泻。我治疗膈下胃脘烧灼用膈下逐瘀汤也有效。但治疗久泻，还未验证，颜老说效果好，大家可以验证一下。

身痛逐瘀汤方歌：桃红四物汤加五胡活地秦没香。药物组成：桃红四物汤基础上加五灵脂、羌活、地龙、秦艽、甘草、香附、牛膝、没药。治疗血瘀痹证身痛。

少腹逐瘀汤，可治疗痛经，药物组成为当归、川芎、蒲黄、五灵脂、小茴香、延胡索、干姜、没药、官桂、赤芍。详见妇科疾病的诊治。

膈下逐瘀汤和少腹逐瘀汤都有延胡索，国医大师朱良春说延胡索是化瘀止痛要药，这一点我在临床上多次验证，但剂量要大。

2. 三痹汤

出自《妇人大全良方》，为独活寄生汤加黄芪，相比独活寄生汤，三痹汤加强了补气之力量。在《类证治裁》中又有一个改定三资汤，方歌为无地八珍黄桂心，防风防己乌头细。药物组成：人参、茯苓、白术、甘草、当归、白芍、川芎、黄芪、肉桂、防风、防己、川乌、细辛。方中有乌头，对于气血两虚，兼有寒者之腰腿痛应当有效。这给了我们一个思路，对虚证有寒病证的治疗，在应用八珍汤补益气血的同时，还可以加川乌、草乌、细辛散寒除痹。

3. 健步虎潜丸

该方出自《万病回春》，药物组成为熟地黄、黄柏、白芍、虎骨、知母、龟甲、黄芪、当归、枸杞子、牛膝、白术、生地黄、杜仲、人参、补骨脂、麦冬、白茯神、木瓜、石菖蒲、酸枣仁、远志、薏苡仁、羌活、独活、防风、五味子、沉香、大附子。用于治疗肝肾亏虚，筋骨不健，下肢痿弱。现代虎骨难寻，故裴老用牛胫骨代替虎骨。形成了裴氏之健步虎潜丸，方歌为牛胫牛膝大补阴，当归白芍锁杜仲。牛胫就是牛胫骨。药物组成：牛胫骨200克（先煮）、怀牛膝、知母、黄柏、生地黄、龟甲、当归、白芍、锁阳、杜仲。

四、类风湿关节炎

裴老治疗类风湿关节炎在双复方（桂枝芍药知母汤、复方桑枝汤）基础上加活血化瘀药，比如丹参、当归、制乳香、制没药、鸡血藤、土鳖虫、地龙。有时候还要加雷公藤，该药苦寒、有毒，归肝肾经，具有祛风除湿、活血通络、消肿定痛之作用，常用15～30克，去皮，与川草乌一起先煎一小时。但是川乌、草乌、细辛辛热，雷公藤苦寒，配伍要注意。

朱丹溪治疗历节病常用一个方子，朱良春对此也应用颇多，这个方子的药物组成：胆南星、苍术、黄柏、川芎、白芍、神曲、桃仁、威灵仙、羌活、防己、桂枝、红花、龙胆草。方歌为南苍黄芎白曲仁，威活防桂红花龙。

虫类药物在类风湿疾病应用非常广泛，如白花蛇、乌梢蛇，前者力峻，后者力缓，虫类化瘀药物在类风湿关节炎特别是关节变形的治疗中使用机会较多。

五、骨质增生

裴老骨质灵冲剂，方歌：白狗子桂马琥，即白花蛇、狗脊、附子、桂枝、马钱子、琥珀。琥珀除安神定志、利尿通淋之功外，还有化瘀散结作用。白花蛇性能走窜，治疗痹证效果好，这一点裴老、张炳厚都非常认同。张炳厚主张用白花蛇每次三只，或每次15克。治疗骨质增生的颈椎病除白狗合剂外，还有两个方子。一是我常用的"芍药甘草鸡血藤，木瓜桑枝颈椎病"。二是葛根汤，胡老常用此方加附子、白术。在这三个方子基础上常可加威灵仙，该药有很好的舒筋活络之作用。国医大师朱良春治疗颈椎骨质增生重用葛根，治疗腰椎骨质增生重用续断、杜仲，这时杜仲要用到30克。这个方法我用过很多次，有效。

六、足跟痛

裴老治疗足跟痛有三个方子。一是狗肉熟瓜杜牛当。药物组成：狗脊、肉桂、熟地黄、木瓜、杜仲、牛膝、当归。二是苡瓜自破川乌土。药物组成：生薏苡仁、木瓜、自然铜、破骨脂、川乌、草乌、土鳖虫。三是桃草二头细。药物组成：桃仁、伸筋草、川乌、草乌、细辛。裴老以上三个方可以治疗筋膜炎，筋膜炎是病，足跟痛是症，抓主症用方药是中医治病的方法之一。

七、外伤后遗症

外伤后遗症，严重者出现挤压综合征，轻者出现"恐伤肾""外伤伤筋脉"之表现，表现为局部酸困、失眠、焦虑。治疗上，一是补气血、助肾阳，用黄芪、当归、枸杞子、杜仲、牛膝、续断、桑寄生；二是通血脉。在通血脉时注意两点：一是必用虫类药物如全蝎、蜈蚣、土鳖虫，二是必用马钱子。

外伤后局部疼痛，民间有一疗法，用农民自制布鞋在火上烤热，在上面喷些醋，将手插入鞋中，按压患处。

八、肾着（腰困）

《金匮要略·五脏风寒积聚病脉证并治》载："肾着之病，其人身体重，腰中冷，如坐水中，形如水状，反不渴，小便自利，饮食如故。病属下焦，身劳汗出，衣里冷湿，久久得之，腰以下冷痛，腹重如带五千钱，甘姜苓术汤主之。"这个经方就是治疗外感寒湿（如汗出不换衣）引起的身重、腰困。主要功效是散寒除湿，药用甘草、干姜、茯苓、白术。

引起腰困的原因很多，中医说"腰为肾之府"。裴老对肾虚腰痛常用杜仲、牛膝、续断、桑寄生。国医大师张琪治疗肾虚腰痛用杜仲补其督脉。还要配合治疗肾阳虚的右归饮，和治疗肾阴虚的左归饮。传统方剂还有青娥丸（《太平惠民和剂局方》），药物组成为核桃仁、补骨脂、杜仲。女性肾虚腰痛常与妇科病有关，用杜仲、炒薏苡仁、淫羊藿；严重时加怀牛膝、续断、桑寄生。

虚证腰痛除肾虚外还有气血两虚，用独活寄生汤、三痹汤、改定三痹汤。而甘姜苓术汤属虚实夹杂之腰痛。改定三资汤的方歌：无地八珍黄桂心，防风防己乌头细。药物组成：当归、川芎、白芍、人参、白术、茯苓、甘草、肉桂、黄芪、防己、防风、川乌、细辛。

实性腰痛有两个方面，一是外感风寒用九味羌活汤，该方出自《此事难知》，药物为羌活、川芎、白芷、细辛、防风、黄芩、生地黄、甘草、苍术，还有麻桂合剂。二是闪挫腰痛，用桃红四物汤、活络效灵丹、趁痛散。趁痛散出自民间经验方，药物组成为五灵脂、乳香、没药、川乌、麝香。裴老治疗腰扭伤疼痛方子是穿山甲、草乌、鹿角胶、小茴香、细辛、补骨脂、杜仲、桃仁。

九、四肢神经根病变

神经根炎一般表现为疼痛、麻木、发软，此时可以按照中医抓主症辨证治疗，这一点我在临床上验证是成功的。

裴老经验是以软为主要不适者用裴氏振痿汤，方歌：补血汤后制乳没，元山龙马鹿角鳖。药物组成：黄芪、乳香、没药、当归、延胡索、山药、龙眼肉、马钱子、鹿角胶、土鳖虫。以疼痛为主要不适用裴氏双复方，即桂枝芍药知母汤与复方桑枝汤合方，主要是川乌、草乌、细辛、马钱子、桑枝、羌活、独活、威灵仙从散寒治疗疼痛，经曰"痛者，寒气多也"，此方针对此而设。

以麻为主要不适者给予益气养血之黄芪桂枝五物汤，《金匮要略·血痹虚劳病脉证并治》中说："血痹，阴阳俱微，寸口关上微，尺中小紧，外证身体不仁，如风痹状，黄芪桂枝五物汤主之。"以麻为主还可以用活血通络法治疗，用裴老之经验方，方歌为桃红四物秦川牛，三虫白爪伸筋草。药物组成：桃仁、红花、当归、川芎、生地黄、白芍、秦艽、续断、牛膝、地龙、蜈蚣、僵蚕、白术、木瓜、伸筋草。还有《伤寒论》(351条)"手足厥寒，脉细欲绝"的当归四逆汤则针对虚寒麻木，郝万山在此方中用鸡血藤替代木通。

十、乳腺癌患者出现骨相关事件

中国中西医结合学会肿瘤专业委员会 2020 年对常见肿瘤并发症进行了科研临床攻关，对乳腺癌出现的骨相关事件（主要是骨质疏松）提出了行之有效的治疗方法，中成药方面推荐骨疏胶囊，舒筋活络胶囊。另有补肾健骨颗粒，方歌为二补又二蓄，四物元香石。药物组成为熟地黄、山茱萸、菟丝子、牛膝、川芎、白芍、当归、延胡索、香附、络石藤。

十一、强直性脊柱炎

本病在西医诊断上有别于风湿、类风湿，临床表现主要是脊柱强直疼痛，实验室检查 HLA-B27 抗体阳性是其特征。在中药治疗上，裴老认为与一般的风湿治疗不一样，它不重在散寒而在活血。常用方剂为"红牛合剂"：红牛赤草、鸡桂菟、威归细；药物组成为红花、牛膝、赤芍、甘草、鸡血藤、桂枝、菟丝子、威灵仙、当归、细辛。此外桃红四物汤、活络效灵丹均可应用，再酌加土鳖虫。土鳖虫为破血逐瘀、续筋接骨之药，裴老认为其祛除盆腔之瘀效果优于水蛭。上海市中西医结合医院风湿病科屠文震主任在治疗硬皮病时推崇该药。

强直性脊柱炎疼痛发生在背部则与羌活胜湿汤合用，酌加三七、水蛭；发生在颈部则与葛根汤合用，酌加姜黄、羌活、桑枝；发生在腰部，实证与活络效灵丹合用；虚证有腰困症状常加杜仲、牛膝、续断、桑寄生。朱良春说颈椎疼痛重用葛根，腰椎疼痛重用续断、杜仲、鹿角胶，或与青娥丸同用。强直性脊柱炎疼痛遇寒加重则与桂枝芍药知母汤合用，重用川乌、草乌、细辛、马钱子；严重时用雷公藤。

焦树德治疗该病则从补肾祛寒入手。方药为苍术、威灵仙、伸筋草、牛膝、穿山甲、土鳖虫、续断、补骨脂、熟地黄、淫羊藿、附子、骨碎补、桂枝、赤白芍、知母、独活、防风、麻黄。

十二、腹股沟疼痛

裴老有两个方剂可以选用：

（1）荆防活术二头全。药物组成：荆芥、防风、羌活、独活、莪术、川乌、草乌、全蝎。

（2）将军麻首胡辛草。药物组成：当归、川芎、麻黄、何首乌、柴胡、细辛、甘草。

按裴老之观点，腹股沟疼痛有两个原因，一个是寒凝血脉，故用荆防活术二头全，川乌、草乌、独活祛风散寒止痛，全蝎、莪术通利血脉。另一个是血不养筋，用将军麻首胡辛草，将军是指将军散（当归、川芎），用当归、川芎、何首乌养血，麻黄、细辛通络，柴胡引经。

十三、滑膜炎

中医治疗滑膜炎主要用舒筋活络、活血化瘀法。裴老还有一个外泡方，临床使用效果肯定，方歌是二石黄牛远。药物组成为二花、石斛、黄芪、牛膝、远志。这个方子我试验过，效果很好。配合桃红四物汤、活络效灵丹，既可外用也可内服。《国医级名老中医验方大全》有一方治疗滑膜炎，药物组成：丹参、当归、制乳香、制没药、鸡血藤、延胡索、香附、透骨草。方歌：活鸡元香透骨草。也可用辛夷30克外用治疗滑膜炎。

十四、运动员肌肉劳损

急性肌肉劳损，包括腰肌劳损和下肢肌劳损。腰肌劳损有一方：山乌乳鹿小辛青。药物组成：穿山甲、川乌、草乌、乳香、鹿角胶、小茴香、细辛、青娥丸（由补骨脂、杜仲、核桃仁、大蒜组成）。急性双下肢劳损，包括半月板损伤，用二妙活络千年鸡。药物组成：苍术、黄柏、丹参、当归、制乳香、制没药、千年健、鸡血藤。颈部扭伤用活络丹，该方来源于《太平惠民和剂局方》卷一，药物组成：天南星、川乌、地龙、乳香、没药、草乌。落枕用葛根汤，葛根汤治疗落枕有效，我在临床用过。

十五、坐骨神经痛

裴老有两个治疗坐骨神经痛的方药，一个是白芍甘草三藤瓜，苡牛仙归丹黄花，麻黄细辛加乌头，舒筋活络顶瓜瓜。药物组成：白芍、甘草、青风藤、海风藤、鸡血藤、木瓜、炒薏苡仁、牛膝、威灵仙、当归、丹参、黄芪、红花、麻黄、细辛、川乌头。另一个是裴老的赤泽合剂，方歌：赤泽薏黄胆滑通。药物组成为赤芍、泽兰、薏苡仁、黄柏、胆南星、滑石、木通。这个赤泽合剂主要治疗湿热下注、足部蜂窝织炎，我自己亲身体验过，2017年我脚气引起足部的蜂窝织炎，裴老就用赤泽合剂外加碘伏消毒，用醋泡脚的方法将我治好了。

十六、老人"肝窜痛"

老年妇女经常出现全身疼痛，但局部无遇湿遇冷加重现象，全身也无阳虚之表现。郝万山说北京老太把这种疼痛称为肝窜痛，并用柴胡桂枝汤取得疗效。柴胡桂枝汤见于《伤寒论》（146条）"伤寒六七日，发热，微恶寒，支节烦疼，微呕，心下支结，外证未去者，柴胡桂枝汤主之"。该方是小柴胡汤去掉了党参、甘草，加了桂枝、白芍。柴胡桂枝汤治疗外感后不明原因的全身疼痛效果明显，要注意柴胡的剂量和煎药方法，这个我深有体会。

老年人如果动则全身疼痛，无寒热，此为气虚不能化湿，用资生汤，该方来源于《医学衷中参西录》，药物组成为牛蒡子、白术、山药、鸡内金、玄参。

十七、肩背痛

肩背痛最常见的是肩周炎，又称"五十肩""寒凝肩"。它的病机就是寒凝血脉，中医治以温经活血，舒经活络。局部保暖、按摩、针灸效果好。在中药治疗方面，名老中医张炳厚主张重用姜黄片，姜黄为活血祛瘀药，对内能破血止痛，对外能祛风散寒。特别适用于风寒肩背疼痛，常与海桐皮、羌活、当归、白芍合用，寒重加川乌、草乌、细辛。肩颈急性扭伤时可与葛根汤合用，落枕时可与大活络丹合用。

十八、下肢酸弱

裴老认为下肢酸弱与B族维生素缺乏有关，《疡科心得》在治疗方面选用以下方剂：

一是萆薢渗湿汤，该方出自《疡科心得》，方歌为赤泽薏黄丹石通。药物组成为萆薢、赤茯苓、泽泻、薏苡仁、黄柏、牡丹皮、滑石、通草。

二是鸡鸣散，该方来源于《朱氏集验方》卷一，其药物组成为紫苏叶、槟榔、木瓜、陈皮、桔梗、吴茱萸、生姜。

三是独活寄生汤，该方出自《千金要方》，药物组成：独活、桑寄生、杜仲、牛膝、细辛、秦艽、茯苓、肉桂心、防风、川芎、人参、甘草、当归、芍药、干地黄。

十九、痛风性关节炎（裴老的验方）

痛风性关节炎是血尿酸升高并沉淀在骨质上引起的末端骨节痛，在用西药控制尿酸基础上，裴老选用以下方剂治疗。

伸山菝石当乳没，二妙刘寄威灵虫。药物组成：伸筋草、山栀、菝葜、络石藤、当归、乳香、没药、苍术、黄柏、刘寄奴、威灵仙、地龙、蜈蚣、土鳖虫。

苍术黄柏独寄豆，晚瓜臭汉土丹虎。药物组成：苍术、黄柏、独活、桑寄生、赤小豆、晚蚕沙、木瓜、臭梧桐、汉防己、土鳖虫、丹参、虎杖。菝葜具有祛风除痹、解毒利尿作用，臭梧桐具有祛风湿、降血压之作用，二药均为植物根茎。

二十、脉管炎

脉管炎包括血栓性动脉炎、血栓性静脉炎，它以双下肢疼痛，皮肤颜色改变以及肿胀为临床表现，中医治疗以"热""毒""瘀"入手，常用方剂有四妙勇安汤（金银花、玄参、当归、炙甘草）、仙方活命饮、五味消毒饮（紫花地丁、野菊花、金银花、蒲公英、紫背天葵子），这三方都从热毒入手，其中四妙勇安汤清热解毒，兼以活血养血，仙方活命饮用于阳疮初期，五味消毒饮清热解毒力专。裴老则多从活血、破血角度治疗。有两个方子，一是当川留灵山参郁，赤芍玄草加茯苓。药物组成：当归、川芎、王不留行、威灵仙、穿山甲、丹参、郁金、赤芍、玄参、炙甘草、茯苓。二是壁水连僵大虫香。药物组成：壁虎、水蛭、黄连、僵蚕、酒大黄、土鳖虫、乳香。此方用了四个虫类药物，破血作用强。

二十一、骨结核

裴老有一个治疗骨结核的方子，是裴老的父亲传给他的，裴老又传于我。我用此方治疗了几例骨结核患者，效果显著。方药组成如下：僵虫 60 克，全蝎 60 克，蜈蚣 60 克，冬虫夏草 100 克，蛤蚧一对，守宫 60 克，以上诸药共研为末，将雄黄放一大萝卜中扎紧煮熟，取出雄黄阴干与上药混匀，每胶囊装入 0.25 克，每服 2 粒，每日 3 次，饭后服。

第十九章
头痛

头痛需从中西医结合角度治疗，要中医辨证，参考西医诊断，方能抓住病机、药到病除。头痛首先要辨内伤还是外感，血压是高还是低，有无颈椎、耳部、鼻窦、眼部病变，有无贫血；从中医辨证看是属寒，还是属热，是属虚，还是属实；以及头痛部位、发作时间、伴随症状等。头痛与头晕表现相似，相比而言，头痛外感较多，实证较多，头晕内伤较多，虚证较多，故一起论述。我临床体会对于一般之头痛，中医大都可以取得很好疗效。但对于颅脑占位等严重的器质性病变则要中西医结合治疗。对高血压引起的头痛要配合西医降压药。

一、外感头痛

1. 外感风寒

以川芎茶调散为主，该方来源于《太平惠民和剂局方》，方歌为川芎茶调荆芥活，白薄茶防细辛过。药物组成：川芎、荆芥、白芷、薄荷、细辛、防风、羌活、炙甘草。而裴老之川芎茶调散药物组成为川芎、白芷、细辛、羌活、独活、防风。临床应用时注意三点，一是川芎在这种情况下量要大，要 20 克以上，国医大师颜德馨说可以用到 30 ～ 50 克。细辛也要用到 15 克以上，开水先煮 1 小时。二是根据部位选择引经药物。前额疼痛属阳明经，重用白芷。偏头痛属少阳经，重用川芎、柴胡。颠顶头痛属厥阴经，属寒者用吴茱萸。后颈部疼痛属太阳经，重用羌活、葛根。独活其性下行，善治湿病之腿痛、腰痛，但它又善治伏痰，故裴氏川芎茶调散也有独活，裴氏之川芎茶调散主要用于风寒湿邪头痛，而《太平惠民和剂局方》之头痛针对风寒之全身痛以头痛为主。三是兼有热象酌加菊花、蔓荆子、僵蚕、生石膏。可去细辛、羌活。此外藁本辛温解表，也是一味治疗风寒头痛之良药。

2. 外感风热

主方用芎芷石膏汤，该方来源于《医宗金鉴》，方歌：芎芷石膏菊藁羌。药物组成：川芎、白芷、石膏、菊花、藁本、羌活。还可以从温病角度用银翘散。

3. 外感风湿

用羌活胜湿汤，该方来源于《脾胃论》，方歌：川芎独荆藁防草。药物组成为川芎、独活、羌活、蔓荆子、藁本、防风、炙甘草。这里半夏白术天麻汤、五苓散都可以使用，还有裴老之半羌合剂、半荆合剂都有使用机会。半羌合剂，方歌：半羌香肉天附芎。药物组成：半夏、羌活、香附、肉桂、天麻、附子、川芎，这个方子相比于半夏白术天麻汤，性偏温热，有肉桂、附子，用于偏寒的痰浊型头痛。半荆合剂是针对痰热头痛的，方歌为半荆香草草独芩。药物组成为半夏、蔓荆子、香附、夏枯草、生甘草、独活、黄芩。

4. 少阳头痛

《伤寒论》中柴胡证的七大症状，本来无头痛，但外邪入少阳，出现头痛时也可用小柴胡汤。此时注意两点，一是柴胡量要大，20克以上，二是煮后取汁再煎。胡老的经验是，外感后不明原因的头痛可选用小柴胡汤加生石膏，或者大柴胡汤合桂枝茯苓丸加石膏。

二、内伤头痛

血压正常，无动脉硬化，无痰瘀的时候，多从以下几方面辨证论治。

1. 上火头痛

该类型头痛症见头晕脑涨，牙龈肿痛，口舌生疮，咽喉红肿，大便干燥，小便黄赤。用黄连上清丸，该方来源于《饲鹤亭集方》，方歌：三黄泻心石栀连，荆花白蔓川风荷。药物组成：大黄、黄连、黄芩、石膏、栀子、连翘、荆芥、菊花、白芷、蔓荆子、川芎、防风、薄荷、黄柏、旋覆花、桔梗。相对于芎芷石膏汤，黄连上清丸疏风之力弱，但泻火之力更强，适用于火热头痛、牙痛。裴老还有一个泻火的治头痛方药，方歌：芎芷藁本细，调胃二虫天。药物组成是川芎、白芷、藁本、细辛、大黄、芒硝、甘草、全蝎、僵蚕、天麻。这个应该是治疗腑气不通、郁久化热、热扰清窍的头痛。临床可加蔓荆子、生石膏，如果有上火无下热，表现为头烧痛、大便不干，就用清空散，该方来源于《银海精微》，方歌为柴防二黄子川羌。药物组成为柴胡、防风、黄连、黄芩、栀子、川芎、羌活、甘草。

2. 遇寒头痛

该类型表现为一遇寒就头痛，多伴有感冒样症状而非典型感冒，包括足凉则头痛，用荆防败毒散酌加川芎茶调散、羌活胜湿汤。这种方法我临床用过，效果肯定。

火热头痛、遇寒头痛要与风热头痛、风寒头痛鉴别。前二者是内热、内寒，后二者是风热、风寒。厥阴头痛也与寒有关，可用吴茱萸汤，该方来源于《伤寒论》（378 条），原文为"干呕，吐涎沫，头痛者，吴茱萸汤主之"，药物组成：吴茱萸、人参、生姜、大枣。也有人用乌梅丸，该方来源于《伤寒论》（326 条）"厥阴之为病，消渴，气上撞心，心中疼热，饥而不欲食，食则吐蛔，下之利不止"。吴茱萸汤治疗厥阴头痛疗效显著，我用了很多例，乌梅丸用得较少。

3. 虚热头痛

用裴老自拟方，方歌：当蔓黄菊草麦冬。药物组成：当归、蔓荆子、黄芩、菊花、生甘草、麦冬。此方裴老常用于治疗头痛，有时在原方中加川芎、白芷、细辛以增强治标之力。此方为内有阴血亏虚，兼有虚热而设。临床使用时可随证加减。有外邪时加川芎、白芷、细辛；有内火时加大黄、黄连、黄芩；肝阳上亢加天麻、钩藤；瘀血内阻加土鳖虫、汉三七。该方的特点是临床使用广泛，加减进退灵活。

4. 颈背强几几之头痛

（1）葛根汤 《伤寒论》（31 条）载"太阳病，项背强几几，无汗恶风，葛根汤主之"，药物组成为麻黄、桂枝、大枣、炙甘草、白芍、葛根。葛根量要大，临证可用到 30 克以上。郝万山说葛根有散风寒、疏经络、生津液三大作用。麻黄量也要大。胡老在临床也常用葛根汤，它是由桂枝汤加白芍、葛根组成。发散风邪之力优于麻黄汤，但没有麻黄那样辛燥。我体会在治疗风寒头痛时若风寒邪重，痛在项背，则葛根汤效果优于川芎茶调散，也优于麻黄汤，该方不伤阴助火，咽干口燥也可以使用。

（2）桂枝葛根汤 来源于《伤寒论》（114 条）"太阳病，项背强几几，反汗出恶风者，桂枝加葛根汤主之"。药物组成：桂枝、白芍、生姜、大枣、甘草、葛根。此方用于太阳中风之头项强痛或虚人感受风邪之头项强痛。

川芎茶调散、葛根汤、桂枝加葛根汤都治外感风寒之头痛，然前两者用于风寒表实证，后者用于风寒表虚证。

（3）柴葛解肌汤　阳明也有经证，"葛根浮头主阳明，缘缘面赤额头痛，恶寒发热身无汗，目痛鼻干卧不宁"。阳明经证时间很短，葛根是治疗的主药。该方来源于《伤寒六书》，方歌为柴葛解肌芷桔羌，石黄白芍姜枣上；恶寒渐轻里热重，目痛咽干此方良。药物组成：柴胡、葛根、白芷、桔梗、羌活、石膏、黄芩、白芍、甘草、大枣、生姜。

三、动脉硬化之头痛（痰瘀）

1.动脉硬化，血压正常，有瘀血表现之头痛

首选血府逐瘀汤，该方来源于《医林改错》，是在四逆散基础上合并桃红四物汤，再加桔梗、牛膝，一升一降而成。四逆散源于《伤寒论》（318 条）"少阴病，四逆，其人或咳，或悸，或小便不利，或腹中痛，或泄利下重者，四逆散主之"。药物组成：柴胡、白芍、枳实、炙甘草。它是治疗伤寒少阴阳郁证的，阳郁导致血瘀，瘀血内阻，不通则痛，故头痛。临床上使用注意两点：一是血瘀严重者加用土鳖虫、三七、僵蚕、蜈蚣，蜈蚣在虫类药中止痛效果好，一剂药可放 2～4 条。二是动脉硬化引起脑鸣头烧也可用该方。对头痛、头晕症状平卧则轻，站立加重者，可将川牛膝加至 60 克。血府逐瘀汤使用很广泛，除了治疗头痛、胸痛痛有定处外，还能治疗呃逆、呛水、干呕、内热瞀闷、心悸怔忡、失眠多梦、急躁易怒、入夜潮热、昏暗及两目暗黑之症，在西医方面可以用于风心病、胸部挫伤、肋软骨炎、脑血栓、高血压、高血脂、血栓闭塞性脉管炎、神经官能症、脑震荡后遗症的治疗。血府逐瘀汤是在四逆散基础上加用桃红四物汤，再加桔梗、牛膝，这样阳郁得解，气机得畅，瘀血得散。我曾治一例乳腺癌术后患者，患者自觉胸中有一股气，从胸前到胸后循环，多方求治无效，用血府逐瘀汤治疗取得了非常好的效果，国医大师颜德馨临床非常推崇此方，他的学生将该方称为"万岁方"。

从活血化瘀角度治疗头痛还有以下方剂：一是通窍活血汤，该方来源于《医林改错》，药物组成：桃仁、红花、川芎、赤芍、麝香、红枣、老葱、鲜姜。裴老认为，麝香大辛大热，不能以生药入口，否则倒牙，除非做成成药，如麝香

保心丸。在用汤药时，裴老一般用细辛、胆南星、石菖蒲代替麝香。麝香是大辛大热之品，通窍活血汤对寒凝血瘀证是非常适合的。但对热瘀互结之头痛则不适合。我体会此时可把麝香改为冰片，一剂药 0.15～0.3 克。二是裴老之四物钩虫细，药物组成为当归、白芍、川芎、生地黄、僵蚕、蜈蚣、全蝎、细辛、钩藤。这两个方药都从化瘀角度治疗高血压头晕，但各有侧重。除化瘀外，血府逐瘀汤还从气郁入手，改造后的通窍活血汤还从祛痰散寒入手，四物钩虫细则加了三个虫类药物破血力量更好。

对于中医辨证是瘀血内阻之头痛，多表现为刺痛，部位固定，面色暗青，口唇青紫，舌下青筋暴露，双脉弦，则治以活血化瘀之法。还有一部分患者头痛，有动脉硬化而无血瘀情况，这时就要看有无痰浊阻络之证，比如头重，便黏，腹胀，身重，苔腻，脉沉或脉滑。这种情况有两个方剂可选。一是半夏白术天麻汤，该方来源于《医学心悟》，药物组成：半夏、白术、天麻、茯苓、陈皮、甘草、大枣、生姜。它能祛风化痰，健脾化湿。治疗风痰引起之头痛，眩晕，口眼㖞斜，以及梅尼埃病。二是裴老自拟方，半羌合剂，用于偏于寒的痰浊型头痛。裴老还有一个半荆合剂是针对痰热头痛的。

2. 动脉硬化血压偏高之头痛

该病证常表现为肝阳上亢之头痛，症见头痛头晕，目胀耳鸣，心悸烦热，肢体不利，舌红，脉弦滑。方剂首选镇肝熄风汤，该方来源于《医学衷中参西录》，方歌：五牛玄天，川麦陈草。药物组成：生龟甲、生赭石、生龙骨、生牡蛎、生白芍、川牛膝、玄参、天冬、川楝子、生麦芽、茵陈、生甘草。《素问·至真要大论》说"诸风掉眩，皆属于肝"，肝肾阴亏为本、肝阳上亢为标。急则治其标，故用大剂量川牛膝引血下行；生龙骨、生牡蛎、生赭石、生龟甲重镇潜阳；生白芍、玄参、天冬滋阴；川楝子行气活血止痛；茵陈泻肝火、祛湿热；生麦芽健脾消食。张锡纯所定镇肝熄风汤专为肝肾阴虚、肝阳上亢、气血逆乱而设。如果是肝心阴虚、肝阳上亢则用建瓴汤，该方来源于《医学衷中参西录》，即镇肝熄风汤去玄参、天冬、龟甲、白芍，加生地黄、柏子仁。建瓴汤相对镇肝熄风汤在病机上又有心阴虚，在症状上有失眠多梦，可做鉴别。

动脉硬化之高血压除肝阳上亢外还有肝胆实火，当然动脉硬化头痛与肝胆实火之间绝不是一对一的关系，但高血压有肝胆实火之可能，甚至可能性较大。最主要的是看有无口苦咽干、烦躁易怒、失眠多梦、胸胁苦满之表现，对这种情况用龙胆泻肝汤。该方是治疗肝经实火上炎、肝胆湿热下注之代表方。传统龙胆泻肝汤来源于《太平惠民和剂局方》，其组成：龙胆、栀子、黄芩、木通、甘草、泽泻、车前子、柴胡、当归、生地黄。该方有攻、有补，作用全面。而裴老之龙胆泻肝汤组成为龙胆、栀子、黄芩、茵陈、滑石、木通、车前子、茯苓、泽泻、生甘草。裴氏方泻肝胆实火，清下焦湿热，作用专一。其中龙胆、栀子、黄芩、茵陈为裴氏龙胆泻肝汤之主药。治疗肝火上炎之头痛另一个方药是天麻钩藤饮，该方来源于《杂病证治新义》，方歌为天麻钩藤益母桑，栀黄清热石潜阳；杜仲牛膝补肝肾，交藤茯神安神良。药物组成：天麻、钩藤、益母草、桑寄生、栀子、黄芩、石决明、杜仲、川牛膝、何首乌、茯神。高血压头痛，肝肾阴虚为主者用杞菊地黄汤，阴虚血瘀者将杞菊地黄丸与桂枝茯苓丸、冠心Ⅱ号、通窍活血汤合用。裴老从瘀痰治疗头痛有一张经验方。方歌：四物钩花二石香。药物组成为川芎、白芍、生地黄、当归、钩藤、旋覆花、代赭石、石膏、香附。该方的主要功效是活血、降逆、清热、平冲。高血压还可以出现水饮内停之头痛，这时用五苓散酌加半羌香肉天附芎，或者半荆香草草独芩治疗。

3.低血压气血亏虚之头痛

气血两虚、中气亏虚、肾气不足之头痛，多在西医表现为低血压或体位性眩晕。但也不尽然，主要应从中医辨证角度。气血两虚、心脾两虚用归脾汤；中气不足用补中益气汤，这时黄芪剂量要大，50克以上，可到100克，少了不起作用。"肾主骨，骨生髓，通于脑。"肾虚也会出现头痛，症见头痛且空，伴有眩晕，神疲乏力，腰膝酸软，耳鸣，双脉沉细以迟脉明显。治疗用大补元煎，该方来源于《景岳全书》，方歌：三人当参杜枸杞。药物组成：熟地黄、山药、山茱萸、人参、炙甘草、当归、杜仲、枸杞子。这种情况万不可活血化瘀，以免犯虚虚实实之弊。中医治疗虚实说起来简单，做起来困难。有一位女性患者头痛多年，伴乏力、面黄，一位中医博士用血府逐瘀汤治疗无效，还要用虫类破血药。我切脉发现患者双脉皆沉细，遂用大补元煎治疗，取得满意效果。

四、五官相关性头痛

1.梅尼埃病（耳源性眩晕）

这种情况临床常见，中医治疗有优势。该病临床表现为头晕，开目则重，闭目则轻，伴恶心、耳鸣。西医认为本病由内耳迷路水肿引起，可有颈椎病、动脉硬化之情况，也可以没有。中医大多从痰浊上逆治疗，有三大经方。一是五苓散，该方来源于《伤寒论》（71条），"太阳病，发汗后，大汗出，胃中干，烦躁不得眠，欲得饮水者，少少与饮之，令胃气和则愈。若脉浮，小便不利，微热，消渴者，五苓散主之"。药物组成为猪苓、泽泻（均用30克，量必须大）、茯苓、白术、桂枝。五苓散治疗太阳膀胱蓄水证，水邪上逆引起的头痛、恶心。二是吴茱萸汤，来源于《伤寒论》（378条），"干呕，吐涎沫，头痛者，吴茱萸汤主之"。吴茱萸汤治疗肝寒胃虚之水邪上逆。三是半夏白术天麻汤，来源于《医学心悟》，药物组成：半夏、白术、天麻、茯苓、陈皮、甘草、大枣、生姜。这三个经方治水邪上逆是共同的。不同的是五苓散方证偏热，它"微热，消渴"及"胃中干，烦躁不得眠"，药物组成上有猪苓。而吴茱萸汤方证则偏寒，半夏白术天麻汤则为化痰兼以潜阳。以上三个经方治疗耳源性头晕，但临床要辨证使用，方能药中病机。其中五苓散中泽泻要用大剂量，对于这一点，裴老及郝万山教授持相同观念。

除以上三个经方外，裴老治梅尼埃病还有以下四个验方。一是"五山泽人桂"。药物组成：五味子、山药、泽泻、党参、桂枝。二是"五山枣桂眼"。药物组成为五味子、山药、酸枣仁、桂枝、龙眼肉。三是"半钩车夏石"。药物组成为姜半夏、钩藤、车前子、夏枯草、石决明。四是"厚钩猪石草"。药物组成为厚朴、猪苓、石决明、钩藤。在以上四方中，第一方、第二方皆有镇静作用。用于耳源性眩晕，伴有失眠的情况。第二个方子安神作用更强，它有酸枣仁，第一方则有通阳、益气、祛湿之功效。第三、四方则以祛湿、潜阳、益气为主。

2. 颈源性眩晕

我治疗颈源性眩晕、头痛，自拟了一个方子，方歌：白芍甘草鸡血藤，木瓜桑葛颈椎病。药物组成为白芍、炙甘草、鸡血藤、木瓜、桑枝、葛根。这里白芍必须是大剂量，一般是30克以上。颈椎病也常合并梅尼埃病，治疗上除以上主方外，常与治疗耳源性眩晕的相关方剂辨证使用。葛根汤系列也治颈椎病，它主要针对颈背强几几，这几个方子我临床用过多次，效果肯定。

3. 鼻源性疼痛

以自拟复方苍耳子散为主，方歌：苍耳子散麻蝉苏鹅。药物组成：苍耳子、辛夷、白芷、薄荷、麻黄、蝉蜕、紫苏梗、鹅不食草。流清涕偏风寒加荆芥、防风、白术；也可与川芎茶调散合用。流浊涕偏风热加桑叶、菊花、薄荷、黄芩、鱼腥草；也可与芎芷石膏汤合用。

《素问·气厥论》载："胆移热于脑，则辛頞鼻渊，浊涕下不止也。"根据这个条文，张炳秀名老中医有个治疗鼻渊的自拟方，方中苍耳子10克，辛夷10克，白芷用到20克，而《中国药典》中白芷推荐剂量为3～10克，我以前也用3～10克，但后来发现不是阴血亏之情况白芷剂量就可以大，这种情况辨证要准，量大才有效。另外还有薄荷10克（后下以保辛香之性），细辛6克（先煎去沫），川芎10克，山栀子14克，再加藿香、石菖蒲，这二药芳香化浊以通鼻窍。在临床时若鼻塞严重则加荜茇10克，《轩岐救正论·药性微蕴》记载荜茇"辛燥，香辣，疏泄"，这个药裴老在治痛风时也经常使用。鼻道干燥加生地黄、女贞子、墨旱莲；鼻流清涕、苔薄白加芥子、苏子、茯苓、白术。

4. 上颌窦炎引起的头痛

治疗上颌窦炎裴老有一个经验方蔓瓜合剂，对于上颌窦炎引起的头痛我体会效果较好，方歌：蔓瓜枳桔龙胆四，感冒药中苍耳子。药物组成：蔓荆子、瓜蒌、枳壳、桔梗、龙胆四（是指龙胆泻肝汤中四味核心药即龙胆、黄芩、栀子）、感冒药（要分风寒风热，风寒用麻黄、桂枝、杏仁、川芎、白芷、细辛；风热用桑叶、菊花、二花、连翘、薄荷）、苍耳子。

五、其他类型头痛

1. 血管紧张性头痛

多从柔肝化瘀角度治疗，我有一个自拟方，我用过几例，效果不错，方歌：蒺藜白芍草僵蚕，天麻钩丁一起煎。药物组成为白蒺藜、白芍、甘草、僵蚕、天麻、钩藤。

2. 经期头痛

我经常使用一个蔡氏妇科方，方剂来源于《名老中医屡试屡效方》，方歌：山地银花石决明，白牛泽泻草麦芽。药物组成：山茱萸、熟地黄、僵蚕、菊花、石决明、白术、牛膝、泽泻、炙甘草、麦芽。临床疗效也不错。

3. 青春期头痛

本病证多见于14～18岁，男孩子多见。裴老治疗这个病有三个方药。一是血府逐瘀汤合芥泽二二汤，也就是血府逐瘀汤加荆芥、泽泻、桑叶、菊花、当归、赤芍。二是龙胆泻肝汤。三是黄连上清丸。

4. 雷头风

证见头痛、耳鸣、面赤。用清震汤，该方来源于《卫生宝鉴》，药物组成为升麻、苍术、荷叶。治疗雷头风来去迅猛，裴老常与桂枝茯苓丸、导痰汤合用，方歌：清震散雷头风，桂枝茯苓导痰行。专治头痛与耳鸣，有热者将导痰汤换为黄连温胆汤。

5. 饮酒后头痛

本病证多为湿热蒙闭，用三仁汤、甘露消毒丹，配合通窍活血汤；有胃胀者用半夏泻心汤加味，此方我用了几例疗效显著。

6. 偏头痛

属神经性头痛的一种，裴老治疗该病有以下方药。一是散偏汤，该方来源于《辨证录》，方歌：柴胡疏肝李二白。药物组成：柴胡、白芍、炙甘草、川芎、香附、郁李仁、白芷、白芥子。这个方子我用过多例，效果很好。二是调胃承气汤加味，方歌：调胃承气三虫天，川芎白活加防风。药物组成为大黄、甘草、芒硝、地龙、僵蚕、蜈蚣、天麻、川芎、白芷、羌活、独活、防风。三是四物汤加减，方歌：无地羌防草，荆泽二二汤。药物组成为当归、赤芍、川芎、羌活、防风、甘草、荆芥、泽泻、桑叶、菊花、黄连、黄芩。

第二十章
自身免疫性疾病

　　自身免疫性疾病是指由机体对自身抗原产生免疫反应而导致自身损害的一类疾病。自身免疫病又称结缔组织病，胶原性疾病，风湿性疾病。但现代自身免疫性疾病（以下也简称"自免病"）较多，也说明免疫功能紊乱、第三类变态反应（抗原－抗体复合物型）在这类疾病的发病过程中占有主要地位，它在不同的部位有不同的表现和诊断方法。

　　在眼部、口部出现干燥且抗－SSA、抗－SSB抗体阳性即为干燥综合征（见眼部的治疗）；在口腔为口腔溃疡、口浊病（见口腔病的治疗）；在甲状腺为亚甲炎（见甲状腺疾病的诊疗）；在肺为结节病（见肺病的诊疗）；以皮肤为主为硬皮病（见本章）；在大关节为主为风湿性关节炎；在小关节则为类风湿关节炎；侵犯心脏为主则是风湿性心脏病，详见心脏病的诊疗；以肝为主为自身免疫性肝炎；以肠道为主为克罗恩病；以口腔溃疡、生殖器溃烂和关节疼痛为主的为白塞综合征；以口腔溃疡、眼睛病变和关节疼痛为主的为莱特尔综合征；以血液为主称为过敏性紫癜（见过敏性紫癜的诊断）；侵犯肾脏就是狼疮肾。

　　实际上，上述疾病不仅在病因、病理上相似，而且在临床表现上相互重叠，西医谓之重叠综合征。在治疗上传统西医对自身免疫性疾病大都使用激素、免疫抑制剂和慢作用药物，近年来随着免疫学的进步，西医也开发了一些新的药物，比如治疗特发性肺纤维化的吡非尼酮、尼达尼布。但中医整体调理和辨证论治仍有很大优势，使疗效有了大的提高。自身免疫性疾病诊疗中也可以以"西医诊断，中医辨证，中药为主，西医为辅"为原则，充分发挥中医整体观和辨证观的优势。

一、裴老对本病的总体认识及治疗大法

　　裴老认为自免病在中医看来多属于风邪致病，风为百病之长，善行数变。风

邪在自免病中可以出现以下几种变化。

1. 风湿相合

多从阴化寒，"风、寒、湿三气杂至，合而为痹"，多见于中医痹证，西医之关节炎、类风湿关节炎，治疗以桂枝芍药知母汤为主方（见于痹证之治疗）。从阳化热则用麻杏薏甘汤、麻黄连翘赤小豆汤。风寒湿三气杂至则成关节痛，风水相合则为肾性水肿，风火相扇则高热不退，肠风下血则泻利便血，风毒在表则皮肤改变。

2. 风火相扇

从阳化火，如亚甲炎，常用五味消毒饮，裴老又将之分为上五味消毒饮和下五味消毒饮。自免病常合并感染，裴氏上下五味消毒饮的共同药物为半枝莲、白花蛇舌草、紫花地丁。上五味又有二花、连翘，下五味又有蒲公英、败酱草。郝万山说蒲公英清热解毒效果好，对胃肠基本上无损害，同样特性的还有马齿苋。而一般的清热解毒药都损害胃肠，这时蒲公英、马齿苋的使用非常重要，而清热泻火药如黄芩、黄连、黄柏则不损害胃肠，且黄连是厚胃之品。我在临床中治疗乳腺炎及妇科炎症时，蒲公英剂量在 80 克以上，没有见到胃肠损害，效果也不错。对于风火相扇还有两个方剂，一是犀角地黄汤，该方来源于《外台秘要》，药物组成为犀角、生地黄、芍药、牡丹皮。二是清瘟败毒饮，该方来源于《疫疹一得》，药物组成为生地黄、黄连、黄芩、牡丹皮、石膏、栀子、甘草、淡竹叶、玄参、犀角、连翘、芍药、知母、桔梗。

3. 风入血脉

"治风先治血，血行风自灭。"裴老用活血治疗自免病的方剂有两个。一是桃红四物汤，该方来源于《医宗金鉴》，药物组成为熟地黄、川芎、桃仁、红花、当归、白芍。二是裴氏红牛合剂，方歌为红牛赤草，鸡桂菟，威归细。药物组成：红花、牛膝、赤芍、炙甘草、鸡血藤、桂枝、菟丝子、威灵仙、当归、细辛。红牛合剂在治疗强直性脊柱炎时用得多，过敏性紫癜、结节性红斑也有使用机会。

4. 阴虚火旺

阴虚火旺见于干燥综合征，裴老常用三畜增液断肠草，药物组成为鸡血藤、枸杞子、菟丝子、生地黄、麦冬、玄参、川续断、草薢。

5. 邪犯肝经

邪犯肝经主要见于自免性肝病，常用方剂为胆胰合症方，药物组成为柴胡、枳实、白芍、甘草、丹参、木香、草豆蔻、大黄、黄连、黄芩、延胡索、川楝子、制乳香、制没药、干姜、蒲公英、败酱草、川椒。该方是裴氏研发的最有价值的方剂，它将疏肝利胆、健脾化湿、活血化瘀熔于一炉，治疗自免肝也有非常好的疗效。

6. 正气亏虚

常用兰核汤、强核汤。其中兰核汤的药物组成为人参须、西洋参、太子参、北沙参、熟地黄、山药、山茱萸，强核汤的药物组成为丹参、黄芪、当归、白芍、女贞子、墨旱莲。

二、对症治疗

自免病在临床上常出现发热、关节疼痛、皮疹、肝损害、肾损害、胸腔积液、腹水及关节积液等症状，按照中医的理论，解决上述症状更有利于自免病的治疗。

1. 发热

可辨证使用麻桂合剂、麻杏石甘汤、青蒿鳖甲汤，前两个方证一是风寒入侵，一是入里化热，其中麻桂合剂是裴老治疗风寒表实的主方，药物组成为麻黄、桂枝、白芍、杏仁、甘草、生石膏、羌活、独活、防风、川芎、白芷、细辛。而麻杏石甘汤来源于《伤寒论》(26条)，原文为"发汗后，不可更行桂枝汤，汗出而喘，无大热者，可与麻黄杏子甘草石膏汤"。两方生石膏都要先煎，生石膏用于退热时一定要先煎，且量要大，可用到30～100克，青蒿鳖甲汤主要针对阴虚内热，主要是低热，该方来源于《温病条辨》，药物组成为知母、生地黄、牡丹皮、青蒿、鳖甲。对高热、烦躁、口干、皮肤斑疹，用犀角地黄汤、清瘟败毒饮。

2. 关节痛

"痛者，寒气多也，有寒故痛也。"治疗首选桂枝芍药知母汤。在《金匮要略·中风历节病脉证并治》中有"诸肢节疼痛，身体尪羸，脚肿如脱，头眩短气，温温欲吐，桂枝芍药知母汤主之"的记载。该方所主不仅有诸肢节疼痛，而且有"身体尪羸，脚肿如脱，头眩短气，温温欲吐"之全身阳虚表现，其药物组成为桂枝、芍药、知母、甘草、白术、麻黄、防风、附子、生姜。临证时常将附子换为川乌头、草乌头，二药与细辛一般都用15克，细辛量可以再大一些，这三药必须用开水先煎 1 小时，再放其他药物一起煮。病情严重者可加马钱子一枚，油炸，去皮，雷公藤去皮先煎 1 小时，常用剂量是 15～30 克。

临床上这个方子的核心就是川乌头、草乌头、细辛、马钱子，可与复方桑枝汤合用，复方桑枝汤的核心药物是桑枝、木瓜、羌活、独活、威灵仙。有血瘀的加三七、水蛭、土鳖虫、全蝎，瘀在胸中的加冠心Ⅱ号、桂枝茯苓丸。桂枝芍药知母汤主要用于硬皮病导致的雷诺综合征，这时内服与外用结合效果更好。

3. 皮疹

可选用裴老苍公合剂，方歌为苍公赤金丹，二地百桃参。药物组成为苍术、蒲公英、赤芍、二花、牡丹皮、生地黄、地肤子、百部、桃仁、苦参，这个方子主要用于热毒湿之皮疹。

还有一个经方即防风通圣散，该方来源于《宣明论方》，方歌硝滑芍，黄桔当术大石翘，荆山川荷防麻黄。药物组成为麻黄、荆芥、防风、薄荷、芒硝、滑石、黄芩、大黄、连翘、当归、桔梗、栀子、川芎、白芍、白术、生石膏、炙甘草。该方熔解表寒、清里热于一炉，适用于外寒内热，表里俱实之皮疹。临床表现为恶寒发热，头痛咽干，小便短赤，大便秘结。

风疹湿疮遇风寒加重就用桂枝麻黄各半汤，该方来自《伤寒论》(23 条)，"以其不能得小汗出，身必痒，宜桂枝麻黄各半汤"，药物组成为桂枝、麻黄、大枣、芍药、杏仁、炙甘草，主要用于小邪闭郁不解之身痒。该方中麻黄、桂枝量宜小，白芍量宜大。

4. 肝损害

针对胆道症状有胆胰合症方；针对转氨酶升高有裴氏降酶合剂，包括小降酶合剂（组成为常规剂量的二花、连翘、蒲公英、败酱草、半枝莲、白花蛇舌草）和大降酶合剂（大剂量的上六味药外加三七）；针对患者有乏力、生化检查白蛋白降低有强肝核心，即丹参、黄芪、当归、白芍、女贞子、墨旱莲。

5. 肾损伤

用益肾汤，这是山西省中医药研究院研发的方子，方歌为桃红四物益丹根，二花连翘板蓝根。药物组成：桃仁、红花、当归、白芍、川芎、生地黄、益母草、丹参、白茅根、二花、连翘、板蓝根。有蛋白尿者加紫苏梗、蝉蜕、草果；有潜血或需要养阴收敛以治疗蛋白尿者用裴氏阿发合剂，药物组成为阿胶、血余炭、生地黄、当归、麦冬、栀子、牡丹皮、丹参。

235

第二十章 自身免疫性疾病

6. 有积水

积水包括胸腔积液、腹水及关节积液，首选五皮饮，该方来源于《太平惠民和剂局方》，药物组成为大腹皮、生姜皮、桑白皮、陈皮、茯苓皮，该方功效为行气、化湿、利水。实脾饮、五苓散及中满分消丸也有使用机会。

7. 自免病出现腹满而口舌干燥

《金匮要略·痰饮咳嗽病脉证并治》中说："腹满，口舌干燥，此肠间有水气，己椒苈黄丸主之。"本方组成为防己、椒目、葶苈子、大黄，这种情况要结合"其人素盛今瘦，水走肠间，沥沥有声，谓之痰饮"，患者肠间有水，津液营养不能到全身，故消瘦口干。但值得注意的是，己椒苈黄丸证不能因口干就认为是阴虚有热，实证的水邪留行肠间和虚证的脾虚不运都可以出现口干。临床见口干症还要问口干程度、时间、是否想饮水、想饮热还是饮冷、饮多饮少等情况，再结合舌、脉及其他症状，方可辨证用药，切不可一见口干，就一味滋阴生津。

三、系统性红斑狼疮

系统性红斑狼疮是一种侵犯多系统、多器官的自身免疫性疾病，其临床表现为血沉快、发热、肾病、关节病、抗核抗体阳性、球蛋白含量偏高、肝大。相当于中医之"蝴蝶斑""脏腑痹""面游风"。裴老经过多年的临床实践得出，治疗系统性红斑狼疮的首选方是裴氏三畜增液汤加味，主方方歌为三畜增液断莲草。药物组成为淫羊藿、虎杖、党参、菟丝子、生地黄、玄参、麦冬、川续断、墨旱莲、萆薢、黄芪、当归、白芍、桃仁、红花、金银花、连翘、白花蛇舌草、半枝莲。其中裴老以淫羊藿、川续断、墨旱莲、菟丝子补肝肾；生地黄、玄参、麦冬养阴生津；党参、黄芪补中护中；以上药物扶正固本。金银花、连翘、虎杖、白花蛇舌草、半枝莲清热解毒祛邪以治标。又有当归、白芍、桃仁、红花活血养血以祛风，治风先治血，血行风自灭。

裴老说系统性红斑狼疮的初期，红、肿、热、痛是特点，此时非清热解毒、凉血护阴化斑不能奏效。其中犀角地黄汤是首选方，该方来源于《外台秘要》，药物组成为犀角、生地黄、芍药、牡丹皮，该方直入营分、血分。同时合用清瘟败毒饮，该方来源于《疫疹一得》，药物组成为生地黄、黄连、黄芩、牡丹皮、石膏、栀子、甘草、竹叶、玄参、犀角、连翘、芍药、知母、桔梗。该病后期为肝肾不足，又风、湿、热之邪未尽，故病情常反复发作或迁延不愈，此时滋补肝肾同时要清热除湿，方能取得长期缓解。以知柏地黄丸、三畜增液汤为代表方，二至丸、五子衍宗丸（该方来源于《摄生众妙方》，药物组成为枸杞子、菟丝子、北五味子、覆盆子、车前子）、大补阴丸（该方来源于《丹溪心法》，药物组成为黄柏、知母、熟地黄、龟甲、猪脊髓）也有使用机会。

在上述治疗基础上，根据不同情况中药辨证，对症治疗。红斑性狼疮合并下肢静脉血栓，投以当川留灵合剂。该方是裴老治疗血栓的方剂，药物组成为当归、川芎、王不留行、威灵仙、穿山甲、丹参、麦冬、郁金、赤芍、玄参、夏枯草、茯苓。对于发热，气虚发热加黄芪、白术、党参等；血虚发热加当归、熟地黄、阿胶、麦冬等；病毒感染发热加二花、蒲公英、柴胡、大青叶、板蓝根。高热不退加羚羊角，煎服，1～3克，宜另煎2小时以上；或磨汁或研粉服，每次0.3～0.6克。低热不退加银柴胡、地骨皮。关节痛加桑枝、秦艽、威灵仙、忍冬藤、青风藤、海风藤。浮肿加马鞭草、益母草、车前子。燥咳加北沙参、桑叶、麦冬、百合。心悸加生赭石、生龙骨、生牡蛎。合并冠心病的，与冠心 II号、瓜蒌薤白半夏汤、桂枝茯苓丸及大柴胡汤合用，合并肺气肿、肺心病与苏子降气汤、冠心 II 号、真武汤合用。出现肝损害转氨酶升高者给予清热解毒降酶、清热泻火降酶、收敛降酶、扶正降酶及疏肝降酶之法。出现蛋白尿加用石韦、葶苈子、白芍、茵陈、紫苏梗、蝉蜕、益母草，出现血尿者与裴氏阿发合剂合用。

韩百灵老中医有一个治疗红斑狼疮的专方——消毒灵，药物组成：生地黄20克，赤芍15克，牡丹皮15克，怀牛膝15克，苦参15克，蒲公英20克，紫花地丁20克，天花粉15克，当归15克，连翘15克，黄芩15克，甘草10克。水煎服，日一剂，分两次口服。这个方子主要是清心火、凉血热、解热毒。

四、硬皮病

阳虚血瘀是硬皮病的基本病机，温阳化瘀是中医治疗硬皮病的基本法则。在西北地区阳虚之因素可能更为突出，针对外寒阳虚的基本方药就是桂枝芍药知母汤了，方中有川草乌、细辛各15～30克（先煎1小时），可加马钱子1枚（油炸），雷公藤去皮（先煎1小时）15～20克。外用法主要是用中药泡手、泡脚。

中国中西医结合学会肿瘤专业委员会针对肿瘤患者的周围神经损伤属阳虚血

瘀者有一个协定方，即川乌、草乌各 30 克，细辛 30 克，桂枝 30 克，红花 10 克，水煎后泡手、泡脚。针对阳虚血瘀者，还有裴老之仙茅合剂，方歌为仙茅灵脾参丹郁，桂枝桃红四物鸡。药物组成为仙茅、淫羊藿、丹参、牡丹皮、郁金、桂枝、桃仁、红花、当归、川芎、生地黄、白芍、鸡血藤。上海市中西医结合医院屠主任擅用中药治疗硬皮病，其中重用土鳖虫。硬皮病在临证时一片寒象，但也有热象，寒凝血脉，郁久化热，寒热错杂，这种情况下用南通医院的治疗硬皮病方，方歌为乌鸡兰当血枯花，桂附二元土金加。药物组成：何首乌、鸡血藤、泽兰、当归、夏枯草、红花、桂枝、附子、半枝莲、白花蛇舌草、延胡索、土鳖虫、郁金。

硬皮病最大危害是侵犯肺脏，引起肺间质性纤维化，可以合并或导致肺心病，肺部感染，这时西医用吡非尼酮治疗，中医按肺病的诊疗方法（见相关章节）进行治疗，突出活血化瘀。可选择的方剂有冠心Ⅱ号、桂枝茯苓丸、瓜蒌薤白半夏汤、苏子降气汤等。

五、结节性红斑

1. 从湿治疗

裴老治以苡羊合剂，方歌为苡羊赤菟鸡，参茜威虎山。药物组成：生薏苡仁、淫羊藿、赤芍、菟丝子、鸡血藤、党参、茜草、威灵仙、虎杖、山药、穿山甲。确切地说，该方是从风湿、阳虚、血热三方面治疗，适用于阳气亏虚、风湿瘀阻的结节性红斑。

2. 从瘀治疗

用裴老之红牛合剂，方歌红牛赤草，鸡桂菟，威归细。药物组成：红花、牛膝、赤芍、炙甘草、鸡血藤、桂枝、菟丝子、威灵仙、当归、细辛。

3. 阳虚兼有血虚、热毒

方歌：乌鸡兰当血枯花，桂附二元土金加。药物组成：何首乌、鸡血藤、泽兰、当归、夏枯草、红花、桂枝、附子、血竭、半枝莲、白花蛇舌草、延胡索、土鳖虫、郁金。

4. 阳气亏重又有气血不足

临床见大片瘀斑，比核桃大，色暗，伴有乏力、头晕，脉沉细微，裴老认为此多为阳亏重兼有气血不足，用裴老之参芪合剂。方歌为参芪桂附丹，乌牡山地仙，红鸡白灵草，二术巴戟天。药物组成：党参、黄芪、桂枝、附子、牡丹皮、乌梢蛇、牡蛎、山药、生地黄、威灵仙、红花、鸡血藤、白鲜皮、炙甘草、白术、苍术、巴戟天。

六、干燥综合征

中医认为干燥综合征的核心病机是阴虚火旺，其次是瘀血内阻，肾阳亏虚。西医用艾拉莫德片，是一种抗风湿药物，但它能降低免疫球蛋白水平，故也能治疗免疫综合征、系统性红斑狼疮等。中医治疗用三牡坤液断肠草以及仙茅灵脾参丹郁，桂枝桃红四物鸡。此时针对眼干选用以下方药：①半钩柴草大黄鹤，公鸡赤草金蝉多。组成：半夏、钩藤、柴胡、生甘草、大黄、仙鹤草、蒲公英、鸡内金、赤芍、夏枯草、金银花、蝉蜕。②金花生贼车砂草，当归白芍加柴胡。组成：金银花、生甘草、木贼、车前子、砂仁、夏枯草、当归、白芍、柴胡。

七、皮肌炎

皮肌炎是一种主要累及四肢近端横纹肌，伴有多样皮肤损害的炎症性疾病。裴老认为该病发作期典型表现为上眼睑发生紫红色斑，逐渐弥漫地向前额、颧颊、耳前、颈和上胸"V"字区扩展。四肢近端肌肉酸痛无力，严重者出现吞咽困难、气窒。

中医认为本病为痰瘀阻络，治疗以祛邪为要，邪去正自安。故用风引汤与桃仁四物汤合用。风引汤来源于《金匮要略》，原文为"风引汤，除热瘫痫"。其组成为大黄、干姜、生龙骨、桂枝、甘草、生牡蛎、寒水石、滑石、赤石脂、白石脂、紫石英、生石膏。方中大黄泄热通腑，滑石、生石膏、寒水石清热泻火，赤石脂、紫石英、生龙骨、生牡蛎潜镇安神，干姜、桂枝温阳扶正，全方共奏泄热除湿之功。

而缓解期以脏腑精气亏虚为多见，常累及肝脾肾三脏，兼有痰瘀之情况，此时可用裴氏振痿汤，方歌为补血汤后制乳没，远山龙马鹿角鳖。药物组成为黄芪、当归、制乳香、制没药、远志、山药、龙眼肉、马钱子、鹿角胶、土鳖虫。还有选奇汤，该方来源于《兰室秘藏》，药物组成为炙甘草、羌活、防风、黄芩。桂附八味丸可辨证选择使用。

第二十一章
糖尿病及其并发症

随着人们生活方式的改变，糖尿病发病率较之前提高，特别是以成人为多见的 2 型糖尿病近年来已有年轻化的趋势。糖尿病临床表现为多饮、多食、多尿、消瘦，随着病情进展可出现糖尿病肾病、周围神经病变、眼底病变等并发症。目前西医治疗糖尿病以饮食疗法、运动疗法和药物治疗为主，但疗效有限。中医药在糖尿病的治疗上有两个方面的作用：一是联合西药控制血糖，有部分早期糖尿病患者在饮食疗法和运动疗法的前提下单纯用中药也可以控制血糖，甚至治愈糖尿病。二是中医治疗糖尿病并发症，这是中医的优势。

一、中医对糖尿病的认识及治疗

糖尿病属于中医学"消渴"范畴。中医认为消渴病初期以阴虚为本，燥热为标，中期气阴两虚，晚期阴阳两虚为病理特点。病因在于先天不足，饮食不节，情志失调，劳欲过度。其中渴而多饮为上消，消谷善饥多为中消，夜尿增多为下消。

治疗消渴在中医经方中有两张代表方剂。一是白虎汤，出自《伤寒论》（26条），"服桂枝汤，大汗出后，大烦渴不解，脉洪大者，白虎加人参汤主之"，药物组成为知母六两，石膏一斤，炙甘草二两，粳米六合，人参三两。《伤寒论》（176 条）载，"伤寒，脉浮滑，此以表有热，里有寒，白虎汤主之"。而在《金匮要略·痉湿暍病脉证》中说："太阳中热者，暍是也，汗出恶寒，身热而渴，白虎加人参汤主之。"白虎汤由生石膏、知母、甘草、粳米组成，它是治疗阳明经证、中焦邪热之主方。以热盛伤阴为主要病机，以大热、大渴、大汗、脉洪大为主要临床表现。在这个基础上出现了暍（张口喘气）、汗出、恶寒，此为邪热，不仅伤阴，而且伤气。故用白虎加人参汤。二是肾气丸，出自《金匮要略·消渴小便不利淋病脉证并治》，"男子消渴、小便反多，以饮一斗，小便一斗，肾气丸主之"。胡老说肾气丸主要药物是附子、桂枝，能振奋机能。如果糖尿病多尿，特别是夜尿多，是肾气亏虚引起的就用肾气丸，但胡老说这种情况不多。

《伤寒论》对消渴病的病因病机及治疗方药除以上描述外，还有以下两段。"寸口脉浮而迟，浮即为虚，迟即为劳，虚则卫气不足，劳则荣气竭"，说明卫气虚可导致消渴。"跌阳脉浮而数，浮即为气，数即为消谷而大坚，气盛则溲数，溲数即坚，坚数相搏，即为消渴"，说明胃气太盛，也可导致消渴。

后世根据伤寒这两段又总结出治疗消渴的两个很好的药。一是消渴伴气虚，症见消渴乏力，脉细无力用黄芪，这时黄芪剂量要大，30克以下不行。二是消渴如果是胃火炽盛引起的，症见口苦、舌苔黄腻、双脉弦滑数，形体肥胖，此时重用黄连，这个方法是全小林院士发现的。目前这种情况很多，有人将黄连用到50克，我至少用20克，这对控制血糖、解决症状确实有效。我用此方法治疗一位甘谷县糖尿病患者，他用胰岛素剂量很大，血糖控制得仍不好，我给他用了20克黄连效果就很好。

气机郁结是导致胃火炽盛的原因，《素问·奇病论》载，"肥者令人内热，甘者令人中满，故其气上溢，转为消渴"。有人经过临床研究发现，四逆散治疗糖尿病有效，该方来源于《伤寒论》（318条），"少阴病，四逆，其人或咳，或悸，或小便不利，或腹中痛，或泄利下重者，四逆散主之"。药物组成为柴胡、白芍、枳实、甘草。

明代名医王肯堂《灵兰要览·渴》云："治渴必须益血，盖血即津液所化，津液既少，其血必虚。"据此有人提出用桃核承气汤治疗糖尿病，该方出于《伤寒论》（106条）："太阳病不解，热结膀胱，其人如狂，血自下，下者愈。其外不解者，尚未可攻，当先解其外；外解已，但少腹急结者，乃可攻之，宜桃核承气汤。"药物组成为桃仁、大黄、桂枝、甘草、芒硝。四逆散和桃核承气汤治疗糖尿病我用得少，大家以后进一步体会。

近代治疗糖尿病有两个方剂。一是消渴丸，方歌：天葛地冬五芍草。药物组成：天冬、葛根、生地黄、麦冬、五味子、白芍、炙甘草。二是苍山合剂，方歌为苍山玄黄地丹葛。药物组成为苍术、山药、玄参、黄芪、生地黄、牡丹皮、葛根。此时黄芪剂量应大。这两个方剂我们对比一下，第一个方剂的作用是滋阴增液。第二个方剂除滋阴增液外，还有益气除湿之作用。

裴老认为糖尿病以阴虚为本，肺燥、胃热、瘀血为标。临证以八纲辨证为纲，脏腑辨证为目。本虚者当以益气养阴、滋养肝肾为法，标实者当以清热、活血为法。病到后期，虚中有实，病情复杂，则宜标本兼顾、攻补兼施。

在中医辨证论治基础上配合西药降糖药物或胰岛素，疗效更佳。糖尿病之肝肾阴虚者，常见症状有口渴多饮、口燥咽干、烦热多汗、腰膝酸软。裴老用六味地黄丸，该方来源于《金匮要略》，药物组成为熟地黄、山茱萸、山药、泽泻、茯苓、牡丹皮。或肾气丸，该方来源于《金匮要略》，药物组成为干地黄、薯蓣、山茱萸、茯苓、泽泻、牡丹皮、桂枝、附子。以上两方常与玉泉散合用，玉泉散来源于《景岳全书》，药物组成为石膏、甘草。此时裴老还有一个玉液汤，方歌为五母天花黄山根，药物为五味子、知母、天花粉、黄芪、山药、葛根。

裴老认为从单药上看，中药降糖作用从强到弱依次为葛根、生地黄、天花粉、麦冬、五味子。当然我体会还有黄连，特别对胃火炽盛效果好。有人用数据挖掘分析的方法得出近年来在治疗糖尿病方药中出现频率最多的为黄芪、五味子、天花粉、麦冬、茯苓、地黄、山药、人参、葛根、黄连、知母、枸杞子、泽泻、山茱萸、黄精、甘草、牡丹皮、红参、丹参。

施今墨临证治疗糖尿病有一方，方歌为糖尿病渴饮无度，浮萍石膏加知母。组成为浮萍、生石膏、知母。其中浮萍从一般教科书上看为解表剂，有发汗解表、透疹止痒、利水消肿之作用，而《神农本草经》上说浮萍"主暴热身痒，下水气，胜酒，长须发，消渴"。所以学好中医药只掌握现有的教科书是远远不够的，要博览群书，钻研古书，特别是中医经典著作。

二、糖尿病周围神经病变

本症以虚为主、以瘀为辅，治疗以补虚为主，辨证使用六味地黄丸、四物汤。化瘀方面辨证使用桃红四物汤、当归四逆汤、黄芪桂枝五物汤，酌加牛膝、木瓜、桑枝、水蛭、三七。湿热下注者用伸山合剂，此方原为裴老治疗痛风性关节炎方，裴老说该方对糖尿病周围神经病变也有效，方歌：伸山菝石当乳没。药物组成为伸筋草、穿山甲、菝葜、络石藤、当归、制乳香、制没药。方中菝葜甘、温，祛风湿、利小便、消肿毒，常用剂量为10～15克。

裴老从清热祛湿角度既治糖尿病周围神经病变又治痛风性关节炎的方剂还

有：①知母黄柏刘灵豆，药物组成：知母、黄柏、刘寄奴、威灵仙、赤小豆。②晚瓜臭汉土丹虎，药物组成：晚蚕沙、木瓜、臭梧桐、汉防己、土鳖虫、丹参、虎杖。③四妙刘寄威灵仙，药物组成：苍术、黄柏、川牛膝、炒薏苡仁、刘寄奴、威灵仙。

裴老用这几个方药治疗湿热下注型糖尿病周围神经病变。还可以用当归拈痛汤，该方来源于《医学启源》，药物组成为当归、羌活、甘草、防风、苍术、知母、猪苓、泽泻、白术、黄芩、葛根、人参、苦参、茵陈、升麻。如果是阴虚生风则有裴老的七石散，组成：生龙骨、生牡蛎、生石膏、寒水石、赤石脂、滑石、桂枝、干姜、生大黄、川牛膝、木瓜、秦艽、威灵仙、当归、生地黄。

糖尿病出现下肢痿软可用裴氏振痿汤。方歌为补血汤后制乳没，元山龙马鹿角鳖，药物组成：黄芪、当归、制乳香、制没药、延胡索、龙眼肉、山药、马钱子、鹿角胶、土鳖虫。阴虚内热者合用清骨散，该方来源于《证治准绳》，药物组成为银柴胡、胡黄连、秦艽、鳖甲、地骨皮、青蒿、知母、甘草。肺阴虚者合用生脉散，该方来源于《医学启源》，药物组成为人参、麦门冬、五味子。肺胃燥热偏盛，常见烦渴多饮、多食易饥、大便干燥、脉洪数有力，裴老用白虎汤。如果患者形体肥胖、脘腹胀满、四肢乏力、大便不爽、口苦、脉滑、舌苔黄腻，裴老则用三黄泻心汤，该方来源于《金匮要略》，药物组成为大黄、黄连、黄芩。还可用大柴胡汤，该方来源于《伤寒论》，药物组成为柴胡、黄芩、大黄、枳实、半夏、白芍、大枣、生姜。肠燥津伤，症见口干、大便干燥，多用麻子仁丸，该方来源于《伤寒论》，药物组成为火麻仁、芍药、枳实、大黄、厚朴、杏仁。可合用生脉散。

糖尿病后期肾阳亏虚，见小便频数、大便干结，则用济川煎。糖尿病阴阳两虚兼夹脾胃气虚，常见尿意频繁、小便清长、朝夕不断、纳差、舌淡不红、苔薄白或润或不润、双脉沉，此所谓糖尿病属虚寒者，裴老每诊此症，必用壮火、补虚、固敛、填精之金匮肾气丸合附子理中丸。

病久必有瘀血，导致脉络不通、肢麻胸痹，可用祝氏降糖方，这是由祝谌予老先生制定的中药降糖方，药物组成为生黄芪30克，生地黄30克，苍术15克，玄参15克，葛根15克，丹参30克，该方从益气养阴活血角度治疗糖尿病。

糖尿病周围神经病变以疼痛为主，辨证为阳虚寒湿者用裴氏单复方。也就是桂枝芍药知母汤合用裴氏复方桑枝汤，桂枝芍药知母汤见于《金匮要略》，原文为"诸肢节疼痛，身体魁羸，脚肿如脱，头眩短气，温温欲吐，桂枝芍药知母汤主之"。

糖尿病周围神经病变以麻木为主者，选用《金匮要略·血痹虚劳病脉证并治》中的黄芪桂枝五物汤。组成为黄芪、桂枝、白芍、生姜、大枣。原文"血痹，阴阳俱微，寸口关上微，尺中小紧，外证身体不仁，如风痹状，黄芪桂枝五物汤主之"。麻木且发凉者参考《伤寒论》"手足厥寒，脉细欲绝者，当归四逆汤主之"。方歌为通草芍草药，桂当细辛。郝万山指出此时用鸡血藤代替通草效果更好，鸡血藤既没有木通之肾毒性，又有养血通痹之作用，药物组成：鸡血藤、川芎、炙甘草、白芍、桂枝、当归、细辛。

中国中西医结合学会对常见恶性肿瘤并发症进行的全国协同研究中也包括了周围神经病变，按中医"同病异治"之原理，在治疗糖尿病周围神经病变时也可以借鉴使用。方案如下，辨证内服中药，气血两虚的用黄芪桂枝五物汤，气虚血瘀者用补阳还五汤，寒凝血瘀者用当归四逆散，阳虚血瘀者用阳和汤。还有一个外洗方，药物组成：川乌、草乌各30克，桂枝20克，细辛20克，红花10克，仙鹤草20克。对周围神经损伤及四肢末端疼痛、麻木、发凉均有较好的治疗效果。对于阴虚血瘀的糖尿病周围神经病变，可以用芍药甘草汤加减，药物组成：白芍30克，生地黄20克，当归20克，川芎20克，桃仁20克，牛膝20克，黄精20克，木瓜15克，枳壳10克，山药10克，甘草6克。水煎服，日一剂，分服。

三、糖尿病肾病

治疗本病首选益肾汤，该方为山西省中医药研究院研制，对各种中医辨证为血瘀型的肾病，特别是糖尿病肾病有很好的治疗效果。糖尿病肾病从中医辨证角度多属于瘀血内阻、邪毒未清。因为糖尿病是代谢性疾病，这就确定了益肾汤在治疗糖尿病肾病中的首选地位，我临床使用也确实有效。方歌：桃红四物益丹根，二花连翘板蓝根。药物组成：桃仁、红花、当归、川芎、生地黄、白芍、益母草、丹参、白茅根、金银花、连翘、板蓝根。

现代人"三高""五高"以及瘀血证较多。我临床使用该方时，对于湿热重者加黄连、黄芩，瘀血重者加三七、水蛭、土鳖虫，尿蛋白多者酌加紫苏梗、蝉蜕、益母草和石韦、葶苈子、白蒺藜、茵陈这两组药。对于热毒重者也有专家用60克以上的石韦，煎后取渣再煎其他药。

裴老还有一个方剂治肾病血尿效果好。从中医辨证上看肾病属阴虚、有热之情况就用此方，方名阿发合剂，方歌阿发煎麦山丹丹。药物组成：阿胶、血余炭、当归、生地黄、麦冬、山药、牡丹皮、丹参。这个方药也可以治疗蛋白尿，只要符合阴虚有热之病机即可。

中医治疗糖尿病肾病除活血化瘀外还有化气行水和清热利湿法。其中化气利水的方剂有瓜蒌瞿麦丸，该方来源于《金匮要略》，原文为"小便不利者，有水气，其人若渴，用瓜蒌瞿麦丸主之"。药物组成为瓜蒌、瞿麦、茯苓、山药、附子。此外真武汤、五苓散、苓桂术甘汤也有使用机会。清热利湿的方剂有猪苓汤，该方来源于《金匮要略》，原文为"脉浮发热，渴欲饮水，小便不利者，猪苓汤主之"。药物组成为猪苓、茯苓、泽泻、滑石、阿胶。此外小陷胸汤、白虎汤也有使用机会。

糖尿病肾病的中医治疗有效，但要在血糖控制良好的情况下才能实现，此时胰岛素的使用也非常重要。糖尿病肾病出现肾衰之治疗参看肾病章节。

四、糖尿病眼病

对于糖尿病眼病，中医治疗方法有活血化瘀、滋阴固肾法，养阴生津、清胃泻火法。其中活血化瘀、滋阴固肾主要用六味地黄丸合桃红四物汤，重用山药、山茱萸。养阴生津、清胃泻火，主要用清胃散，重用黄连、栀子。裴老治疗糖尿病肾病辨证使用逍遥散、桂枝茯苓丸、杞菊地黄丸。此外还有五当大血透骨香，该方药物组成为五倍子、当归、大戟各3克，血竭3克，透骨草15克，香附10克。还有桂枝茯苓导痰行，夏山二二黄连苦，药物组成为桂枝、茯苓、桃仁、牡丹皮、白芍、半夏、山药、黄连、苦参、天南星、枳实、橘红、甘草、竹茹。

五、糖尿病足

糖尿病的中医治疗要辨清标本虚实，把握好局部与整体的辩证统一关系，祛邪与扶正并重，在急性期中医多辨证为湿热炽盛，此时需要以清热解毒利湿为主；而在糖尿病缓解恢复期，多辨证为虚证，兼有血瘀，治疗以扶阳、益气、通络为主。

临床选方用药方面，对于湿热毒盛，筋腐肉烂者，治宜清热利湿，活血解毒。推荐方药四妙勇安汤，该方出自《验方新编》，药物组成及剂量：金银花90克，玄参90克，当归60克，甘草30克。水煎服，日一剂，分两次口服。热甚者加黄连、蒲公英；疼痛剧烈者加延胡索、乳香、没药；对于气血亏虚，湿热内蕴者，方用人参养荣汤合二妙散，其中人参养荣汤出自《三因极一病证方论》，药物组成及剂量为黄芪30克，当归30克，桂心30克，炙甘草30克，橘皮30克，白术30克，人参30克，白芍药30克，熟地黄20克，五味子4克，茯苓4克，远志15克。对于气阴两虚，脉络瘀阻，用生脉散合血府逐瘀汤加味。至于肝肾阴虚，痰瘀阻滞，治法为调补肝肾，化痰通络，用奚氏软坚通络方，该方是奚九一教授创立的，药物组成为海藻、煅牡蛎、蒲黄、垂盆草、豨莶草。可与知柏地黄汤合用。对于脾肾阳虚者可用肾气丸合阳和汤，伴肢端不温，冷痛明显，加制川乌、制草乌、木瓜；伴乏力明显，重用黄芪；伴大便秘结不通，加肉苁蓉、火麻仁；伴痰湿内盛，加白术、苍术、厚朴、石菖蒲。

六、糖尿病皮肤瘙痒

《灵枢·五邪》中说，"阳气有余，阴气不足，则热中善饥"。《医林改错》中说，"元气既虚，必不能达于血管，血管无力，必停留而瘀"。《疡科心得集》中说，"若色赤肿痛者，元气虚而湿热壅盛也"。临床上糖尿病皮肤瘙痒以气阴亏虚为本，湿热、痰浊、瘀血、热毒互结为标。在治疗时首先要控制血糖，这时不仅要控制空腹血糖，而且更要控制糖化血红蛋白，在控制血糖时要以"西医为主、中医为辅"。在临床上遇到皮肤瘙痒并用中药治疗无效的时候，就要想到是否有糖尿病病史，在血糖控制好的前提下，中医治疗应从以下方面入手。

从湿热蕴结入手，临床症见皮肤表面抓痕、血痂、鳞屑及色素沉着，兼有糜烂、流分泌物、瘙痒难忍。舌红苔黄腻、脉滑数者以裴氏龙胆泻肝汤为主，药物组成为龙胆、山栀子、黄芩、茵陈、滑石、木通、生甘草、茯苓、泽泻、车前子，兼血虚者加当归、白芍，血瘀者加川芎，湿热痒甚加白鲜皮、土茯苓、蛇床子、苦参。

糖尿病皮肤痒证属血虚风燥者多病程日久，皮肤粗糙肥厚，表面可有抓痕，颜色暗或色素沉着，治以四物汤加何首乌、鸡血藤，这时用生地黄，不要用熟地黄，熟地黄太腻。

糖尿病皮肤痒证属血热风盛者，表现为皮肤色泽鲜红、瘙痒剧烈、发病急、病程长、心烦易怒、口燥咽干，用犀角地黄汤合四妙散加味。犀角地黄汤来源于《外台秘要》，药物组成为犀角（可用水牛角代替）、牡丹皮、生地黄、芍药。也有人用生石膏、升麻代替犀角，这个我没有试用，用水牛角代替犀角是有效的，我已经用了多次。

糖尿病皮肤损害表现为感染和溃疡的话，治疗就看有无表证，有表证用牛蒡解肌汤，该方来源于《疡科心得集》，药物组成为牛蒡子、薄荷、荆芥、连翘、栀子、牡丹皮、石斛、玄参、夏枯草，体现了《素问·五常政大论》"汗之则疮已"之理论，无表证可用仙方活命饮，该方来源于《校注妇人良方》，药物组成为白芷、浙贝母、防风、赤芍、甘草、皂角刺、穿山甲、天花粉、乳香、没药、金银花、陈皮、当归尾。

第二十二章

五官病

本章五官病包括鼻病、耳病、眼病等，口腔病在另一章论述。

第一节　鼻病

鼻病常表现为鼻塞、鼻流涕、鼻疼痛、鼻干、鼻怕风（过敏性鼻炎）、鼻腔发痒、鼻口三角区病变等。

一、鼻塞

鼻塞是急、慢性鼻炎最常见的症状，我拟定了复方苍耳子散，这个方子是在苍耳子散基础上加味而成的，方歌为苍耳子散黄蝉苏，药物组成为苍耳子、辛夷、薄荷、白芷、炙麻黄、蝉蜕、紫苏梗。方中辛夷、苍耳子芳香开窍，为主要药物。辛夷至少用到 10 克，苍耳子用到 6 克，必须包煎。加麻黄辛温走表，《滇南本草》说麻黄"治鼻窍闭塞不通，香臭不闻……肺寒咳嗽"。而蝉蜕质轻上浮，入肺走鼻，能疏散风热，通窍。紫苏梗能宽胸利膈，顺气。临证使用时要注意鼻涕。若鼻涕清多为虚寒，加防风、白术；若鼻涕浊多为风热，加菊花、桑叶；鼻涕脓多为热毒，加黄芩、鱼腥草。鼻塞可用苍耳子打末，涂香油少许，放入鼻孔。或可用中成药滴通鼻炎水喷雾剂外喷，西药布地奈德鼻喷雾剂外喷。中药鹅不食草有类似作用，该药有疏风、通窍、宣肺作用。国医大师张志远认为桑白皮通鼻窍效果好，比鹅不食草有效。

二、鼻疼痛

鼻疼痛中医认为是阳明热证，确切地说是阳明表证，经曰"葛根浮长表阳明，缘缘面赤额头痛，发热恶寒身无汗，目痛鼻干卧不宁"，阳明表证时间很短，两天左右。临床上治疗鼻疼痛分外感和内伤。外感者多有太阳表证，也可以按阳明病随证治之，可首选柴葛解肌汤。该方来源于《伤寒六书》，方歌：柴葛解肌芷桔羌，膏芩芍草枣生姜。恶寒渐轻里热重，解肌清热此方良。此外葛根芩连汤、五味消毒饮、白虎汤也有使用机会。内伤者主要从泻肝、肺、胃三经之火治疗。泻肝经之火用龙胆泻肝汤，该方来源于《医方集解》，药物组成为龙胆草、黄芩、山栀子、泽泻、木通、车前子、当归、生地黄、柴胡、生甘草。泻肺经之火用千金苇茎汤，该方来源于《外台秘要》，药物组成为苇茎、薏苡仁、桃仁、冬瓜子。泻胃经之火用清胃散，该方来源于《脾胃论》，药物组成为升麻、黄连、当归、牡丹皮、生地黄。临床常合用五味消毒饮，裴老用上五味消毒饮，药物组成为金银花、连翘、半枝莲、白花蛇舌草、夏枯草。裴老认为金银花、连翘长于清上焦之热，而蒲公英、败酱草长于清中、下焦之热。全国名中医张志明在这种情况用二花后下，更取性辛味。在鼻腔疼痛时苍耳子散只作为引经药。裴老治疗鼻病常用药是蔓瓜枳桔苍耳辛，也就是蔓荆子、瓜蒌、枳壳、桔梗、苍耳子、辛夷。这也是治疗许多鼻病的基础方。

三、鼻干

鼻腔干燥不能使用苍耳子散，以免辛燥伤阴，要从养阴、润肺角度治疗。辨证选择养阴清肺汤，该方来源于《重楼玉钥》，药物组成为生地黄、麦冬、生甘草、玄参、贝母、牡丹皮、薄荷、炒白芍。还可用百合固金汤，该方来源于《医方集解》，药物组成为生地黄、熟地黄、麦冬、百合、芍药、当归、贝母、生甘草、玄参、桔梗。此外五味消毒饮、泻白散、清胃散、龙胆泻肝汤、黄连解毒汤都可以辨证使用。鼻干也可以合并鼻涕多，可在上方基础上加生薏苡仁。外邪也可以导致鼻干，有时可酌用柴葛解肌汤、桑杏汤、清热救肺汤。

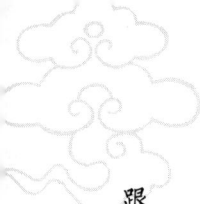

四、过敏性鼻炎

对于过敏性疾病，国医大师王琦认为中药灵芝、蝉蜕可以治疗。其中蝉蜕疏风清热，透疹止痒，灵芝调节免疫功能，从中医角度它有补益气血、宁神安神之效。两药相合可以治疗一切过敏性疾病，如过敏性结肠炎可与乌梅丸合用。过敏性鼻炎多遇风遇寒加重，这种情况在临床上最常见。可审证求因给予中药麻桂合剂，该方为裴老的自拟方，药物组成为麻黄、桂枝、白芍、杏仁、生石膏、羌活、独活、防风、大枣、甘草。还可用玉屏风散加味，该方来源于《究原方》，药物组成为防风、黄芪、白术。前者针对寒，后者针对风。营卫不和者可用桂枝汤加味；肺气虚者可用补中益气汤；脾气虚者可用四君子汤。从病程上看，过敏性鼻炎新病多用桂枝汤，小青龙汤；久病用玉屏风散，补中益气汤。

还有一种鼻炎，既有外寒，还有里热，表里俱实，用防风通圣散，该方来源于《宣明论方》，方歌为硝滑芍，黄桔当术大石翘，荆山川荷防麻黄，药物组成：芒硝、滑石、白芍、黄芩、桔梗、当归、白术、大黄、石膏、连翘、荆芥、生甘草、山栀子、川芎、薄荷、防风、麻黄。我用防风通圣散治疗饮酒后鼻塞效果好，因为酒为湿热，而防风通圣散针对湿热效果好。

五、鼻涕多

鼻涕多，临床多见流清涕，《秘传证治要诀及类方》说："清涕者，脑冷肺寒所致。"我的体会是用小青龙汤这类方剂效果好。《伤寒论》（40 条）提出小青龙汤证的病机为"伤寒表不解，心下有水气"。小青龙汤中的干姜、细辛、五味子、半夏，就能消除肺中之水气，水属湿又为极寒之物。从西医学角度看，这四味药能抑制副交感神经，所以在《伤寒论》40 条提到小青龙汤能治"小便不利，少腹满"。有一位牛姓女患者，经常流清涕，打喷嚏，多汗，痰多质清，我用荆防败毒散、玉屏风散治疗效果不明显，后用了厚朴麻黄汤效果很好，厚朴麻黄汤与小青龙汤方义大同小异。若鼻涕稠黄可用黄芩滑石汤，该方来源于《温病条辨》，药物组成为黄芩、滑石、茯苓皮、猪苓、大腹皮、白蔻仁、通草。气虚用补中益气汤、玉屏风散，对于鼻涕倒流本人用麻桂合剂加干姜、细辛、五味子、半夏，再加丁香、柿蒂、陈皮，合苍耳子散。这个方子我用了几例，效果好。

六、鼻痒

《素问·至真要大论》载："诸痛痒疮，皆属于心。"中医认为痒证属热最多，用裴老的止痒七药有效，药物组成为白鲜皮、土茯苓、蛇床子、茵陈、苦参、蝉蜕、何首乌，有时要与五味消毒饮合用。蔓荆子、葛根、藁本对这种情况有很好的治疗效果。苍耳子、辛夷在这里起到引经药的作用，用量也不宜大。在临证上还可辨证给予清肺热、养肺阴、泻肝火、泻胃火之法，有时还要祛湿。

七、鼻窦炎

《素问·气厥论》载："胆移热于脑，则辛颏鼻渊，鼻渊者，浊涕下不止也。"治疗以复方苍耳子散为基础，鼻流清涕遇寒加重加防风、白术，并与裴氏川芎茶调散合用（裴老的川芎茶调散组成：川芎、白芷、细辛、羌活、独活、防风）。鼻流浊涕遇热加重加桑叶、菊花，并与芎芷石膏汤合用，芎芷石膏汤来源于《医宗金鉴》，药物组成为川芎、白芷、石膏、藁本、菊花、羌活。涕脓者加黄芩、鱼腥草。

张炳秀老中医治疗鼻窦炎，药用辛夷10克，苍耳子10克，白芷20克（注意张老治鼻病用大剂量白芷），薄荷10克（后下以保其性辛香），细辛6克，川芎10克，山栀子10克，藿香10克，石菖蒲10克。其中藿香、石菖蒲二药芳香化浊以通鼻窍。在临证时若鼻塞严重则加荜茇，该药"辛燥、香辣、疏泄"；鼻道干燥者加生地黄、女贞子、墨旱莲；流清涕、苔薄白加白芥子、紫苏子、茯苓、白术。

第二节　耳病

一、耳、鼻、咽部位的慢性炎症

耳、鼻、咽部位有时会出现红肿疼痛，裴老认为这是慢性炎症。裴老用他的经验方蔓瓜合剂治疗，方歌蔓瓜枳桔龙胆四，感冒药中苍耳子。药物组成为蔓荆子、瓜蒌、枳壳、桔梗、龙胆、栀子、黄芩、茵陈、苍耳子。根据寒、热再加风寒感冒的麻黄、桂枝、荆芥、防风，风热感冒之桑叶、菊花、薄荷、连翘。这个方药本人临床反复用过，它对口、鼻、耳、咽部的疼痛不适很有效。这个方子与普济消毒饮很相似，普济消毒饮是治疗热毒互结于颌下的大头瘟的，它的作用部位在蔓瓜合剂所治部位的下面，相当于颌下腺、腮腺这些位置。对于面部三叉神经痛，施今墨老前辈有一个方子，方歌为三叉神经痛僵蚕，芍芷草辛生地黄，药物组成为僵蚕、白芍、白芷、甘草、细辛、生地黄。但这个病只用中药口服治疗效果有限，有时还要配合其他治疗。

二、耳鸣

1. 从补肾入手

有两个方剂，耳聋左慈丸和朱砂神龟五石六合剂。前方是六味地黄丸加柴胡、蜂蜜、磁石，该方来源于《小儿药证直诀》。后方是裴老经验方，药物组成为朱砂1.5克，神曲，龟甲，五石是石斛、石菖蒲、磁石、石莲子（具有清湿热、开胃气、宁心神、涩精止泄之功效）、石牡蒿（具有清热凉血、解毒之功效），六是六味地黄丸。二方相比，耳聋左慈丸是在补肾阴基础上加磁石以重镇，全方以补肾为主。而朱砂神龟五石六合剂则有潜阳、镇静、滋阴的作用，作用全面。

2. 从化瘀治疗

常用于动脉硬化、血瘀证导致的耳鸣，治疗常以血府逐瘀汤、通窍活血汤为基础。血府逐瘀汤常加僵蚕，有寒象者加麝香0.06～0.1克，但裴老说麝香太辛，不能入汤剂，只可入散剂，入汤剂时可用胆南星、石菖蒲、细辛代替。有热象者加冰片0.03～0.1克。化瘀、补肾治耳鸣是目前中医治疗耳鸣的两大方法，化瘀用于实证，主要是血瘀证，当然实证也有痰浊、湿热。补肾用于虚证，本病临床多为本虚标实，这时用朱砂神龟五石六合剂的机会更多。瘀血耳鸣只化瘀不行，还要破瘀，红花用到10克，还可酌加土鳖虫、僵蚕、水蛭、冰片。

3. 从祛痰治疗

用导痰汤即二陈汤加枳实、天南星，该方来源于《济生方》。有热象加黄连，即为黄连温胆汤。在化瘀和祛痰时，可加蝉蜕、蔓荆子、薄荷这些质轻上升的药物。但还要用磁石、生龙骨、生牡蛎这些质重下沉的药，临床要"一人一方，一时一方"，不可偏执。

4.从祛风治疗

主要针对外感引起的耳鸣，有两个治疗思路。一是裴老白桂当合剂，主要用于外感后耳鸣，药物组成为白芥子、白花蛇（也可用乌梢蛇）、桂枝、当归、石菖蒲、胆南星、细辛；如果是中耳炎有脓者合并仙方活命饮，托里治毒；局部发痒并有肝胆实热则用龙胆泻肝汤，酌加蝉衣、防风。二是王新志教授从邪客少阳角度选用小柴胡汤合磁朱丸加味，磁朱丸来源于《千金要方》，药物组成为磁石、朱砂、六神曲。

三、脑鸣

脑鸣与耳鸣在症状上相互重叠，病机上相互交叉，从近年来中医名家对脑鸣的辨证治疗思路上看，脑鸣辨证以脏腑虚实为刚，血瘀痰热为目，其关键病机是肾精不足，次要病机是瘀血内阻、肝阳上亢、心脾两虚、痰浊闭窍、痰热扰神。脑鸣和耳鸣是临床上治疗效果不能使人满意的疾病，西医目前无理想的方法。中医在用药物治疗的同时还要结合针刺等治疗手段，做好患者的心理调养。中药治疗从以下角度入手。

1.髓海空虚者除脑鸣外尚有头晕、乏力、记忆力下降、头重目眩等肾虚证表现。肾阴亏虚用左归丸，该方来源于《景岳全书》，药物组成为熟地黄、山药、山茱萸、枸杞子、鹿角胶、菟丝子、牛膝、龟甲胶。相比于耳聋左慈丸，左归丸中有鹿角胶、龟甲胶这些血肉有情之品，补肾阴益精血作用更强，但潜阳力稍差。肾阳亏虚用右归丸，该方来源于《景岳全书》，药物组成是左归丸去牛膝、龟甲，加附子、肉桂、杜仲、当归。以上均可加墨旱莲、女贞子以肝肾同补。

2.瘀血内阻之脑鸣治疗大法与瘀血内阻之耳鸣相似，但更要加强补肾和破瘀力量。

3.肝郁气结者，用柴胡疏肝散、逍遥散酌加活血之郁金，安神之酸枣仁、磁石、朱砂，潜阳之生龙骨、生牡蛎，泻火之龙胆、栀子、黄芩、茵陈。

4.心脾两虚，以头晕、乏力、失眠、纳差为辨证要点，用归脾丸。

5.治疗痰湿阻络，经方有导痰汤，时方裴老有一方，方歌为芍药菊花远双石，凉膈四味苦丁茶。药物组成为赤芍、菊花、远志、石菖蒲、磁石、栀子、黄芩、连翘、薄荷、苦丁茶。方中栀子、黄芩、连翘、薄荷是凉膈散中的主要药物，又称凉膈四味。

6.痰热上壅、湿热可以导致耳鸣、脑鸣。湿热或者痰热，当湿大于热时或仅有痰湿无热，用导痰汤，即二陈汤加枳实、天南星。湿热兼有用黄连温胆汤。热大于湿时用内疏黄连汤，该方来源于《素问病机气宜保命集》，药物组成：黄连、黄芩、大黄、连翘、栀子、木香、槟榔、薄荷、桔梗、芍药、当归、甘草。该方在清热方面重用黄芩、黄连、黄柏，其次还有栀子、连翘、大黄。在以上几个祛湿化瘀药方中都可加胆南星、石菖蒲，可以再加青礞石、海浮石。治耳鸣、脑鸣除补肾、化瘀外，还要清热化痰。青海省民和有一位50岁男性患者，长期饮酒，有高血压、高血脂基础病，脑鸣三年，饮酒后加重，伴口苦，我给予清热化痰、活血开窍之品有效。除以上方法外，还有从瘀治疗，"久病必瘀""顽病必瘀"，可选通窍活血汤加味、血府逐瘀汤加味。

第三节　眼病

中医学认为，眼病与肝关系最密切，其次与肾、脾、肺也有关。从目前来看，中医药对视力疲劳、眼睛干涩（干眼病）效果好，对自免性眼病、视网膜血管病、眼睑下垂也有效。裴老认为中医治疗目病有四大方剂：麻杏石甘汤、逍遥丸、杞菊地黄丸、桂枝茯苓丸。在治疗内眼病时以桂枝茯苓丸为基础，这时裴老又衍生了两个方剂。一是桂枝茯苓导痰行，夏母合夜黄蝉参。药物组成：桂枝、茯苓、桃仁、牡丹皮、白芍、半夏、陈皮、炙甘草、枳壳、胆南星、夏枯草、知母、合欢皮、何首乌、黄芩、蝉蜕、丹参。二是桂枝茯苓两车砂，白菊明目谷精花，药物组成：桂枝、茯苓、桃仁、牡丹皮、白芍、海藻、昆布、车前子、夜明砂、白蒺藜、菊花、草决明、木贼、谷精草、密蒙花。方中夜明砂为蝙蝠的粪便，具有清肝明目、散瘀消积之功效。谷精草为解表药，能疏散风热，明目退翳。密蒙花则有清热泻火、养肝明目的功效。以上三方针对内眼病，治疗外眼病以麻杏石甘汤为主。

一、视力疲劳

主要从以下角度治疗。

1.肝肾亏虚表现为视力疲劳、头晕乏力、腰膝酸软，主方是杞菊地黄丸，该方出自《医宗金鉴》，是在六味地黄丸基础上加祛风热之菊花、补肝肾之枸杞子。有热者加白菊明目，主要用白蒺藜、菊花、石决明、木贼这四味药。还有一自拟方，方歌为三补又二子，车麻蔓荆子。药物组成为熟地黄、山药、山茱萸、菟丝子、枸杞子、车前子、升麻、蔓荆子。

2.气血两虚型，表现为视力疲劳，喜闭目，主方八珍汤，该方出于《瑞竹堂经验方》，由四君子汤、四物汤组成，为气血双补之剂，在治疗视力疲劳时，可加五味子、枸杞子、菟丝子、覆盆子、车前子。血虚突出者可用五子四物汤治疗，该方来源于《审视瑶函》，药物组成为五味子、车前子、枸杞子、菟丝子、覆盆子、生地黄、当归、白芍、川芎。

3.肝郁型，表现为视力疲劳、心情不佳、乏力纳差，主方为逍遥散，有虚加枸杞子、女贞子，也可酌加车前子、升麻、蔓荆子。

4.裴老用疏肝健脾法治疗视力疲劳。裴老认为，视力疲劳包括干眼病，与人体对一些微量元素吸收障碍有关，而现代人压力大又加重了这个症状，中医应该用疏肝健脾的方法。在这种情况下，裴老首选胆胰合症方与半夏泻心汤。其中胆胰合症方疏肝健脾，再加半夏泻心汤加强了健脾和胃、调理中焦的作用。我在临床上经常看到裴老用这个方子，效果很好，这个方法也体现了中医整体观的优势。

二、双目干涩

从中医整体观出发，干眼病可从脾、胃、肝三脏调治，其中脾胃为后天之本，运化水谷精微。肝开窍于目，裴老常用半夏泻心汤、香砂六君子汤及胆胰合症方治疗干眼病。西医方法则是补充叶黄素。

肺燥伤阴，还要补益精血和滋阴润燥，在补益精血方面有六味地黄丸、四物汤，滋阴润燥方面主要有清燥救肺汤，该方来源于《医门法律》，方歌为甘苏人阿石杷杏仁麦（给）麻桑，药物组成：炙甘草、桑叶、人参、阿胶、石膏、枇杷叶、杏仁、麦冬、胡麻仁。对视力疲劳或者双目干涩者配合使用西医玻璃酸钠眼药水外用,有炎症者用左氧氟沙星眼药水外用,局部热敷。朱洪文老中医有一个茵陈防己汤,可治疗春季卡他性结膜炎及一切过敏性眼炎、眼睑湿疹。

裴老治疗干眼病还有以下方剂:

1. 半钩柴草大黄鹤,公鸡赤草金蝉多。药物组成:半夏、钩藤、柴胡、生甘草、大黄、仙鹤草、蒲公英、鸡内金、赤芍、夏枯草、金银花、蝉蜕。

2. 金花生贼车砂草,当归白芍加柴胡。药物组成:金银花、生甘草、木贼、车前子、砂仁、夏枯草、当归、白芍、柴胡。

三、自身免疫性疾病合并视力下降、双目干涩

可用传统方剂逍遥散(该方来源于《太平惠民和剂局方》,药物组成为甘草、当归、茯苓、白芍药、白术、柴胡)酌加四物汤、五味消毒饮。眼睛干涩是干燥综合征的主要表现,裴老有两个经验方,这两个方子特别是第一个方子,我在临床使用有效。第一个方歌为三蓄增液断肠草,药物组成为菟丝子、淫羊藿、牛膝、生地黄、麦冬、玄参、川续断、萆薢。用于阴虚兼有阳虚的情况,此为主方。第二个是仙茅灵脾参丹郁,桂枝桃红四物鸡,药物组成为仙茅、淫羊藿、丹参、牡丹皮、郁金、桂枝、桃仁、红花、当归、川芎、白芍、生地黄、鸡血藤,用于血瘀阳虚的情况。

四、视网膜血管瘤

裴老常用经方桂枝茯苓丸活血化瘀以治疗本病。还有他自己的经验方五当大血透骨香,药物组成为五倍子、当归、大戟、血竭、透骨草、香附。大戟属峻下逐水药,能泻水逐饮,消肿散结,剂量2～3克;血竭为活血祛瘀药,能活血散瘀止痛,生血生肌敛疮,常用1～1.5克;透骨草属祛风湿药,能祛风除湿、舒筋活血、散瘀消肿、解毒止痛,常用10～15克。

五、眼睑下垂

　　裴老说该病中医治疗有效，但需长期服药，可以做成水丸。裴老认为眼睑下垂多伴有性激素缺乏，女性可用裴老之增雌合剂。男性可用桂附八味丸、补中益气汤加大（云）杜（仲）仙（鹤草）枸（杞子）菟（丝子）天（巴戟天）补骨脂。

第二十三章
皮肤与毛发疾病

该章包括皮肤痒证、痤疮、色斑和脱发的中医诊疗。

一、皮肤痒证

《素问·至真要大论》提出"诸痛痒疮,皆属于心",说明皮肤痒证、疮痛大多与心火过亢有关,属于热证。据此裴老制定了止痒七药。药物组成:土茯苓、白鲜皮、蛇床子、苦参、茵陈、蝉蜕、首乌藤。这七味药清热、解毒、止痒,作用专一。这个方子我用了多次,对阳证、热证的痒证,包括妇科痒证,内服、外洗效果都很好。对于女性外阴发痒、白带不多,裴老有另外一个方药,方歌为土地冬车苦,甘草四(物)二(妙)槟。药物组成为土茯苓、地肤子、忍冬藤、车前子、苦参、甘草、生地黄、当归、白芍、川芎、苍术、黄柏、槟榔。阳证、热证的皮肤痒证又包括血热和风热,其中血热痒证青年多见,夏季多见,因烦躁或过食辛味导致瘙痒严重多用凉血清热止痒法,用朱仁康大师的止痒息风汤,方歌为无芎四物参丹皮,蒺藜龙牡生甘草。药物组成为当归、赤芍、生地黄、玄参、牡丹皮、白蒺藜、生龙骨、生牡蛎、生甘草,方中当归、赤芍养血,生地黄、玄参、牡丹皮清热。风热痒证为外感风热之邪,春夏多发,症见痒无定处,得寒则减,搔抓不止,皮肤肥厚呈苔藓样变,故治以搜风清热,败毒止痒。方用乌蛇驱风汤,该方来源于《朱仁康临床经验集》,方歌为荆防乌蛇白二黄、银翘羌活草蝉衣。药物组成为荆芥、防风、乌梢蛇、白芷、黄连、黄芩、金银花、连翘、羌活、甘草、蝉蜕。该方针对风热引起的皮肤瘙痒。其中白芷属辛温药,它的作用是引药达表,我临证常用防风即可。对风热引起的皮肤痒证,裴老也有一个方药荷连汤,方歌为荷连山、白地风,药物组成为荷叶、连翘、山栀子、白鲜皮、生地黄、地肤子、防风。我体会在甘肃,特别在冬天,血虚兼有燥者多,可酌加滋肺阴药，或直接用百合地黄汤、清燥救肺汤。外涂维生素E润肤膏，或精油外涂、推压。这样内外兼治效果好。

风寒犯表也可以引起痒证，用桂枝麻黄各半汤。此方来源于《伤寒论》（23条）。"太阳病，得之八九日，如疟状，发热恶寒，热多寒少，其人不呕，清便欲自可，一日二三度发。脉微缓者，为欲愈也；脉微而恶寒者，此阴阳俱虚，不可更发汗、更下、更吐也；面色反有热色者，未欲解也，以其不能得小汗出，身必痒，宜桂枝麻黄各半汤。"桂枝麻黄各半汤由麻黄、杏仁、桂枝、白芍、生姜、甘草、大枣组成。这种情况就是小邪闭郁不解，则非麻黄汤所能解；身痒而不痛，且病程既久，营卫亦虚，也非桂枝汤之所宜。病情虽然不重，但病机相对复杂，只有将麻黄桂枝二方合用，减少药量，特别要减少麻黄、桂枝的用量，方能切合病性。从这里我们也看出中药剂量之奥妙，该大则大，该小则小。

也有既肾阳本虚，又伤风之痒证，恩师裴老有一方，方歌为仙茅仙灵巴戟天，桂附六味鹿角兼，荷连山、白地风。药物组成为仙茅、淫羊藿、巴戟天、桂枝、附子、生地黄、山药、山茱萸、茯苓、泽泻、牡丹皮、鹿角、荷叶、连翘、山栀子、白蒺藜、白鲜皮、白茅根、生地黄、防风。这个方子二十味药，临证时可适当简化。

临床上往往看到许多痒证是表里同病的，中医治疗也要表里同治。这种情况有两个方药，一是消风散，该方来源于《外科正宗》，方歌为当知木通石麻防牛草，（李）苦蝉苍荆地，药物组成为当归、知母、木通、生石膏、麻仁、防风、牛蒡子、甘草、苦参、蝉蜕、苍术、荆芥、生地黄。该方融养血、祛风、清热、祛湿为一体，用于血虚又有风、湿、热之痒疹、荨麻疹。二是防风通圣散，该方来源于《宣明论方》，方歌为硝滑芍，黄桔当术大石翘，荆山川荷防麻黄。药物组成：芒硝、滑石、白芍、黄芩、桔梗、当归、白术、大黄、生石膏、连翘、荆芥、山栀子、川芎、薄荷、防风、麻黄。本方证多由于外感风寒、内有郁热所致，特点是表里俱实，治疗以发汗达表、疏风清热为主。方中防风、荆芥、薄荷、麻黄轻浮升散，解表散寒，使风热从汗出而散之于上。大黄、芒硝破结通幽，使邪气从大肠而去，滑石使邪气从膀胱而出。

痒证也有虚证，主要是血虚无以润肤，多见于老年人，多见皮肤干燥、脱屑，如糠似秕，搔之不断，遍布血痂抓痕，经年累月，皮肤呈苔藓样改变。治宜养血润燥，祛风止痒。方选养血润肤饮，该方也是朱仁康老先生之方。方歌为无川桃红黄二冬，黄芩升麻天花粉。药物组成为当归、白芍、生地黄、桃仁、红花、黄芪、天冬、麦冬、黄芩、升麻、天花粉。该方主要针对阴血亏损、血不润肤者。这种情况也可用养血润肤膏外涂，同时患者应多吃甘润之品，少食辛辣之物。还有一个是针对阴血亏虚，兼有湿毒的，裴老的苓泽合剂，方歌是苓泽蝉蛇皮、黄土理玄丹，药物组成为茯苓、泽泻、蝉蜕、乌梢蛇、牡丹皮、黄柏、土茯苓、生地黄、当归、玄参、丹参。苓泽合剂方证的病机较养血润肤膏复杂，它既有血虚，又有湿毒，临床当详辨之。在裴老、朱仁康二位老先生的治痒方中经常出现乌梢蛇这味药，乌梢蛇又名乌蛇，它有祛风湿、通经络之作用，治疗"风瘙瘾疹疥癣、皮肤不仁，顽痹诸风"。

此外还有一些特殊的皮肤瘙痒。

1. 荨麻疹的治疗

荨麻疹临床表现为痒疹此起彼伏，反复无常，属于中医的风疹，中医有"治风先治血，血行风自灭"之说。

从血治风是中医治疗荨麻疹的首要方法。从血治疗包括凉血、补血、活血。凉血用于五志化火、血热生风或药物过敏，药毒化热入血的荨麻疹，症见斑丘疹、色鲜红，抓后出现红色条索状皮疹，周身均发生。治宜清热凉血，消风止痒。用消风散，该方出自《外科正宗》，方中以当归、生地黄、胡麻仁养血活血，荆芥、防风、牛蒡子、蝉蜕辛散透表，疏风散邪，前一组药体现血行风自灭，后一组药体现风去痒自止。再加苍术祛风燥湿，苦参清热燥湿，木通淡渗利湿，三药为湿而设。生石膏、知母为热邪而用，口干热重者加金银花、连翘清热解毒，湿热重者加地肤子、车前子清热利湿，血分热重加生地黄、赤芍、紫草清热凉血。

养血多用于气血不足、复感风邪者，症见疹块色淡、日久不愈，伴有全身气血不足表现。用当归饮子养血祛风，益气固表，该方来源于《重订严氏济生方》，方歌为荆防四物黄白黑，药物组成为荆芥、防风、当归、白芍、川芎、生地黄、黄芪、白蒺藜、何首乌、生甘草。活血多用于瘀血阻滞经络所致痒证，它的临床表现是疹和痒都出现在身体受压部位、疹色暗红、成片出现，治宜活血通络，消风止痒。方用活血祛风汤，该方亦为前辈朱仁康的方子，方歌为桃红当芍荆蝉白，药物组成为桃仁、红花、当归、赤芍、荆芥、蝉蜕、白芷。从血分治疗荨麻疹之痒，关键是辨虚实，看全身是否有气血两虚症状及痒的部位，这个方法临床非常好用。

风疹病变不在血分的话，就要考虑到外感风邪致病，"风盛则痒"，又有风寒、风热之别。风寒用桂枝麻黄各半汤。风热用消风清热饮，该方也是前辈朱仁康之方药，药物组成为荆芥、防风、当归、赤芍、浮萍、蝉蜕、大青叶、黄芩，蝉蜕具有祛风热、宣肺、定痉、止痒作用，热性痒证包括血热、风热常用。荨麻疹瘙痒严重者可以加用裴老的止痒七药。

荨麻疹有胃肠积热表现者，从清除胃肠积热角度治疗，方用防风通圣散。临床有一个少见的、严重的皮肤病叫红皮病，它是以皮肤发红、灼痛、脱屑、发痒为主要表现，治疗上根据每一个患者的临床表现给予清营凉血、解毒护阴，或滋阴养血、解毒润肤，或行气化瘀、清解余毒治疗。

2000年某患者一次外感后四肢及阴部红肿，发痒，心中烦躁，我开了小柴胡汤加止痒七药，效果不显，我把该病历向裴老汇报，裴老认为可以用苍防薏牛通，五味苏木龙。组成为苍术、防风、生薏苡仁、牛膝、木通、苏木、地龙。该患者由于经济条件未做进一步检查，现在回想起有可能就是红皮病。

2.靶向、免疫药物引起的皮肤红疹，发痒

恶性肿瘤的治疗目前进入免疫和靶向时代，免疫药物、靶向药物的不良反应总体来讲比放疗、化疗小得多。但它有一些不良反应，其中皮疹、瘙痒是主要的不良反应之一。从中医上看，这种皮疹、瘙痒多为热毒所致。主要用清热解毒，内服外用结合的方法。我临床常用一方，它的方歌为金花公地，黄花土皮。药物组成为金银花、野菊花、蒲公英、生地黄、紫花地丁、黄柏、天花粉、土茯苓、牡丹皮。临床根据具体情况加减辨证，内服外用结合效果很好。

二、痤疮

（一）病因病机及辨证方法

中医认为痤疮多为素体阳热偏盛，再加上青春期生机旺盛，营血日渐偏热，血热外溢，或过食辛甘厚味，脾胃湿热，郁于体表，也有少部分为卫气亏虚，营卫不和引起。

治疗先从面部痤疮部位进行辨证。额属心，鼻属脾，颊属肺。再从痤疮颜色进行辨证。黑色粉头湿大于热，赤色粉头热大于湿，粉头内陷属阴亏。结合舌脉及伴随症状，痤疮临床可分四型。

（二）辨证分型

1.肺经蕴热

以清肺热为主。首选枇杷清肺饮，该方治疗痤疮一直为后世医家所推崇。该方来源于《医宗金鉴》，药物组成为枇杷叶、桑白皮、黄连、黄柏、人参、生甘草，其中黄连、黄芩要大剂量，可用到20克。中医认为热聚则为毒，我治疗痤疮常用清热解毒药，有一个自拟方，方歌为五味赤地白蝉皮，药物组成为金银花（一般用到30克以上，后下）、连翘、紫花地丁、野菊花、半枝莲、白花蛇舌草、夏枯草、赤芍、生地黄、白鲜皮、蝉蜕、牡丹皮。此方临证效果也好。

2.表虚

营卫不和用荆防败毒散，用于痤疮全身热象不明显，甚至有阴阳气血俱虚、肺经气虚等有虚的情况。方用荆防败毒散，方歌：荆防败毒参苓草，二胡二活姜桔薄。药物组成为荆芥、防风、茯苓、甘草、柴胡、前胡、羌活、独活、枳壳、川芎、桔梗。卫阳不足，全身有阳虚症状，痤疮反复，粉头内陷，也有用麻黄附子细辛汤之机会，但这种情况比较少，我没有遇到过。

3.脾胃湿热

症见痤疮，皮肤油腻，有结节，或伴口臭、便秘、尿赤。用芩连平胃散，该方来源于《外科证治全书》，药物组成为黄芩（方中无黄芩，疑脱）、黄连、苍术、陈皮、茯苓、生甘草、厚朴。方中黄芩、黄连清热，平胃散祛湿。

4.血瘀阻结

症见痤疮经久不愈，坚硬疼痛，色暗不鲜，有瘢痕及色素沉着。用桃红四物汤加三黄，也就是在桃红四物汤基础上加大黄、黄连、黄芩。

以上诸型如果出现痒的情况，都可以与止痒七药合用。止痒七药为裴老所创，对风热痒证临证使用效果明显。药物组成：土茯苓、蛇床子、苦参、白鲜皮、蝉蜕、茵陈、何首乌。痒为阴血亏虚，兼有湿热则用土地合剂，方歌为土地冬车苦，甘草四二槟，药物组成为土茯苓、地肤子、麦冬、车前子、苦参、甘草、当归、川芎、白芍、苍术、黄柏、槟榔。

（三）名家经验治疗痤疮

顾伯华前辈治疗痤疮用芩连消毒饮，药物组成：黄芩、黄连、栀子、大黄、金银花、连翘、野菊花、半枝莲、紫花地丁、赤芍。顾老这个方子的思路就是将清热泻火与清热解毒熔于一炉，动火易发者加草河车、僵蚕（有息风之功）；脓成者加苍耳子、桔梗；邪热伤阴去黄芩、黄连，加沙参、麦冬、芦根。该方中野菊花、紫花地丁均有清热解毒、消痈排脓之效，也可酌加芦根。同时可配合西药外用，注意平时少看手机、少吃辛辣食物、少用化妆品，保持情绪稳定，均有利于痤疮的治疗。

三、色斑

随着社会进步，色斑之治疗日益引起人们特别是女性的重视，西医治疗色斑主要是激光祛斑，一则疗效有限，二则不能改变患者整体状况，有"头痛医头，脚痛医脚"之弊。

中医治疗色斑有一定优势，中医认为色斑总体属于肝郁气滞，络脉闭塞，或肝肾不足，血不上荣，或瘀久化热所导致，治疗上选用如下方剂。

1. 加味逍遥散

该方是我临床经常使用的方剂，方歌为逍遥桂三白，桃红无生地，药物组成：柴胡、白芍、当归、白术、茯苓、桂枝、葱白、白芷、白芥子、桃仁、红花、川芎。用于肝郁、血瘀、寒阻经脉之色斑，郝万山认为逍遥散中薄荷可用桂枝代替，该方偏于温通，在这种情况下桂枝更为合适。方歌中三白是白芷、白芥子、葱白，与桂枝一样属于温通之品。色斑属阴湿之邪，要温通，故桃红无生地黄以防滋腻。还有一位国医大师用生姜治斑，也是这个思路。

2. 通窍活血汤

该方来源于《医林改错》，用于治疗瘀血色斑。组方为桃仁、红花、赤芍、川芎、麝香、老葱、红枣、鲜姜，其中麝香辛温通络，对于寒瘀效果好。裴老认为麝香太辛太热，不能以汤剂入口，临证可用细辛、胆南星、石菖蒲代替。对于血瘀热证，我用冰片代替。麝香很贵，也可用僵蚕代替，僵蚕辛、平，有息风止痉、祛风止痛、解毒散结之功效，化瘀中又有轻清向上之特点。对于血瘀有热者一般用冰片0.05克，我有时用到0.15克冲入汤药，冰片辛凉走窜，《本草纲目》中说它能"通诸窍，散郁火"。活血化瘀法治疗色斑也被很多医家推崇，如国医大师颜德馨主张化瘀治疗色斑，方用血府逐瘀汤或桃红四物汤加桑叶、桑白皮。

也可以用些破血药物。对于中年内分泌失调有阳气亏虚者加仙茅、淫羊藿。

3. 大温经汤

该方来源于《古今医鉴》，方歌：八珍砂三香，元吴陈鹿霜。药物组成为当归、白芍、川芎、熟地黄、人参、茯苓、白术、砂仁、香附、沉香、延胡索、吴茱萸、陈皮、鹿茸、炙甘草、小茴香。陈修远认为大温经汤为女科第一方，诸方无出其右者。该方有益气养血暖宫的作用，也用于气血亏虚，兼有宫寒的色斑。

4. 裴老治疗色斑方

裴老治疗色斑有以下方药。方药一方歌为云英母子二至丸，六味四物治色斑。药物组成为肉苁蓉、蒲公英、益母草、五味子、女贞子、墨旱莲、熟地黄、山药、山茱萸、泽泻、牡丹皮、当归、白芍、川芎，该方用于精血亏虚之色斑。方药二方歌为二首白柏。药物组成为女贞子、墨旱莲、何首乌、白蒺藜、侧柏叶。功能滋阴养血，兼以清热，常与其他方联合使用。

5. 施今墨治疗黄褐斑

方歌：黄褐斑芎芷僵蚕，二芍二地冬瓜当。药物组成为川芎、白芷、僵蚕、赤芍、白芍、生地黄、熟地黄、冬瓜子、当归。

6. 裴老治疗蝶形红斑的思路及方剂

裴老治疗蝶形红斑多从活血化瘀、温阳化瘀、滋阴养血、祛风化瘀角度入手，常用以下五个方剂：①通窍活血汤，从化瘀散寒角度治疗。药物组成：桃仁、赤芍、红花、川芎、石菖蒲、胆南星、细辛，注意用后三味代替麝香，煎时再加葱白、黄酒。②裴老之二仙四物汤，从温阳化瘀治疗，方歌为仙茅灵脾参丹郁，桂枝桃红四物鸡，药物组成为仙茅、淫羊藿、丹参、牡丹皮、郁金、桂枝、桃仁、红花、当归、白芍、川芎、生地黄、鸡血藤。该方是裴老温阳化瘀的常用方，临床可治疗阳虚血瘀的许多疾病，如硬皮病、强直性脊柱炎等。③裴老的加味增液汤，从滋阴养血治疗，方歌为三畜增液断（肠）草，药物组成为鸡血藤、牛膝、菟丝子、生地黄、麦冬、玄参、川续断、萆薢。④裴老的川地合剂，从活血化瘀治疗，方歌为川地根田红牛威，活络效灵紧相随，药物组成为川芎、生地黄、白茅根、三七、红花、牛膝、威灵仙、丹参、当归、乳香、没药。⑤裴老的石山合剂，从滋阴清热治疗，方歌为石山桑柏叶，三黄坤液草，药物组成为生石膏、栀子、桑白皮、侧柏叶、大黄、黄芩、黄连、生地黄、麦冬、玄参、白花蛇舌草。

附 面色发黑和白癜风的治疗

1. 面色发黑

面色发黑中医责之于肾虚或血瘀及痰饮，肾虚又分为肾阳虚和肾阴虚。辨证用方如下：痰饮引起的，见于《金匮要略·痰饮咳嗽病脉证并治》，原文："膈间支饮，其人喘满，心下痞坚，面色黧黑，其脉沉紧得之数十日，医吐下之不愈，木防己汤主之。虚者即愈，实者三日复发，复与不愈者，宜木防己汤去石膏加茯苓芒硝汤主之。"木防己汤由木防己、石膏、人参、桂枝组成。经文的意思是正气亏虚，痰饮内存可以导致面色黧黑，用木防己汤。除痰饮外，血瘀及肾气亏虚也可以出现面色发黑。血瘀证的面色发黑用膈下逐瘀汤，该方来源于《医林改错》，药物组成为桃仁、红花、当归、赤芍、枳壳、川芎、五灵脂、牡丹皮、乌药、延胡索、香附、甘草。肾阳虚和肾阴虚的共同症状是头晕眼花，腰酸腿软，阳痿早泄，耳鸣，尺弱，但肾阳虚特有的症状是畏寒，肾阴虚特有的症状是五心烦热。前者用右归饮，后者用左归饮，二方均来源于《景岳全书》，二者方剂共同的药物是熟地黄、山药、山茱萸、茯苓、枸杞子、鹿角胶、菟丝子、甘草，但肾阳虚特有的药物是附子、肉桂、菟丝子，肾阴虚特有的药物是牛膝、龟甲。

近代名医施今墨有一个治疗面色发黑的验方，蒺藜四物白僵蚕，药物组成为当归、川芎、白芍、熟地黄、僵蚕、蒺藜。国医大师颜德馨治疗高脂血症之黄斑，用茵陈蒿汤加血府逐瘀汤。

2. 白癜风

裴老有两个方药，一是白首旱紫众苍术，瓜桃参参白蒺藜，药物组成为白芍、何首乌、墨旱莲、紫草、贯众、苍术、瓜蒌、桃仁、丹参、苦参、白蒺藜。二是破首四物二至丸，白皮木瓜甘草参，药物组成为补骨脂、何首乌、当归、白芍、生地黄、川芎、女贞子、墨旱莲、白蒺藜、地骨皮、木瓜、甘草、党参。此外，自然铜外用或内服对白癜风均有很好的治疗效果。

四、脱发

对于脱发，目前西医治疗用2%～10%米诺地尔（商品名，达霏欣）外用，已经取得了较好的局部疗效，该药是外用喷剂，有促进全身毛发生长的作用，但中医综合调理仍有一定的优势。从中医观点看，脱发宜从血热、湿浊、寒邪、虚证（包括阴虚和气血两虚）及血瘀五个方面治疗。

1. 血热

多为五志化火，火伤血络所致，多为起病急，头皮发亮，伴有全身血热表现，治疗用乌发丸，该方出自《朱仁康临床经验集》，方歌为二黑桑叶丹地归，药物组成为女贞子、墨旱莲、何首乌、桑椹、侧柏叶、牡丹皮、生地黄、当归。可酌情加赤芍、紫草。局部用侧柏叶、桑白皮各50克外洗，头发干者加猪油40克。头油多的脱发多为血热与湿相合，就与三黄泻心汤合用，即黄连、黄芩、黄柏。治疗血热伤阴，裴老有一个方药，方歌为丹栀坤液汤，红白荆节草。药物组成：牡丹皮、栀子、生地黄、麦冬、玄参、红花、白茅根、荆芥、藕节、墨旱莲。

2. 湿邪

见于痰湿阻滞脉络，发不得滋养而脱发，脱发多在头顶或两鬓，头油较多或脱屑发痒。中医从祛湿治疗，用五苓散口服，该方出自《伤寒论》（71条），原文为"太阳病，发汗后，大汗出，胃中干，烦躁不得眠，欲得饮水者，少少与饮之，令胃气和则愈。若脉浮，小便不利，微热，消渴者，五苓散主之"。药物组成为泽泻、茯苓、白术、猪苓、桂枝。外治用茯苓末外涂。

3. 寒邪

内治用补骨脂、威灵仙，外治用生姜外涂。

4. 虚证

虚证脱发是从头顶中间开始脱。分为阴虚和气血两虚。阴虚脱发有光泽，不易断，从头顶脱，多见于年轻人。多为肝肾亏虚，阴血不足，血虚不能荣发所致，症见脱发但头发光亮，有光泽，无断发现象。治宜滋补肝肾，主方是神应养真汤，该方出自《外科正宗》，方歌为四物活瓜菟天，药物组成：熟地黄、当归、川芎、白芍、羌活、木瓜、菟丝子、天麻。还有一方，当地黑旱侧柏叶，药物组成为当归、生地黄、黑芝麻、墨旱莲、侧柏叶。这两个方子我都用过，都有效。

气血两虚之脱发，见头发枯黄、易折，全头脱，多见于老年人，慢性病及生产后。治疗以四君子汤为主，具体有以下方剂：①二四陈白乌。药物组成：女贞子、墨旱莲、党参、白术、茯苓、炙甘草、陈皮、侧柏叶、白蒺藜、何首乌。②异功白首二至。药物组成为党参、白术、茯苓、炙甘草、陈皮、白蒺藜、何首乌、女贞子、墨旱莲。

5. 血瘀

有血瘀表现，但无血热、寒证、痰湿、阴虚及气血两虚，即所谓"无病脱发，则为血瘀"，用通窍活血汤，该方来源于《医林改错》，药物组成为桃仁、红花、赤芍、川芎、麝香、老葱、大枣、鲜姜。裴老认为麝香太辛，不能入汤药，用远志、石菖蒲、细辛代替。若有瘀热则加冰片。

附　近代名医治疗白发经验方

（1）孙一民老中医治疗青年白发方，方歌：无芎四物黑连花，桑叶茅根黑丹皮。药物组成为生地黄、当归、白芍、黑芝麻、连翘、菊花、桑叶、白茅根、何首乌、牡丹皮。

（2）施今墨治疗白发方，方歌：白发桑麻丸，首乌生地黄。药物组成为桑叶、黑芝麻、何首乌、生地黄。

（3）陈潮祖教授乌须生发饮，方歌为阳和三黑枸，黄芪补血汤。这个方子以阳和汤为基础，阳和汤来源于《外科证治全生集》，方歌为阳和干姜草鹿肉，熟加麻芥阴证休，有乌须生发之功。药物组成：干姜、炙甘草、鹿角胶、肉桂、熟地黄、麻黄、白芥子、何首乌、桑椹、枸杞子、黑芝麻、黄芪、当归。

（4）裴老生发五药：女贞子、墨旱莲、何首乌、白蒺藜、地骨皮。裴老认为这五个药适用于各种脱发，从药性上分析，主要适用于血热和瘀血脱发。可以作为以上类型治疗脱发的基本方，再临床辨证加味。

主要参考书目

裴正学.国医名师裴正学医学经验集［M］.北京：中国中医药出版社，2016.

裴正学.裴正学医学经验集［M］.兰州：甘肃科学技术出版社，2008.

胡希恕.胡希恕金匮要略讲座［M］.北京：学苑出版社，2008.

郝万山.郝万山伤寒论讲稿［M］.北京：人民卫生出版社，2008.

王品.国家级名老中医验方大全［M］.乌鲁木齐：新疆人民卫生出版社，2003.

吴军.名老中医屡试屡效方［M］.北京：人民军医出版社，2010.

赵金铎.中医症状鉴别诊断学［M］.北京：人民卫生出版社，1985.

张秉成.成方便读［M］.北京：学苑出版社，2010.

钟赣生.中药学［M］.北京：中国中医药出版社，2021.

天壶学人、合一.黄帝内经［M］.北京：中国医药科技出版社，2016.

屠志涛，傅延龄.北京中医名家巡讲实录［M］.北京：人民卫生出版社，2015.